CLINICAL
PRACTICE OF PSYCHOLOGICAL NURSING

心理护理

临 床 工 作 实 务

主编 ⊙ 陈琼妮　何　莉

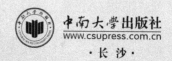
中南大学出版社
www.csupress.com.cn
·长沙·

图书在版编目（CIP）数据

心理护理临床工作实务 / 陈琼妮，何莉主编. —长沙：
中南大学出版社，2024.3
ISBN 978-7-5487-4877-9

Ⅰ. ①心… Ⅱ. ①陈… ②何… Ⅲ. ①护理学—医学
心理学 Ⅳ. ①R471

中国版本图书馆 CIP 数据核字（2022）第 064275 号

心理护理临床工作实务
XINLI HULI LINCHUANG GONGZUO SHIWU

陈琼妮　何　莉　主编

□出 版 人	林绵优
□责任编辑	陈　娜　林依琳
□责任印制	李月腾
□出版发行	中南大学出版社
	社址：长沙市麓山南路　　　　邮编：410083
	发行科电话：0731-88876770　　传真：0731-88710482
□印　　装	广东虎彩云印刷有限公司

□开　　本	787 mm×1092 mm 1/16	□印张 15.5	□字数 403 千字
□版　　次	2024 年 3 月第 1 版	□印次 2024 年 3 月第 1 次印刷
□书　　号	ISBN 978-7-5487-4877-9
□定　　价	86.00 元

编委会

◇ **主 编**

陈琼妮 何 莉

◇ **副主编**

汪健健 梁救宁

◇ **编 者**

王 倩 （中南大学湘雅二医院）

卢璐璐 （中南大学湘雅二医院）

李晓娟 （中南大学湘雅二医院）

陈琼妮 （中南大学湘雅二医院）

陈 翠 （中南大学湘雅二医院）

陈李英 （中南大学湘雅二医院）

汪健健 （中南大学湘雅二医院）

何 莉 （中南大学湘雅二医院）

张展筹 （中南大学湘雅二医院）

梁救宁 （中南大学湘雅二医院）

盛彩华 （中南大学湘雅二医院）

曾丽娜 （中南大学湘雅二医院）

蔡怡文 （中南大学湘雅二医院）

刘浚禹 （中南大学湘雅二医院）

周亿顺 （中南大学湘雅二医院）

黄庆年 （中南大学湘雅二医院）

彭 瑛 （中南大学湘雅二医院）

前　言

《"健康中国 2030"规划纲要》指出，要加强心理健康服务体系建设和规范化管理，加大对重点人群心理问题早期发现和及时干预力度。患病会对人的心理健康产生重大影响，容易引发心理问题，应重点关注。同时，随着医学模式的转变，医学界也高度重视心理社会因素对疾病的发生、发展和防治的作用。综合性医院非精神科超过一半的患者表示需要心理服务。

护士在临床工作中与患者接触密切，对患者心理问题的识别和处理方面起着非常重要的作用。整体护理的核心内容是临床心理护理。在全面健康观和整体护理模式的影响下，护士已经普遍意识到了心理护理的重要性。我国心理护理起步较晚，临床心理护理依然存在着许多盲目性，目前大多数临床护士所掌握的心理学知识和技能还远不能满足患者的心理需求，普遍缺乏识别和处理患者心理问题的能力，也缺少系统、科学、有效的培训。有文献指出，83.98%的护士报告自己未参加过心理护理相关知识的培训，98.37%的护士表达了对心理护理技能培训的强烈需求，提示加强临床护士心理学知识及技能培训的迫切性。在毕业后的再教育中，某些医疗单位或机构分别采用自行设计的短期培训方案来进行培训，且多以某些心理治疗技术单项训练为主，可能在培养护士心理护理意识方面有所帮助，但是对便于临床护士掌握的具体心理护理技术的培训内容和培训方法的介绍比较笼统。

因此，为临床护士心理护理能力提升的系统培训提供蓝本，切实提高临床护士心理护理能力，我们组织编写了《心理护理临床工作实务》。全书包括四篇十五章，以团队十多年临床心理护理研究、培训和实施为基础，参考了国内外大量的心理护理相关教材、专著和研究成果。以切实提升临床护士心理护理能力为目标，紧紧围绕实用性和可操作性，尽量让每一位临床护士都能理解和掌握。第一篇为背景与概述，主要包括心理护理背景和心理护理概述的介绍，帮助读者理清心理护理的概念和内涵，从整体上了解心理护理的要素和程序，了解国内外心理护理的发展和现状，进一步加强临床护士对心理护理的重视程度。第二篇为心理护理中的心理学技术，包括倾听与共情技术、放松技术、护患沟通技术。第三篇为心理护理的临床实施技术，包括护患关系的建立、心理护理评估、分级心理护理、信息支持和情感支持等心理护理技术。这两篇内容都是对临床患者普遍适用的，是能够帮助患者尽快适应疾病状态的操作性较强的具体技术，而且对于临床常见不同类型的患者的心理特点和心理护理措施给予了详细介绍。第四篇是护士心理健康自我维护技术，主要是指导护士自身压力和情绪管理。

我国正处于心理护理起步后的快速发展阶段，临床护士对于心理护理能力提升和心理护理临床实施指导方面的书籍需求很迫切。因此，全体编委深知责任重大，在编写本书过程中竭尽全力，并进行多轮审阅修改。尽管如此，书中难免有不妥甚至谬误之处，诚请读者给予指正，以便以后进一步完善。

陈琼妮　何　莉

2023 年 10 月

目 录

第四篇　护士心理健康自我维护技术

第一篇

背景与概述

第一章

心理护理背景

患者，男，57 岁，因突发腹部持续性疼痛 7 天于 2020 年 10 月 26 日平车推送入院。

小学文化，常年在外打工，从事重体力劳动，脾气暴躁，吸烟 20 年，每天 20 支左右。饮食喜重口味，无其他特殊爱好。高血压病史 4 年，最高收缩压达 150 mmHg，无头痛、头晕等症状，规律服用降压药，血压控制在 140/80 mmHg。否认糖尿病病史、脑血管病史。患者父亲及兄弟 6 人均有高血压。妻子(无业)陪护，育一女一子。女儿 30 岁，未婚，在外打工；儿子 13 岁，在读学生。家庭经济来源靠患者及女儿打工。无特别要好的朋友。

诊断"1. 主动脉夹层 DeBakey Ⅰ 型；2. 高血压"，入院后完善术前相关检查，手术指征明确，无手术禁忌证，于 2020 年 10 月 27 日全麻体外循环下行升主动脉置换+主动脉弓置换+降主动脉支架植入术，手术顺利，术后给予抗感染、强心、利尿、补钾、护心等对症治疗，患者基本痊愈。家属一直隐瞒患者病情和住院费用。

2020 年 11 月 3 日(出院前一天)，医生通知患者可以出院时，患者突发心悸，全身疼痛加重，认为"心脏不是自己的，随时都有停止跳动的危险"，拒绝出院。护士查看患者：精神差，面容愁苦，主诉气促、乏力、食欲差、不敢活动、反复强调"心脏不停乱跳、随时可能停跳，全身到处疼痛难忍，近日因疼痛根本无法入睡"，认为自己不是得了"主动脉夹层"这个凶险的疾病，而是家里一棵树被砍后的"报应"。

查体：体温 36.5℃，呼吸 16 次/min，脉搏 72 次/min，规律有力，血压 110/70 mmHg。伤口愈合良好。反复行 CT、B 超等检查均无与主诉相符的明显阳性发现。

请大家思考一下：这个患者到底发生了什么？作为护士，我们可以做些什么来帮助患者？如何预防类似问题发生？

第一节　心理护理的临床需求

一、患者对心理护理的需求

临床患者对心理护理的需求主要体现在以下几个方面：第一，对任何人来讲，患病都是一种不好的经历，哪怕是很普通的感冒都会引起不适、不快，甚至是造成某些生理（乏力、食欲下降等）或社会功能（社交回避等）的不良影响。这些负面的感受和对功能的不良影响必然导致不同程度的心理反应，需要我们医护人员给予及时、恰当的心理帮助以缓解或减轻不适感受，帮助患者尽快适应疾病状态和恢复健康。尤其是急危重症、慢性疾病、肿瘤等特殊患者，他们需要格外的照顾和帮助来重新适应患者的角色。第二，在综合性医院门诊就诊和住院的患者中有相当一部分患者是长期的心理社会因素导致的心身疾病或生理功能障碍，需要我们护士掌握一定的心理护理方法和技能来识别和更好地帮助他们。第三，部分躯体疾病患者可能合并有焦虑、抑郁、躯体化障碍、人格障碍，甚至是其他精神疾病，都需要我们护士提供格外的心理健康照护。第四，患者缺乏医学知识，不了解医学发展的局限性，对疾病治疗期望值较高，对医护人员的医疗护理行为存在错误的解读，导致他们对医护人员的信任度不够，而出现一些不必要的焦虑和担忧，这些都需要我们敏锐地发现并及早干预。

导入案例中提到的这位患者"脾气暴躁"的性格特征可能是他疾病的促发因素之一，不利于疾病的控制和康复。疾病危急状态后患者出现了明显的心理反应，过度担忧而缺乏安全感，甚至出现比较强烈的身体不适感。这些都需要我们护士运用心理护理的方法及早识别和帮助患者顺利度过疾病的每一个阶段，帮助其更好地康复。如果我们掌握了一定的心理护理的知识和技能，我们就能够预见到患者在疾病的不同阶段可能会出现的心理反应，也能意识到患者本身的性格特征对疾病的发生和预后的影响，就能及早采取一些心理护理的措施帮助患者，可以减轻或避免后面发生的不愿出院的一系列反应，对于减轻疾病负担，避免医疗资源浪费很有帮助。

（一）躯体疾病给患者带来的不良心理影响

一旦患病，无论哪种疾病都会给患者带来不同程度的心理影响，这些心理影响主要表现在心理活动的认知、情绪情感、意志行为3个方面。尤其是三级综合性医院的患者相对基层医院的患者病情严重而复杂，很多患者已经在基层医院诊治，但疗效欠佳。因此患者的心理上的痛苦可能更多，心理问题可能相对更突出。消极的心理因素可对疾病治疗的依从性及预后产生较大影响，如果我们能够很好地识别患者的心理反应，并能及时地给予解释、指导、帮助，便可起到事半功倍的效果。

1.认知方面的影响

主要通过感知觉、思维、意识、注意力、记忆力、反应能力、智力等方面表现出来。

我们在临床上经常能看到有的患者对疼痛、声音、光线等表现得特别敏感，例如对大多数人来说都能接受的声音、光线，某些患者就会觉得不能接受；有的患者特别担心伤口感染，总是感觉伤口疼痛难忍；也有少数患者可能会对外界的各种刺激表现得麻木或迟钝，表现为注意力不能集中或者注意的广度变窄，除了患者特别关心的某个方面的信息，其他信息都很难进入患者的注意范围(大部分患者往往更容易把注意力放在自己病情的消极方面)。例如，某患者乳腺 B 超结果报告为 4 类结节，医生告知需要做穿刺行病理切片来确诊是否为恶性肿瘤，同时还告知患者凭医生本人的临床经验估计 90% 是良性的，但是患者对于医生的后半句话完全忽略，认定自己就是一个癌症患者，惶恐不安。

有的患者可能表现为记忆力、反应能力下降，思维的条理性变差，表现出对家人或医护人员的过度依赖。某些急危重症患者甚至会出现意识的清晰度下降、谵妄等意识障碍，或幻觉、妄想等精神症状，甚至极少数患者会出现痴呆样表现。严重者可能会出现强迫思维，控制不住地反复思考某个很不好的结局状态或预设会发生的某个不好事件的场景。例如，我们在临床上经常遇到的，护士给患者或家属交代某项事件(有时甚至是反复几次交代)，但是事后询问，他们通常都回答不记得，甚至回答护士根本没有交代过。我们也经常听到患者或家属说"到了医院后感觉人都变蠢了"。这些都是注意力、记忆力、理解能力、反应能力等认知过程受到影响的表现。

另外，部分患者可能会出现对疾病、医护人员或某些事情的不太合适的看法、想法或评价等。例如，导入案例中的患者可能对疾病和出院的想法和评价出现了偏差，他的认知可能是"出院离开医院疾病就会发作，就会有生命危险"，所以他会缺乏安全感，紧接着出现一系列其他的认知改变，如自觉疼痛难忍和关于心脏的一些不适感受等。

2. 情绪情感方面的影响

从以往的研究中可以看到，综合性医院患者中焦虑、抑郁情绪问题是非常常见的。

有大量研究显示综合性医院患者焦虑、抑郁或者焦虑抑郁共病的发生率都非常高，甚至有的研究报告显示超过 60%。一方面，患者往往表现为紧张、害怕、担心、恐惧、烦躁、易怒或者表情淡漠、情绪低落、动力和兴趣缺乏等；有的患者会衍生出愤怒、敌对、委屈、不公平感、愧疚、自责等情感反应；有的患者会责备自己平时不注意自己的生活方式或者早期没有坚持治疗而导致目前的严重情况；有的患者埋怨上帝不公，甚至埋怨家人照顾不周等而迁怒于他人或者医护人员等。另一方面，这些情绪和情感反应反过来又会影响患者的思维和认知，可能会使患者对某些刺激更加敏感，甚至加重身体的不适感，也可能会影响患者分析判断能力和解决问题能力等。

例如，一位 50 多岁的男性糖尿病患者，本人是一名外科医生，在当地医院体检时发现肺部有一处阴影，担心是肺部肿瘤，咨询了相关医生，怀疑为结核，并建议其用诊断性的抗结核治疗，该患者担心抗结核药的不良反应，后经上级医院专科诊治考虑普通炎症的可能性大，建议使用抗生素抗感染治疗 2 周后再复查肺部 CT。患者遵医嘱抗感染治疗后复查 CT 显示阴影消失。按常理来分析，这位患者本身是一名经验丰富的医生，看到这样的结果可以放心地得出结论，他的这个肺部阴影只是由普通炎症引起，而且经过治疗已好转。但是，这位患者的反应是反复询问医生是否还需要抗结核治疗。这位患者很可能是对肺癌、结核产生恐惧而影响了理性分析能力。因此，我们要从心理护理的角度来理解患者的这些言行，这样才有利于护患关系的建立和心理护理措施的实施。

3. 意志行为方面的影响

患者在认知和情感反应的驱动下会出现各种行为表现，如回避、退缩、意志消沉、不配合、拒绝检查治疗，甚至出现冲动行为。

为了缓解焦虑，患者可能会出现来回走动、搓手、捏弄衣角等小动作，或者反复查阅资料、频繁更换医生看病以便找到对自己有利的说法或证据；有的患者可能会表现出反复询问医护人员相同的问题或对医护人员纠缠不休，有的时候会表现出犹豫不决、难以下决定甚至出现强迫行为；极个别患者在极端情绪的影响下可能出现极端行为，一方面可能出现辱骂、殴打医护人员等攻击他人行为，另一方面可能出现自杀自伤等攻击自己的行为。现实中的许多伤医事件，可能就是患者的焦虑、恐惧、愤怒（这种愤怒不一定是针对其攻击的医护人员）、委屈等情绪引起的不理智的行为反应。

例如，一位内科的护士反映某天中午一位睡在走廊的加床上的老年患者，有老伴陪护，输液过程中其陪护多次到护士站来找护士说输液瓶没有液体了，要换药了，实际上一瓶 500 mL 的注射液刚开始输注。正好这位值班护士是医院心理联络护理小组的成员，她意识到这位陪护是因为看到中午值班的护士少，又非常忙碌，担心液体输完后护士不能及时发现，担心空气进入患者血管而发生严重后果，这种行为实际上是焦虑的表现。因此，她采取的做法是每次只要经过这位患者的床位就会查看输液瓶，并告知陪护"爷爷的输液瓶里还有液体，请您放心，我会经常过来巡视的"，解释两三次之后就发现两位老人都安心地入睡了。如果护士没有受过心理护理的专业训练，是很难理解这种行为反应的，更谈不上帮助他们。

一位外科住院患者，拟于第二天手术，前一天下午医生术前谈话后，责任护士也进行了详细的术前宣教，但是整个下午患者多次到护士站反复询问相同的问题，例如手术时间、手术医生是谁等，直到晚班护士（该病房的心理联络护士）接班后发现患者这一行为，并进行相应处理后患者才安心休息。

如果临床护士都具备一定的心理护理能力，能从患者的各种行为表现上识别患者的心理反应，及时给予患者一定的帮助，不但能减轻患者痛苦，也能大大提高工作效率。

（二）心理社会因素导致的心身疾病或生理功能障碍

心身疾病日益成为人类疾病的主要负担，有研究显示综合性医院住院患者中，有超过一半的患者是心身疾病。他们表现出躯体症状，并且有器质性病理改变或已知的病理生理过程，因此，他们常常就诊于综合性医院。心身疾病的发病多由心理社会因素所致，但是非精神科医生很少会关注心理社会因素对这些患者疾病发生、发展及预后的影响。对这部分患者，如果不加入心理干预手段，很难达到理想的康复效果。例如，冠心病患者通常具有脾气暴躁、争强好胜等性格特点；而长期紧张、焦虑、压力大的患者容易发生消化性溃疡。因此，如果不能处理患者的心理社会因素的影响，就可能导致治疗效果不佳或者反复发作、反复就诊，极大地浪费医疗资源，加重疾病负担。

个体长期在心理社会因素的作用下，或者在极其突然的强烈刺激下，下丘脑-垂体-肾上腺轴、下丘脑-垂体-甲状腺轴、交感-肾上腺髓质轴等的活动增强，机体分泌的肾上腺素、甲状腺素等增多，出现胸闷、呼吸困难，心悸、心律失常、血压升高，血糖升高等症状；情况严重者会导致消化性溃疡、消化道出血，以及心脑血管病变，甚至发生脑卒中、心肌梗死、肿瘤等严重疾病；还可能会引起食欲下降、睡眠障碍甚至性功能障碍等生理功能的障碍；可能会出现口干、脸红、出汗、肌肉紧张震颤、尿频尿急、大便次数增加或变稀等自主神经兴奋的症状；有的患者会出现身体的某一部位或某些部位的反复发作的阵发性或持续性的疼痛或不适感。这类疾病单纯采用药物或手术治疗，往往效果不佳，容易反复发作，而导致患者反复就诊，或者患者因为躯体的不适感很明显而反复检查，反复住院，造成医疗资源的极大浪费。

根据美国心理生理障碍学会制定的心身疾病的分类，可分为以下几类。

（1）皮肤系统的心身疾病：神经性皮炎、瘙痒症、斑秃、牛皮癣、慢性荨麻疹、慢性湿疹等。

（2）骨骼肌肉系统的心身疾病：类风湿性关节炎、腰背疼、肌肉疼痛、痉挛性斜颈、书写痉挛等。

（3）呼吸系统的心身疾病：支气管哮喘、过度换气综合征、神经性咳嗽。

（4）心血管系统的心身疾病：冠状动脉硬化性心脏病、阵发性心动过速、心律不齐、原发性高血压或低血压、偏头痛、雷诺病等。

（5）消化系统的心身疾病：胃溃疡、十二指肠溃疡、神经性呕吐、神经性厌食、溃疡性结肠炎、幽门痉挛、过敏性结肠炎。

（6）泌尿生殖系统的心身疾病：月经紊乱、经前期紧张症、功能性子宫出血、性功能障碍、原发性痛经、功能性不孕症。

（7）内分泌系统的心身疾病：甲状腺功能亢进症、糖尿病、低血糖、艾迪生病。

（8）神经系统的心身疾病：痉挛性疾病、紧张性头痛、睡眠障碍、自主神经功能失调症。

（9）耳鼻喉科的心身疾病：梅尼埃综合征、喉部异物感。

（10）眼科的心身疾病：原发性青光眼、眼睑痉挛、弱视等。

（11）口腔科的心身疾病：特发性舌痛症、口腔溃疡、咀嚼肌痉挛等。

（12）其他与心理因素有关的心身疾病：癌症和肥胖症等。

以上各类疾病，均可在心理应激后起病，在情绪影响下恶化，心理治疗有助于病情的康复。

（三）合并精神心理疾病或精神症状的患者

郭俊慧等分析了某综合性医院精神科联络会诊的特点，会诊病例分布最多的为神经内科（19.3%），其次为心内科（9.7%）、骨科（9.3%）、消化内科（8.9%）、呼吸科（8.7%）、神经外科（7.0%）；会诊主要原因为急性脑病综合征（25.7%）、精神病性症状（22.8%）、不能解释的躯体症状（12.9%）和既往有精神障碍史而目前无明显症状（13.8%）；会诊诊断主要包括躯体疾病伴精神障碍（21.4%）、精神分裂症和其他精神病性障碍（20.9%）、脑器质性精神障碍（20.1%）等。由此可见，临床上有相当一部分患者合并有精神心理疾病或精神病性症状，而这部分患者给临床医护工作带来很大的压力和难度，需要比较专业的心理卫生服务来帮助患者和医护人员。例如，一位患者经历了 8 个小时的大手术，术后出现被害妄想、躁动不安、谵妄等症状，这个时候除了需要精神科医生使用药物处理，如果护士能运用心理护理的知识和技能理解患者的感受，懂得与患者的精神症状沟通，对于安抚患者情绪、提高患者配合程度是很重要的。而大多数情况下，许多临床护士可能因为不了解这类患者，不知道如何开展工作，他们因害怕与患者接触而不对患者进行必要的沟通、安抚等，这样既不利于患者病情的恢复，也增加护士自身的焦虑、恐惧等情绪。

在临床上如果发现一些慢性疾病患者反复发作且治疗效果不佳，或者反复检查找不到明显阳性发现，或者躯体不适的感受用医学检查结果无法解释的情况，我们就要考虑请精神心理专业人员协助诊治。例如，本科曾收治的一位患者，多年来因为上腹部疼痛不适、有烧灼感等症状就诊于全国各大医院的消化科，先后诊断为慢性胃炎、胃溃疡、胆囊炎等，曾行 50 多次胃肠镜检查，每次经抗酸、护胃等治疗好转出院，出院后不久又出现上述症状，并且因胆囊炎行胆囊切除术，但是症状仍不能有效控制，后经精神心理科抗抑郁焦虑治疗和心理治疗后好转。还有一位消化科肠道息肉切除术后的 50 多岁的女性患者，我们才进病房，这位患者就主动与我们搭话，语速比较快，语气也比较急切，在交流过程中，我们了解到这位患者是因为胃痛不适去看中医，做了一些常规检查，没有发现明显阳性结果，胃镜检查发现浅表性胃炎，用中西医结合治疗了一段时间，但是效果欠佳，医生又让她做肠镜检查，发现肠道息肉，因此前来手术。我们会注意到这位患者的胃痛不适的表现并不是肠道息肉的症状，而针对其胃痛的检查是没有查出阳性结果的。那么，这一类患者的症状在手术后可能会有缓解，但是，缓解的时间不会太长。她并不是因为肠道息肉而胃痛不适，很有可能是情绪方面的问题导致的，我们从她说话的语气、语调、语速来看初步怀疑她存在一定程度的焦虑，她的不适症状可能是焦虑的表现。当然，患者需要精神心理专科的进一步评估、诊断。

二、临床护士对心理护理技术的需求

(一)护士缺乏为患者提供心理护理的知识和能力

护士既是人类健康教育的宣传者，又是患者身心的护理者，需要具备丰富的精神卫生知识。我们于 2012 年采用《精神卫生与心理保健知识问卷》对中南大学湘雅二医院 572 名护士进行调查，显示 62%的护士回答正确率不到一半。我们又于 2020 年 12 月对湖南省各级医院的 4237 名护士进行了调查，结果显示只有 17%的护士认为自己具备较好的心理护理能力，只有 17.3%的护士回答自己参加过心理学相关知识或技能的培训。另外也有文献报道称护理人员精神卫生知识缺乏，88.89%的护理人员较少掌握甚至缺乏精神卫生知识。因此，就目前的精神卫生现状，很容易贻误患者的心理疾病，导致严重的心理问题，进而影响躯体疾病的康复。例如有研究显示冠心病伴有抑郁症患者，未予抗抑郁药治疗患者的住院时间比予抗抑郁药治疗的患者更长，心肌梗死伴心理障碍患者未经正规处理者的存活期更短。当前在临床护理工作中，虽然大家对心理护理的必要性和重要性有了一定的认知，许多护士都开始注意与患者的交流与沟通，例如试图希望能够在心理与社会方面更多地帮助患者，但是心理学知识和技能掌握得还不够丰富和熟练、了解和掌握的知识不能很好地运用于临床，致使方法运用不当，实效性不强；同时也受我国心理护理发展水平的限制，目前尚未建立起为广大临床护理工作提供规范化而可操作性强的心理护理模式及对患者心理应激的干预措施。因此，研究和建立临床心理护理实践模式和应用方法是当前心理护理的主要任务之一。

世界卫生组织(World Health Organization，WHO)分布在全世界的 15 个中心统计数据显示患者心理障碍识别率平均为 51.2%，其中中国最低，仅为 15.9%，从而导致无法及时发现住院患者的心理障碍，处理率低下。国内有学者报道，我国综合性医院心理障碍患者按照躯体疾病接受治疗的占 85.7%，从未接受过心理咨询的占 80.2%，用迷信手段治疗的占 36.3%，说明我国综合性医院中大部分的心理障碍患者没能得到有效的识别与及时的治疗。以上这些研究都充分说明了我们临床的工作人员严重缺乏为患者提供心理健康服务的知识和能力。我们在临床工作中也常常会遇到患者发生病情变化，或者患者被确诊为癌症等治疗效果不好的疾病时，我们往往不知道如何面对和安慰患者；在患者或家属伤心难过时，我们会感到手足无措。另外，我们也很少关注自身的一言一行会给患者或家属带来怎样的影响。

(二)护士自身心理健康状况需要心理护理技术来支持和维护

近年来，随着护理学科的发展、国家医药卫生体制的改革和人民群众对健康服务需求的提高，护理人员在技术水平、服务能力、职业发展与学科建设等方面都面临着前所未有的压力和挑战。相比一般基层医院的护士，三级医院的护士承受着更大的压力。除外部原因外，护理人员自身涉及职称晋升、学历提升、频繁的各种考核等导致团队之间的竞争也更加激烈。总之，护士群体社会地位和经济收入都难以达到自己的期望值，且工作量大、工作环境差、责任重、风险高等，使得护理人员的心理健康受到极大的威胁，不仅容易出现一系列的生理、心理症状，例如头痛、睡眠障碍、胃肠功能障碍、注意力不集中等，还会产生不恰当的应对机制，如攻击性行为、逃避性行为或其他心理障碍等，给身心健康、工作效率、人际交往、生活态度、服务理念、安全医疗等带来很大影响。这种高负荷、高压力的工作性质，使护理人员的机体长期处于超负荷的状态，久而久之必将身心疲惫。护士总体心理健康状况要比普通人群差，尤其是躯体化症状和抑郁、焦虑症状明显。手术室、急诊科、ICU 等特殊科室的护理人员的心理问题更为突出，这是令人担忧和值得关注的客观现状。我们于 2020 年 12 月调查了湖南省 4237 名护士出现焦虑、抑郁、睡眠障碍和强迫症状的情况，结果显示，焦虑情绪检出率为 45.4%，抑郁情绪检出率为 58.2%，睡眠障碍检出率为 54.3%，强迫思维检出率为 49.3%，强迫行为检出率为 39.6%。有研究表明，75.5% 的护士希望建立护理工作人员的心理咨询辅导站，并希望在护理队伍中发展"同伴心理咨询师"，通过倾听面谈、接受宣泄、接纳尊重、理解共情、支持鼓励、解释疏导等方式帮助她们，以期改善身心状况，摆脱心理问题，从而使整个护理团队得到健康、和谐的发展。

三、护理学科的发展对心理护理的推动

(一)护理学科作为一级学科推动心理护理的发展

2011年3月8日，国务院学位办颁布了新的学科目录设置，其中护理学从临床医学二级学科中划分出来成为一级学科，与中医学、临床医学等一级学科平行，为护理学科的发展提供了更广阔的空间。长期以来，护理学一直作为临床医学的二级学科，在生物医学模式和国内护理教育体系不健全的背景下，这一模式在一定时期内推动了护理学科的发展。但是，随着社会的发展和生物-心理-社会医学模式的转变，护理实践内容不断扩大，护理学科的内涵也不断扩展，心理护理作为护理实践的重要内容被提出，而且越来越受到重视。

护理学科作为一级学科独立划分出来后，2012年教育部学位与研究生教育发展中心(以下简称学位中心)组织开展的第三轮全国高校学科评估中，首次纳入了护理学科的评估，39所高校参与了此次评估。2017年第四轮学科评估中有59所高校参加了护理学科的评估。2018年中国医学科学院首次发布的中国医院科技量值(science and technology evaluation metrics, STEM)排行榜中就有护理学科。这些评估和排名活动的开展进一步促进了护理学科更加专业化的发展，很多高校的护理专业硕士研究生都有了精神心理专业，中华护理学会和各省市的专科护士培养也有了精神科专科护士和心理护理专科护士，各级各类医院也纷纷成立心理护理或人文护理的组织，开展心理联络护理会诊、心理护理相关的培训和临床护理工作。

(二)国家相关法规和政策推动心理护理的发展

2013年5月1日出台的《中华人民共和国精神卫生法》《全国精神卫生工作体系发展指导纲要(2008—2015年)》中要求综合性医院要坚持以预防为主，提高开展心理健康教育、心理健康指导、心理行为问题预防和心理危机干预工作的能力。2015年6月国务院办公厅发布国家十部委联合制定的《全国精神卫生工作规划(2015—2020年)》明确要求"各级各类医疗卫生机构要开展医务人员精神障碍相关知识与技能培训"。2017年1月国家卫生健康委员会等二十二部委联合印发《关于加强心理健康服务的指导意见》，提出各级各类医疗机构在诊疗服务中加强人文关怀，普及心理咨询、治疗技术在临床诊疗中的应用。精神卫生专业机构要充分发挥引领示范作用，对各类临床科室医务人员开展心理健康知识和技能培训，注重提高抑郁、焦虑、老年痴呆、孤独症等心理行为问题和常见精神障碍的筛查识别、处置能力。要建立多学科心理和躯体疾病联络会诊制度，各级各类医疗机构要重视心理健康专业人才培养，鼓励医疗机构引进临床与咨询心理、社会工作专业的人才，加强精神科医师、护士、心理治疗师、心理咨询师、康复师、医务社会工作者等综合服务团队建设。积极培育医务社会工作者队伍，充分发挥其在医患沟通、心理疏导、社会支持等方面优势，强化医疗服务中的人文关怀"。2018年11月，十部委联合下发《全国社会心理服务体系建设试点工作方案》，要求通过平安医院创建、等级医院评审等，推动综合性医院

普遍开设精神(心理)科,对躯体疾病就诊患者提供心理健康评估,为有心理行为问题者提供人文关怀、心理疏导等服务;综合性医院(含中医院)要通过培训、继续教育等形式,对全体医务人员进行临床心理知识培训,对常见心理行为问题和精神障碍进行识别和转诊;在《"健康中国 2030"规划纲要》中明确提出,促进心理健康,加强心理健康服务体系建设和规范化管理,加强对抑郁症、焦虑症等常见精神障碍和心理行为问题的干预,加大对重点人群心理问题早期发现和及时干预力度。

另外,"平安医院"的建设、"进一步改善医疗服务行动计划"的专项活动、"等级医院评审"等都对各级各类医院对患者的心理健康评估和提供心理健康服务方面提出了明确的要求,甚至国家"卒中中心"的验收工作标准中对脑卒中患者提供心理评估和心理服务的内容也占了比较重要的地位。

(三)优质护理服务推动心理护理的发展

随着医疗卫生事业改革的深入,2010 年 3 月开始,国家在部分医院试点开始开展优质护理服务示范活动,该活动是国家卫健委医改政策中的一项重要内容。"优质护理服务"是指以患者为中心,强化基础护理,全面落实护理责任制,深化护理专业内涵,整体提升护理服务水平。"以患者为中心"是指在思想观念和医疗行为上,处处为患者着想,一切活动都把患者放在首位,紧紧围绕患者的需求,提高服务质量,控制服务成本,制定简便措施,简化工作流程,为患者提供"优质、高效、低耗、满意、放心"的医疗服务。优质护理服务的内涵主要包括:要满足患者基本生活的需要,要保证患者的安全,要保持患者躯体的舒适,协助平衡患者的心理,取得患者家庭和社会的协调和支持,用优质护理来提升患者与社会的满意度。

优质护理的实质是"以患者为中心的整体护理",而"以患者为中心的整体护理"的核心之一是心理护理。因此,为患者提供心理护理是优质护理的主要内涵。心理护理职责是护士需要履行的岗位职责之一,可以在三级综合性医院挑选一些具有心理咨询师资质的护理人员,以具有心理咨询师资质的护理人员为核心,联合各临床科室里的观察力及沟通能力强的护士组建心理护理团队,先针对心理护理团队成员进行相关心理学理论知识系统培训,并明确相应工作职责,然后对住院患者及护理人员的心理问题及时进行评估和干预;对有心理问题者开展心理疏导,提供心理援助、释放心理压力,对患者治疗和康复效果的改善能提供积极的临床意义。因此,提高护理人员的心理护理知识和技能,了解患者在住院期间的心理状况和心理需求,做好住院患者的心理疏导,变被动护理为主动护理,有的放矢地调整护理服务的内容和方式,找出一般规律及应对措施,将是今后国内心理护理学的研究方向。

新冠肺炎疫情暴发后,全社会对心理健康服务的需求凸显,各种线上、线下的心理健康服务和培训模式应运而生,这在未来一段时间都可能成为心理健康服务发展的重要推手,也可能为我国临床心理护理的发展提供必要的条件。

第二节　国内外心理护理的发展和现状

一、心理护理的发展历史

(一)心理护理的起源

人类一切由生老病死所引发的护理应对措施、几千年传统医学关于人的身心的论述，都包含心理护理的萌芽。3000 多年前，古印度的《吠陀经》即有身心辩证关系的思想萌芽；2000 多年前的《阁逻迦集》中提出"待者必须心灵手巧，必须有纯洁之心身，必须掌握药物配置和调制的知识，以及对病人忠心的关怀"，体现了古代学者对患者心理状态的密切关注及对医护人员履行职责的要求。我国最早的经典医学论著《黄帝内经》中记载"怒则气上，喜则气缓，悲则气消，恐则气下，惊则气乱，思则气结"，这里的气指的是身体的元气，人的情绪与元气互相影响，怒使肝气疏泄，喜乐太过使心气涣散，悲使元气消散，恐使肾气下泄，惊使元气乱走，思虑过度元气郁结，均表明祖国医学几千年前即关注情绪对人们健康的影响。《黄帝内经》还特别以其"身心交互的疾病诊治观"提出"喜怒惊忧恐皆可损伤人体精神内伤，身必败之"等影响人们心理的社会因素。《黄帝内经》从身、心方面按"阴阳五行"划分人的气质，要求根据个体的性格特点施以不同的医疗护理等。

(二)心理护理的近代发展

在近代，南丁格尔以其独到见解创建了全新护理概念。她认为个体由于社会职业、地位、民族、信仰、生活习惯、文化程度等不同，所患疾病与病情也不同，要使千差万别的人都达到治疗或康复所需的最佳身心状态是一项极为精细的艺术。继南丁格尔之后，研究者们相继提出倡导并推行"以患者为中心"的护理理念，包括"加强健康教育，包含患者及其环境、家庭、社会的保健""护理是对患者加以保护、教导"，护理是给需要的人们"提供解除压力的技术，使其恢复原有的自我平衡"，护理就是"帮助"等新论点，促使护理学领域帮助患者提高心理素质的健康教育显著增加，心理护理的理论和实践也随之更加丰富。

(三)心理护理的现代发展

人类疾病谱的重大变化及现代医学模式的彻底转变，促使护理领域发生深刻变革。20 世纪 50 年代末，责任制护理在美国付诸实践，要求责任护士除加强关注患者的病理生理变化，还需要把注意力延伸至患者的环境、家庭、社会等各种心理及社会信息的处理。伴随责任制护理的兴起，心理护理进入发展的旺盛时期。纽曼的保健系统模式、罗伊的适应理论、华生的人性照护理论、佩普劳的人际关系模式等一系列护理理论的创建，体现了理论家将心理学引入护理领域的独到见解，引领临床心理护理不断向纵深发展。20 世纪 80 年代，美国护理学会更明确地提出，护理对象应包括已患病的、尚未患病但可能会患病的和未患病但有"健康问题"的人。全新的护理概念赋予心理护理展现其独特功能的内涵，也为心理护理的发展提供了大好机遇。我国 20 世纪 80 年代初先后引进"责任制护理""护理诊断""整体护理"等包含心理护理的新型模式或理念。自 2010 年开始推进的《优质护理服务活动方案》更加明确了心理护理是优质护理服务的核心，也为我国心理护理的未来发展指明了方向。

二、国外心理护理的发展现状

首先，注重专业特色的形成与发展。主要体现在：①显著区别于医学模式。与患者心理活动密切联系的心理护理诊断模式主要包括认知模式、自我感知-自我概念模式、角色关系模式、应对压力的耐力模式、价值信仰模式等，完全不同于心理治疗等医学心理学模式。②极大的自主性与灵活性。任何医院、护理机构均可根据服务对象需求和自身发展特点，选择适宜的临床模式，尤其体现为培养护生或护士的自主性、患者身心状态评估的自主性、实施患者危机干预的灵活性等。③突出强调实用与良效。从护理理念到实用技术，再到干预对策，均围绕改善患者身心状态而展开。各医院虽未使用统一的护理评估项目，但患者健康评估的内容必须涵盖其心理评估。临床心理护理中突出危机干预，强调全方位、最有效的心理援助。

其次，侧重损伤患者群的评估与干预。如英国专著《临床心理护理指南》(*Psychological Care for Ill and Injured People：a clinical guide*)中明确地指出心理护理的对象应聚焦于非精神病患，运用系统的方法和与之相关的原则为疾病和损伤中的患者提供心理护理，以帮助患者应对由于疾病或损伤而增多的心理问题。

最后，引入普适性强的理论与工具。近年来，护理学者越来越多地借鉴普适性较强的心理学理论和工具指导心理护理的实践并开展相关研究，如临床心理评估及干预过程中使用较多的包括人格测试问卷，应激理论及应对方式问卷，自我效能感、社会支持等理论及工具。相关心理学理论和工具被更多地应用于癌症、冠心病等心身疾病患者，意外创伤者、接受大手术等较高诊疗风险的患者，肾病综合征等慢性病患者，以及临终患者的心理评估，并将评估结果作为实施心理干预及效果评价的依据。有些学者还使用普适性工具收集大样本资料，形成更适用于护理对象的量表或区域性常模。

三、我国心理护理的发展现状

2010 年我国卫生部办公厅印发了《2010 年"优质护理服务示范工程"活动方案》的通知，随着优质护理服务的活动逐步在全国范围内各级医院的铺开和优质护理服务内涵的不断深化，我国心理护理的临床发展和研究工作又被推向了高潮。

（一）我国心理护理的最新进展

我国心理护理新近取得的进展主要表现在以下 3 个方面：①加强学术探讨与理论构建。界定了心理护理的操作性定义，已基本形成独立于心理咨询和心理治疗理论体系之外、较具导向性、完全交由临床护士掌握的内容较丰富的理论构架。部分理论研究成果已相继编入国家重点规划教材，作为护理人才必备的重要知识结构。②注重技能培养与应用研究。近10多年来我国大力开办各类继续医学教育项目，也为普及心理护理的理论与技能提供了很好的平台。我国护理学研究生的培养规模逐渐增大，研究生学位论文中涉及患者心理的研究约占本学科学位论文总数的一半，所涉及的研究内容更加丰富，前瞻性论文的比重逐年增加。③提高评估意识与干预质量。广大临床护士已普遍认同"以客观量化替代主观评价并以此作为制定干预对策的依据"，临床使用量表评估患者的心理状态已成普遍现象。心理护理的措施从既往的随意化、简单化、经验化，走向初步的规范化、程序化，且趋向多样化、综合化。此外，紧扣心理护理需求、可操作性强、更适用的评价工具研制取得长足进步。

(二)当下存在的主要问题

当下，我国在心理护理方面主要存在"三多三少"的问题。评述共性问题多、量化评估数据多、借用各家方法多；深究个体原因少、关注效果评估少、自创特色策略少。心理护理的教学、科研等与临床不相适应的问题较突出，主要表现在以下4个方面：①理论的构建和导向不得力。理论研究投入不足，缺少高屋建瓴的学术探讨与交流，鲜有对普遍存在问题的深入剖析与解决对策等。②符合国情的应用模式不确定。多年探索仍未解决"何种心理护理模式更适合我国"这个广为关注的问题。护士大多是心理护理的意识较强，但实施心理护理的能力不强。加之"北美护理诊断"等并不适用于我国、我国护士的人文知识欠缺等因素均有碍心理护理的深入发展。③实用性特色研究不深入。目前临床心理护理所采用测评工具、评价标准及干预对策，仍以源自精神卫生、医学心理学领域的居多，而具有护理特色、适用于因伤病而身心失衡的非精神病患的心理测评工具太少。④独特的职能和效用不显著。"心理护理与其他护理方法融会贯通于整体护理模式，心理护理的独特职能和效用不可被其他护理方法所替代"等论点虽已渐入人心，但因理论教学、研究方法、操作技能相对滞后，心理护理的独特效能尚未在临床护理中得以凸显。

四、心理护理的发展趋势

(一)聚焦人类健康需求

现代社会的高速发展凸显心理压力对人们健康的困扰，与社会心理因素密切相关的心脑血管疾病、肿瘤等发病率大大增高且发病年龄显著提前。社会发展和生活节奏等任何变化都可对个体身心健康造成威胁，需要卫生保健人员的提前干预，如我国意外创伤者创伤早期的心理干预人力不足，而近距离守护伤者的创伤急诊、ICU护士最易于觉察、干预伤者的心理危机，是意外创伤者心理干预的潜在人力资源。若能研发创伤早期的心理测评工具，构建适合护士操作、具有普适性的意外创伤者心理干预模式，有望为减少意外创伤者心理残障及其所致家庭、社会负担提供有效对策。

（二）伴随优质护理服务纵深推进

2010 年我国启动了"优质护理服务示范工程"，护理服务模式转变为"以患者为中心"的责任制整体护理，更加注重人文关怀，促进护理工作"贴近患者、贴近临床、贴近社会"，实行责任制整体护理。护理服务模式的改革拉近了护患之间的距离，有利于护士贴近患者提供临床护理服务，密切观察患者病情，保障患者安全和医疗护理质量，加强与患者的沟通，促进护患和谐。心理护理将伴随着优质护理服务的纵深推进，在增强患者治疗效果、缩短住院时间、促进患者康复等方面扮演更重要的角色。

（三）我国心理护理的未来发展

1. 坚持国情化、本土化的发展方向

西方发达国家对患者的心理健康服务起步和发展比我们国家要早，一些先进的理念和方法或者模式在我国也广为传播，但是由于我国独特的文化背景和医药卫生体制，临床心理护理的发展必须把国民的身心健康需求作为专业发展指南，着眼于兼顾国民身心健康需求的特殊内涵、兼顾专业人才培养的历史背景和发展趋势，努力提升我国护理人力资源的潜能和效用。

2. 增加临床科研的投入与交流发展

我国的临床心理护理必须深入开展科研活动，借鉴美国模式中注重紧扣临床实践的特点，从"积极倡导高起点的协同攻关""有效组织高水准的学术交流"两方面着手，形成真正实用、高效的应用性成果。

3. 加快新理论、新知识的构建

构建适应于我国文化背景和国民心理健康需求的先进实用的理论体系，创新突出专业特色的知识和理论，是发挥护理学科社会职能的重要支撑。我国临床心理护理的知识理论构建可围绕"研制客观量化的测评工具替代主观评估，护士和患者的心理研究并举，标本共治，提高专门人才的水平和实力，积累发展后劲，探索规范化的临床应用模式，重在实施效果"等主题而展开。

4. 加快新方法、新技术的研发与推广

对全国数以千计的资深护理骨干的调查结果表明，约 90% 的被调查者迫切需要适用于我国的便捷、有效、可操作的临床心理护理方法和技术。

第三节　我国心理护理培训和开展现状

一、心理护理培训现状

(一)心理护理培训需求

随着国家一系列有关患者心理健康服务文件的出台,护理学提升为与医学、药学平行的一级学科,并开展优质护理示范活动,临床护士对于心理护理重要性的认知普遍提高,但是临床护士心理护理能力水平仍然不高。有调查显示,83.98%的护士未参加过心理护理相关知识的培训,98.34%的护士一致认为有必要开展心理护理培训,95.7%护理人员认同心理护理在护理工作中的重要性,但大部分护理人员对患者的心理护理仅体现为良好的服务态度或只是必要时关心安慰患者。我们在2020年12月对4237名护士的调查显示:82.6%的护士报告没有参加过心理护理相关的培训;只有17%的护士认为自己具备一定的心理护理能力,89.6%的护士对接受心理护理培训有较强的意愿。因此,加强护理人员护理心理学知识及技能的培训教育很有必要。

(二)培训形式及内容

目前针对护士的心理护理相关培训主要包括学校教育和在职教育两个阶段。

1.学校教育

学校教育是心理护理教育的重要组成部分,承担着心理护理教育的重要责任。1943年,医学界学者、国立贵阳医学院徐儒教授主编我国第一本心理护理相关教科书《护理心理学》,作为全国高级护士院校教材。20世纪80年代以来,护理心理学已作为护理教育的必修课,先后在本科、大专、中专的专业教育中全面开展。该书内容较全面系统,基本涵盖了心理学基础知识和相关专业知识,也有实践技能的讲解,课后配有案例分析与讨论。但在培养学生的过程中,护理心理学课程的"教与学"存在一定的不足,传统的教学方法使学生难以将所学理论知识与临床实践相结合,导致学生在以后的护理工作中不能有效实施心理护理。也有文献表明,很多教师和学生对护理心理学课程不够重视,加之很多教师重理论,轻实践,导致学生们的应用能力较差。因此,学校的心理护理教育能够系统地培训心理护理学理论知识,让学生们认识到心理护理的重要性,但对于如何在临床工作中运用心理护理技能开展心理护理,学校教育仍显不足,还需要在临床中继续学习和培训。

2.在职教育

在职教育中常见开展的形式主要包括短期培训班、岗位培训、护士自学等。

(1)短期培训班:短期培训是指相关机构,如医学或护理专业学术团体,针对医护人员设计并开发的培训项目，如继续教育班。查阅资料显示心理咨询和心理治疗的培训很多，而且形式多样，覆盖面广。培训内容以某个心理咨询和治疗流派的趋势为主，其中大部分是国内高校心理学专业、研究机构等主持进行，但针对护理人员的心理护理的继续教育培训班较少，上海市护理学会联合上海知音心理咨询中心曾举办过三期心理护理师培训班，内容涵盖发展心理学、危机干预和临终关怀、心理疲劳的自我调节、分类人群心理护理技能和操作、心理护理理论和实务、有效沟通的技巧、团体治疗、心理护理个案技能训练等。短期培训针对性强，重视个体的心理工作需求，培训师资比较偏向心理咨询专业，与护理人员实际需求及临床工作匹配度低，不好落实。此外，短期培训需要临床护士全脱产外出学习、费用较高，临床护理人力、培训资金紧张，故受众面太小，不能满足临床需求。

（2）岗位培训：岗位培训是指在医护人员正常工作的同时安排相关的培训，越来越多的医院管理者认识到心理护理的重要性，纷纷在院内开展心理护理知识的培训，均取得了较好的效果。如荣丽等对院内由 17 名护士组成的心理联络员进行培训，内容包括会谈技术、沟通技巧、心理评估、心理测验、常用的心理治疗方法等。吕红利等对心理健康学组的学员进行理论和技能培训，内容包括课程讲解、案例分析、心理拓展训练、心理咨询训练、实际操练、角色模拟等。张慧等对 40 名护士进行团体辅导培训，以提高临床护士的共情能力，内容主要为沟通、自我意识、情绪、倾听、反应等，作者在全院成立心理联络护理专业小组，对全院的心理联络护士进行培训，培训内容主要包括护患关系建立、非精神病患心理评估与心理问题的识别、访谈技巧、倾听与共情、非暴力沟通、信息支持与情感支持等心理护理技术及护士自身心理健康维护等，培训采用集中理论授课、小组训练、案例讨论、情景模拟、角色扮演等方式。以上培训方式均取得了较好的效果，因此岗位培训是临床护士掌握心理护理技能的重要途径，其便于操作、受众面广、临床效果好，应积极推广，但需要护理管理层重视并开展心理护理培训工作。

（3）护士自学：还有一些护理人员因个人对心理学的兴趣爱好，自学心理学、考取心理学本科，或者参加心理咨询师培训并考得证书，这类人员因积极性高、自愿花时间学习，往往学习效果好，也能将其所学应用于临床工作，但这类人员在考虑职业发展方向时会倾向选择更感兴趣的心理工作。应合理安排这些护理人员的工作，充分发挥其特长，提高其价值感，培养为心理护理的骨干。

近年来，随着专科护理的发展，心理护理专科护士培训应运而生。湖南省卫生健康委专科护理质量控制中心于 2019 年开始举办心理护理专科护士培训班，每年一期，每期培训时间 2 个月，招收的学员在学历、年龄、资历上有一定的要求，确保培训对象在自己的专科领域已经具备一定的能力和经验。从心理护理的理论到实践，系统培训临床护士的心理护理能力。

二、心理护理开展现状

（一）心理护理意识

我国心理护理起步较晚，近年来护理管理者和临床护士也认识到心理护理对提高临床护理服务质量的重要作用，尤其是 2010 年我国优质护理服务示范活动开展以来，心理护理作为一种护理方法，已经逐步成为整体护理的主要组成部分，心理护理在整体护理中的地位和作用已在护理界得到了普遍认可。但是，对于心理护理意识的增强也仅仅停留在对其重要性的初步认识上，具体的投入与获益、心理护理的具体内涵、工作中如何融入心理护理等还需要进一步地深入认识，这导致临床上大多数的护士不会做心理护理，不敢做心理护理。

(二) 心理护理开展形式

近几年来，随着护理管理者和临床护士心理护理意识的增强和逐渐认识到我国护士目前所具有的心理学知识和技能远远不能满足临床心理护理的需求，心理护理知识和技能的培训开展越来越多，但是具体临床落实比较少，也缺乏规范的临床实施的标准和模式。我国临床心理护理的开展仍处于初始阶段，目前临床开展形式主要有以下几种。

1. 以评估为主

随着大家对心理护理的重视，卫生行政部门、各类学术团体及医疗卫生机构等组织的相关培训频繁举行，但是，心理护理的技能不像以往的护理操作技能，没有明确的操作流程，不能在短时间内掌握运用。此外，由于焦虑、抑郁等自评量表的广泛使用，护士普遍容易掌握，所以，临床上有相当一部分心理护理的开展仅限于使用量表对患者进行心理评估。

2. 利用团体开展心理护理

这是目前我国各医院比较普遍采用的心理护理开展形式。组织全院少数对心理学或心理护理比较感兴趣的护士组成一个团体，定期组织相关培训，这些护士再自发地在临床工作中开展对患者的心理评估和心理护理。这种形式的心理护理主要依靠少数护士的热情和兴趣，往往不能够持久，也不能形成心理护理的环境，不能促进心理护理的长远发展。

3. 针对某一专科或某一特定疾病患者的心理护理或者某一心理护理技术在某一疾病患者群中的运用

例如，专门针对心血管外科患者的心理护理、脑卒中患者的心理护理、叙事护理在某一专科的开展等。有学者分析了我国近 10 年来护理心理学论文主要研究的是临床疾病和危急重患者的心理问题，内科、外科、肿瘤科、妇产科、老年科、儿科疾病相关的论文占总心理论文的 60% 以上。这种模式具有一定的局限性，不能普遍推广。

4. 心理联络护理

这种形式一般在有精神心理专科的综合性医院开展，由精神心理科的护理专家牵头，全院各科室选拔 1~2 名具有一定临床护理工作经验且对心理护理感兴趣的护士，组建心理联络护理小组。一方面，由精神心理科护理专家定期对小组成员进行心理护理相关理论和技能培训，并对小组成员心理护理工作的开展情况进行督导；另一方面，各科室护士在临床护理工作过程中遇到难处理的患者可以申请精神心理科的老师进行联络会诊。这种形式较团队学习的形式更加正式和专业，但是没有精神心理专科的医院较难实施。

(三)临床实施心理护理的阻碍因素

1.缺乏培训师资

患者对精神心理健康服务的需求越来越大,大多数护士还不能完全独立实施有效的心理护理对策,护士对精神心理健康知识和技能的培训需求也越来越强烈,但是,目前我国大多数医院都没有精神心理专科,不具备这方面的培训师资。现在市面上有很多心理培训机构和个人,或者相关学术团体组织举办各类心理培训班,但是这些培训基本上都是比较专业的心理咨询或心理治疗技术,而针对心理护理技能方面的培训很少。另外,因为精神心理方面的知识和技能培训需要的时间长,而临床护士普遍存在人力资源紧缺的状况,使护士外出学习受到了一定的限制。

2.缺乏可操作性的具体的心理护理模式或流程

因为人的心理过程复杂多变,受周围环境的影响很大,患者的心理反应也是千变万化,很难有一个规范的、可操作性的心理护理模式或流程能适用于所有患者。正因为这个特点,对心理护理实施者的要求更高。

3.对心理护理的认识存在误区

近年来,尽管临床上医护人员对心理护理的重视程度增强,但是对心理护理的认识上普遍存在一些误区,影响了临床心理护理的实施。①没时间做心理护理。大部分护士都认为心理护理需要额外花费很多的时间,而临床治疗护理工作任务较重,护士无暇顾及患者的心理护理,所以不会在临床工作中实施心理护理。②对心理护理的效果存在怀疑。由于心理护理的效果不直接作用于疾病治疗,部分工作人员对于心理护理的有效性存在怀疑,影响心理护理的开展。③只有会心理咨询或心理治疗的人才会做心理护理。心理护理需要运用一些心理学的理论、原理和技能,所以临床护士普遍认为只有会做心理咨询或心理治疗的人才会做心理护理。因此,临床护士都普遍认为心理护理是一件比较难的事情。④患者对心理护理的期待不明显。心理护理的实施受患者及其家属影响也较大,针对某些患者开展心理护理十分艰难。也有研究指出患者对承担大量工作的护士可能并没有过多专业心理护理方面的需求与期待,患者对心理护理效果的评价显著低于护士自评,对医学的局限与风险认识不足,易产生心理落差,而对医护人员尤其是护理人员的工作效果给出较低评价,影响护士对开展心理护理的积极性。

4.收费的限制

目前,我国医疗服务价格体系还没有纳入心理护理相关收费项目和标准,由于医疗服务价格的限制,心理护理不能创造直接的经济价值,这一定程度上限制了心理护理的发展。

第二章

心理护理概述

第一节 心理护理的概念和内涵

一、心理护理的概念和内涵

心理护理是应用于护理领域的独特概念,不同于心理治疗和心理咨询,不同于思想政治工作,也不同于一般的护患沟通。心理护理的概念是广大临床护士为护理对象提供心理护理的指南,心理护理的概念界定除了涵盖其目标,还需要体现其较强的操作性。

(一)心理护理的概念

广义的心理护理是指在护理的全过程中,通过任何方式和途径给护理对象的心理活动以积极的影响,帮助患者在自身调节下获得最适宜的身心状态。而狭义的心理护理是指护士在护理的全过程中,主动运用心理学的理论和技能,按照程序、运用技巧给护理对象的心理活动以积极影响,将护理对象的不佳身心状态调控至最适宜身心状态的过程。

(二)心理护理的内涵

心理护理是整体护理的核心概念,心理护理的效应随时随地体现在护士与患者交往的举手投足之间。鉴于我国临床医护工作者较普遍存在对心理护理的片面理解,有人认为心理护理就是心理治疗,要为患者施行心理护理,所有护士均需要接受心理治疗和心理咨询等系统培训;有人强调临床治疗护理任务重,人力紧张,没有时间顾及患者的心理护理;有人认为心理护理对于躯体疾病患者来说收效甚微,没必要;还有人将心理护理与思想教育工作混为一谈。这些认知误区已经成为阻碍我国临床心理护理深入发展的重要症结,因此,解析心理护理的特定内涵有着重要的意义。

界定心理护理的概念旨在明确心理护理的内涵,赋予其操作性定义,清晰表述其狭义和广义的概念。从心理护理的概念便可知心理护理的内涵主要包括以下四个方面:①心理护理是由护士实施的,是护士的职责所在,不是只能由专业心理咨询师或心理治疗师来实施的。因此，我们要培养护士心理护理的意识，不能局限于完成每天的治疗护理任务，关注患者心理反应并帮助患者减轻心理痛苦也是护士的日常工作职责。②心理护理贯穿于护理的全过程，也就是说在日常的治疗护理活动的同时予以心理护理，不一定对所有患者都需要单独用一段特定的时间来施行心理护理。例如，床旁交接班时看到术后第二天的患者能够克服伤口疼痛按照要求起床活动，说一句鼓励的话(很好，可以早期活动，以后的康复会更好的)，顺便再给予术后活动的专业指导，做这些并不需要额外花很多时间，而且效果很好。③积极地影响护理对象的心理活动，也就是说让患者能从护士的言行中体会到护士的关心、温暖、尊重，能产生信任感、安全感和希望感等，不是用思想教育工作来影响护理对象的人生观、价值观。④帮助护理对象在其自身的调节下获得最适宜的身心状态，每个护理对象自身的条件不一样，因此，心理护理的目标(即获得最适宜的身心状态)也会不一样。

二、心理护理与其他护理方法的联系和区别

心理护理首先是在"护理"大概念下的子概念，与其他护理方式相辅相成，共同服务于护理对象。心理护理不像口腔护理、皮肤护理、肌肉注射等其他护理方式一样有明确的操作原理、规范的操作流程。如果我们不能明晰狭义心理护理的原理，并将其与其他护理方法加以区别，心理护理有益患者身心的独特作用便难以展现。

心理护理与其他护理方法的区别主要在于：依据的原理不同、使用的工具不同、行使的职能不同。例如教会肠造瘘患者掌握自行处理其腹壁造口的操作技巧属于专科护理范畴，而强调护士要主动接触患者，理解患者的难处、担忧和不便，运用心理学的理论和方法，减轻患者因担心造口气味而遭人嫌弃引起的对失去自尊、友谊和亲情的恐惧或悲伤的心理压力，这一作用是其他护理方法不能替代的。心理护理与其他护理的工作目标、侧重点、运作方式、实施对策及对实施者知识结构的要求等都有所不同。

1. 工作目标

心理护理方法更多地关注与"增进和保持健康"紧密关联的心理学问题；而其他护理方法主要以"增进和保持健康"的躯体情况为中心。

2. 侧重点

心理护理方法更强调心理社会环境与个体健康的交互作用；其他护理方法更重视物理环境和生物学因素对个体健康的影响。

3. 运作方式

心理护理方法较多地通过激发个体内在潜力、充分调动其主观能动性，以心理调节等方式帮助个体达到适宜的身心状态；其他护理方法较多地借助外界条件或客观途径，以生物、化学、机械、物理等方式，帮助个体实现较理想的健康目标。

4. 实施对策

心理护理通过准确评估、规范应用模式、优化护士素质等举措，提高患者健康质量；其他护理方法主要通过美化环境、提供舒适、保障安全等对策，满足患者的健康需求。

5. 对实施者的要求

心理护理要求实施者既具备相应的医学与护理学专业基础知识，还需要对心理学理论和技术有较系统、较深入的掌握，甚至还需要了解社会学、伦理学、哲学等方面的知识；其他护理方法要求实施者主要对相关疾病与健康的临床专业知识有较扎实的理论功底和较丰富的实践经验，基本掌握普及的心理学知识。

三、心理护理的实施形式

心理护理的具体目标和可操作性需要通过其实施形式得以体现，将心理护理的丰富内容赋予其实施形式，并遵循一定的操作原则，又可为心理护理的临床实践提供有益指导。心理护理要求护士随时为患者提供直接、及时的帮助和持续的支持，因此，依据患者心理反应的普遍现象、典型个案、护士的心理护理意识水平等，可从不同视角对心理护理的实施形式进行分类。

(一)根据患者心理特点的特征分类

可以将心理护理的实施形式分为个性化心理护理与共性化心理护理。个性化心理护理侧重于被护士觉察已发生较严重心理危机患者的心理干预。例如患者的极度恐惧，可能意味着对其生命造成致命性威胁，一旦护士觉察，必须给予及时有效的干预，与其他护理相辅相成，帮助患者转危为安。共性化心理护理适用于具有同类性质或一般规律心理反应的患者。例如手术前的患者，可能普遍存在对手术的担忧，针对这一类患者可能发生的潜在心理问题给予相应的术前指导，以预防患者发生严重心理失衡而影响术后康复。

(二)根据护士心理护理的意识水平分类

可以将心理护理的实施形式分为有意识心理护理与无意识心理护理。有意识心理护理是指狭义概念的心理护理，要求护士运用心理学的理论和技术，有依据、有预设地满足患者的个性化需求或帮助患者调控不利达成其身心适宜状态的负面情绪反应等。无意识心理护理是指广义概念的心理护理，要求护士了解其与患者互动过程中的一切自身言谈举止，都应以积极影响患者的心理活动为准则，避免护士自身无意识之间的不当言行可能给患者身心带来的不利影响。

第二节　心理护理的特征和作用

一、心理护理的特征

心理护理必须遵循心理学原理，侧重运用心理学理论和方法，使用心理测评工具评定患者心理状态及情绪特征，致力于患者心理问题的分析和解决，调控患者的负面情绪。心理护理的主要特征体现在以下几个方面。

1. 个性化特征

即使是患同样的疾病，不同年龄、不同身份地位、不同性格特征、不同经历，甚至是不同职业的人，心理反应会不一样。心理护理致力于解决患者的特异性、个性化的心理问题，要求护士准确地把握患者个体在疾病过程中出现的、对其身心健康有明显危害的不良身心状态，及时采取有针对性的对策，迅速缓解患者的心理压力。个性化心理护理具有受众有限、一对一实施、目标明确、针对性强、干预措施及疗效观察更直接等特点。该特征提示实施心理护理需要因人而异，针对患者个体的心理失衡拟定干预对策。

2. 共性化特征

心理护理的共性化特征是指从满足患者需要的一般规律出发、解决患者同类性质或共同特征的心理问题及潜在失衡。要求护士善于归纳和掌握患者心理问题的共性规律，在实践中运用各种规律对某类患者群体尚未明确、随时可能发生的潜在心理问题实施干预，以防发生严重心理失衡。共性化心理护理具有受众较多、无须一对一明确目标或强调针对性、不必即时评定干预措施及其疗效等特点。该特征提示实施心理护理需要考虑其普适性，可酌情依据患者群体的一般心理规律拟定干预对策。例如手术前患者和家属普遍都对手术存有一定的疑虑和担忧，护士可以给手术前患者集中讲解手术的过程、医生对该类手术的熟练程度和丰富经验、手术配合要点和术后注意事项等，可以有效缓解患者和家属的焦虑情绪。

3. 可操作性特征

心理护理的最大价值在于其临床应用，需要具有较强的可操作性。从对患者心理问题的评估识别、干预措施的实施，到实施效果的评价，都应该注重可操作性。除了强调心理护理的实用性本身，还应特别注重其方法、手段在护理领域的可行性，必须是为临床一线护士所能掌握、容易应用的操作，必须以我国临床护士的知识结构为背景，基于非精神科医疗机构的心理护理接受者以精神正常、因伤病致心理失衡等前提，借鉴但又有别于精神疾病诊治、心理治疗、心理咨询的专业化操作，积极探索适合于广大临床护士操作、能有效帮助患者达成适宜身心状态的心理护理模式。

4. 日常性特征

心理护理的日常性是指护士在日常治疗护理工作中的一切言行表现都是心理护理范畴。例如护士日常工作面貌和工作状态、服务态度、沟通方式、行为举止、业务能力，温馨、整洁、管理有序的住院环境等，都能给患者的心理带来比较大的影响。一个着装规范、干净整洁，仪容仪表大方端庄，行为举止稳重，业务能力过硬，说话能考虑对方感受的护士能给患者带来信任感和安全感，这些都是一级心理护理的体现。

二、心理护理的作用

经历严重疾病和伤痛的患者，其心理状态会对治疗和康复的效果产生影响。心理护理作为具体的护理方法，与其他护理方法共存于整体护理模式。心理护理只有更深入地依存、渗透、融会贯通于治疗护理的全过程，与其他护理方法相辅相成，才能充分体现其积极影响患者身心适应状态的良好效果。心理护理作用主要体现在以下几个方面。

1. 沟通有效信息

临床常见患者和家属因信息缺乏导致他们对疾病症状、身体不适或疼痛的误解，可致患者一些不必要的猜疑和反复询问医护人员，不但增加患者不必要的焦虑、担忧，甚至恐惧感，而且也耗费医护人员的时间和精力。因此，评估患者的信息水平及其对信息的反应，继而评估向其提供什么样的信息及如何向其提供信息是心理护理的重要内容。良好的信息支持可以减轻或消除患者以及家属因信息或知识缺乏而引起的不必要的焦虑，甚至对医护人员的误解而产生的不信任感，帮助患者及其亲属处于比较适宜的身心状态，也可节省疾病诊疗和心理护理的时间和资源，还可以让医护人员有更多的时间和精力用于解决患者的其他问题。

2. 给予情感支持

情感支持是给予疾病或损伤患者心理护理的核心部分，给予患者情感支持旨在帮助他们内心感受到更安全、更舒适。情感支持有时并不直接关注患者解决情感问题或助其摆脱烦人的情感反应，而是更关注促进患者的情感过程。给予情感支持和为患者提供有效信息彼此密切关联，如早期、短暂的情感护理干预措施，可了解患者即时信息需求，随之给予患者可靠的心理状态监测。监测患者心理状态或给予信息支持也可很好地暗示患者的情感护理需要。

3. 营造适宜氛围

患者全面适应医院生活的时间越短，越可能获得适宜的身心状态，因此营造有益于患者尽快适应新角色的环境氛围也是心理护理的重要作用。护士应能系统应用心理学、美学、生物学、建筑学等专业知识和技能，全方位为患者设计、营造、美化有益于患者身心健康的温馨环境氛围。营造适宜氛围还包括营造适宜的人文环境氛围，例如，护士能关心体贴患者，处处关注患者的感受，病友之间互相帮助鼓励等，这些氛围可以帮助患者尽快适应疾病状态，获得适宜的身心状态。

4. 调动病患潜能

心理护理需要以调动患者主观能动性的方式达成其解决问题的目标，患者是解决其自身问题的主体，多以共同参与的人际模式与护士互动，护士主要帮助患者认清自己的问题，协助患者分析问题的主要原因，引导、帮助患者找出解决问题的方法或直接给出解决问题的建议等。只有患者认识到自己的问题并有解决问题的愿望，其自身内在潜能才会得以调动，针对其实施心理护理才能真正奏效。

5. 增强诊疗效应

实施心理护理的目的首先是用系统的方法评估患者的心理状态，然后采用预防干预措施处理患者因疾病或损伤引发的心理问题。如果预防措施不奏效，则可将重点转移到用治疗和支持性干预的措施，帮助患者应对因疾病或伤痛所致的心理问题。专家主张将心理护理视作一种投资医疗效果的行为，能巩固药物、护理和治疗专家的干预成效。

第三节 心理护理的要素和程序

一、心理护理的要素

我国学者 1997 年即针对当时我国临床一线护士对心理护理概念存在的误区,结合多年来护理心理学专业理论探索和教学实践,提出了临床心理护理的基本要素等理论要点,进一步确认了构成心理护理运行的四要素。

1.心理护理的四要素

尽管影响心理护理效应的因素很多,如护士之外的其他医务人员、患者亲属、其他患者、环境等,但具体运行一次心理护理的决定性因素只有护士(实施者)、患者(接受者)、护士掌握的心理护理知识和技能、患者的心理危机 4 个方面,可以将其界定为心理护理的基本要素(图 2-1),以区别于其他影响心理护理但不决定其运行的一些因素。

明确心理护理基本要素的意义在于帮助护士增强其实施心理护理的可操作性,减少盲目性,从根本上改变既往很多护士实施心理护理时的"蜻蜓点水",难以真正解决重点患者问题的窘境。以分级的基础护理为例,针对患者的皮肤护理,危重患者因不能自行翻身存在压疮隐患的护理问题,护士需要采取一系列措施加以防范,而对有自主活动能力的患者无须投入更多的时间和精力,确保护士把有限的时间和精力集中于重点患者。同理,心理护理也有其重点对象,也需要护士聚焦于有明显或潜在心理危机患者的心理干预。

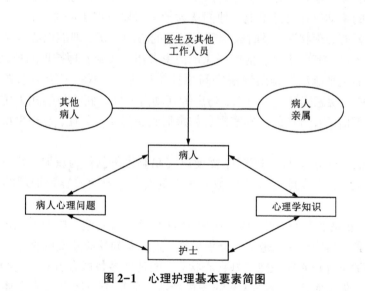

图 2-1 心理护理基本要素简图

2. 对心理护理要素的解读

确定心理护理运行的基本要素之后，还有必要逐一解读每个要素如何在心理护理运行中"各司其职"且相辅相成，以帮助护士在心理护理实践中熟练掌握、灵活运用。

(1) 掌握心理学理论与技术是科学实施心理护理的指南。长期以来，我国护士的心理护理水平偏低，与大多数护士未系统掌握心理学理论和技术有关。实践表明，仅凭满腔热情而缺乏令人信服的专业指南，心理护理很容易陷入泛泛的经验之谈，其实施效果大多不尽如人意，甚至还可能无意中给患者身心造成负面影响，以致心理护理的科学性、效用性被质疑。因此，心理护理必须以心理学理论和技术为其实践的指南，以体现方法的科学性和实效性。

(2) 准确评估患者心理状况是选择恰当干预措施的前提。为患者实施心理干预措施需要根据患者各自的心理状况，为其选择恰当的心理护理措施。患者的心理状况可能是适宜的，可能存在轻中度的偏差，也可能存在严重失衡或危机。很显然，对于严重心理失衡或出现心理危机的患者需要为其选择特别的干预措施。但是，不少临床护士因未明白心理护理的内涵，导致对患者的心理评估存在盲点或偏差。他们不了解什么性质、什么强度的负面情绪反应对哪一类患者具有特别的威胁，或者只关注了患者的表面现象，未深究出现这些现象的主导因素，形成对症不对因的心理护理对策。例如，肿瘤患者的恐惧和不孕不育患者的恐惧，其性质、强度和主导因素肯定不一样，前者是对生命威胁的恐惧，后者可能是对治疗过程的恐惧，因此，选择的心理护理对策也会不一样。

(3) 赢得患者的合作是有效实施心理护理的基础。心理护理与心理咨询的共同之处在于其发挥效应的前提是患者有解决问题的迫切需求，即心理护理的开展及其效果在相当程度上与患者的合作有关，仅凭护士的一腔热情而患者缺乏解决自身问题的内驱力，常常事倍功半，难以达成心理护理的效果。但有些护士却不了解赢得患者的合作、调动患者主动配合的积极性的主动权在自己手上。他们认为护士只要掌握了心理学的专业知识和技能，能准确评估患者的心理状况，及时甄别重点患者的心理危机，即能以心理护理实施者的专业化角色为患者提供有效干预。他们一味地把患者作为实施心理护理的被动接受者，并不真正了解患者的主观能动性是最终解决问题的关键所在，不能将维护患者的尊严及隐私权、尊重患者的主观意愿和个人习惯、与患者互动需要以共同参与模式为主体形式等要点纳入其赢得患者信任及合作的基本守则。如果遇到患者合作欠佳，也很少反思自身工作是否需要改进。

因此，护士在与患者互动过程中，需要以其职业化角色行为获取患者的信任、建立稳定发展的信任关系，为实施心理护理赢得患者的合作，为达成心理护理的良好预期做好铺垫。

(4) 护士的积极职业心态是确保心理护理良性运转的关键。护士的积极职业心态是一种以职业为背景的特定情感，是一种合乎理智、具有深刻社会意义的情感活动。为患者提供心理护理的护士自身必须保持良好身心状态，能凡事多替患者着想，能经常自我觉察举手投足之间是否体现对患者身心状态的积极影响。而护士与所有普通个体一样都是具有七情六欲的血肉之躯，每日处于紧张的工作状态，面对患者的负面情绪反应，想要在特定职业环境中持续保持平和而积极的心态，需要良好的职业心理素质作为支撑。护士的积极职业心态可以具体体现为职业微笑、真诚关切患者的病痛等。

我国学者提出护士的积极职业心态是最本质、最基础的心理护理。心理护理与其他护理方式相比，尚未建立相应的客观评价指标，护士只有具备积极职业心态，才会努力学习掌握心理学的知识和技能，深入研究患者的心理评估与干预对策，以真诚关心赢得患者的尊重和信赖，持之以恒地为患者提供心理支持。总之，心理护理的运行需要以护士的积极职业心态作为其要素之本、要素之源。为患者实施心理护理的过程中，护士的职业心态越积极，就越能得以充分调动其主动性和创造力等，给予患者心理健康促进的效用就越高。

二、心理护理的程序

由于心理护理的抽象性，难以物化，有些看不见摸不着，许多临床护士对心理护理的具体实施觉得无所适从。因此，加强心理护理的可操作性，是促进心理护理发展的必要条件，而运行心理护理程序是心理护理可操作性的集中体现。

根据护理程序的5个步骤，结合心理护理的特点，探索性地初步拟定心理护理的基本程序，主要包括6个步骤（图2-2），为心理护理的临床实施提供具体参考。

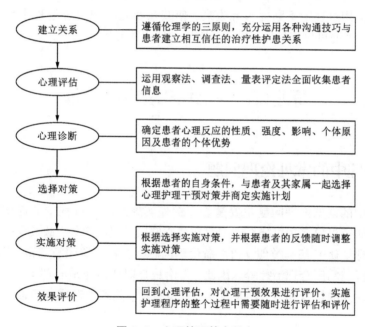

图2-2 心理护理基本程序

1.建立关系

遵循伦理学原则，充分运用各种心理学理论和方法与患者建立相互信任的治疗性护患关系。关系是开展工作的基础，而且在治疗的整个过程中都要重视关系的建立和维护。

2. 心理评估

通过访谈、观察患者，访谈家属或与患者生活在一起的亲朋好友，运用量表评定等方法，全面收集患者信息，评估患者心理反应。

3. 心理诊断

在充分评估的基础上，确定患者心理反应的表现、性质、强度、原因，造成的后果或影响，患者的个体优势等，明确患者心理反应的类型和严重程度。

4. 选择对策

根据患者心理反应的表现、严重程度、患者的自身条件及家庭社会支持情况等，与患者及家属一起讨论选择心理护理干预对策，并制定详细的目标和计划。

5. 实施对策

按照计划实施对策，根据实施过程中患者的反应或环境的变化随时调整实施对策。

6. 效果评价

实施过程中需要随时对患者的心理状态及对治疗的反应进行评估，并根据评估的结果及时调整对策和计划。

心理护理的程序是一个连续、动态的过程，需要因人而异、灵活运用，更需要广大临床护士在临床运用过程中不断完善和发展，使其在实施心理护理过程中形成较清晰的思路，增强心理护理的可操作性，有益于心理护理的深入开展。

第四节　心理护理相关伦理

一、心理护理中的常见伦理问题

心理护理中的常见伦理问题主要是心理护理实施或研究过程中的伦理问题。鉴于心理护理实施或研究对象多为可能存在或存在身心健康危机的个体，故其面临的伦理问题与临床医学、心理学研究基本类似，如生命伦理问题、患者知情同意与医疗保密关系处理、患者的自主选择与临床合理治疗等。因此，无论是心理评估还是心理干预，其前提必须是尽力维护护理对象的切身利益，最大限度地避免有意、无意地造成其负面情绪体验而损害其身心健康。

二、心理护理的伦理学原则

心理护理与其他护理方法最显著的不同之处是心理护理主要以实施者的态度、语言、行为等与护理对象达成互动并影响护理对象的心理活动。心理护理的宗旨是帮助患者达成身心适宜状态，需要避免任何不经意损害患者心理健康的现象。心理护理也像药物治疗一样是有不良反应的，如果护士的态度或方法不合适，不但不能帮助患者，反而会给患者带来不利影响甚至是伤害。因此，实施心理护理须恪守以下伦理学原则。

1. 不损害护理对象的身心健康

实施心理护理过程中，不允许人为地剥夺护理对象的权益，如在已全面推行"患者为中心"的整体护理等大背景下，不宜仅为观察、总结某个改良措施而刻意将部分患者纳入"疾病为中心"的传统护理模式的"对照组"。

2. 尊重护理对象的主观意愿

评估护理对象心理状况的某些方法需要征得被评估者的合作，甚至占用额外的时间，如使用由患者自行填写的心理测评工具，需要较长时间的访谈等，均需要奉行自愿原则，务必使其明白知情同意的内容及目的。特别是有些患者自觉体力不支而难以完成较长篇幅的问卷或量表、不愿接受访谈时，不宜强求其服从评估人员的调研，应充分理解和尊重其选择。

3. 不泄露护理对象的个人隐私

心理护理过程中可能涉及护理对象的人格特征、家庭背景、情感经历等不宜暴露的私密性资料，故心理护理实施者必须遵循保护患者隐私的原则，未经患者本人许可不得将其任何资料公之于众。若相关研究报告涉及患者的个人资料，必须隐去其真实姓名，或分解处理完整的原始资料。临床心理评估经常涉及护理对象的人生信仰、生活态度、价值取向等测评结果，实施者必须承诺不泄露患者的个人隐私，以避免其可能因担忧私密性资料暴露而有损心理健康。

三、心理护理伦理问题的应对策略

1. 职业伦理准备

包括接受职业伦理决策的规范化培训等。通过课程学习增进各种知识，如自我觉察、双重关系、伤害、多元文化等，树立正确的伦理态度，而个体伦理态度的变化可促进伦理行为的变化。国外有很多训练心理咨询师进行伦理决策的课程，旨在增强对伦理问题的敏感度，提高伦理判断能力，鼓励负责任的伦理行为并提高其对伦理决策模糊性的忍受力等。职业伦理准备不仅有助于促进心理护理行为的职业化，也可为心理护理实施者提供职业行为的指南。

2. 心理护理研究的伦理审查

心理护理研究或者心理护理新技术、新方法开展之前必须向伦理审查的专设机构(伦理审查委员会)提出申请，获得批准后方可实施。

3. 心理护理研究的知情同意

相关研究或新技术经伦理审查委员会通过审批后方可实施。通常需要根据研究方法拟定相应的知情同意书。

第五节　心理护理的实施原则

一、方法论原则

(一)心理学的方法论原则

心理护理与临床医学常用的生物学、物理学方法有本质差别，不可能用动物实验等结果解释人的心理活动及其变化，因此心理学方法论是心理护理必须遵守的首要原则。从观察患者的心理状态，到确定患者心理反应的共性规律，都必须在心理学方法论原则的指导下，采用应用心理学的方法和技术。

(二)比较文化的方法论原则

强调多元文化背景下实施心理护理需要考虑个体间心理差异的文化根源，了解各种文化对护理对象心理活动的制约。例如，东西方文化差异、不同民族的风俗信仰不同，人们患病后的心理活动规律会不一样，需要采取的心理干预对策也不同。

二、层级原则

借鉴我国临床现有的分级护理模式，根据患者身心状态区分轻重缓急的分级心理护理干预。即对有严重心理问题的患者实施心理护理的等级，可类比临床现行分级护理的特护或一级护理，需要投入更多的时间和精力；对心理状态比较稳定的患者实施的心理护理等级类比二级或三级护理，酌情减少时间和精力的投入。

遵循心理护理的层级原则，旨在把有限的心理护理资源优先用于真正有需要的严重心理失衡的患者，减少心理护理的盲目性。尤其是在医护人员少、患者多的情况下，把重点锁定在有严重心理危机的患者，避免因得不到及时的甄别、干预而发生悲剧。

英国学者 Keith Nichols 将心理护理分为 3 个层级，每个层级的含义和内容阐述见第八章分级心理护理的内容。

三、操作原则

实施心理护理操作时需要遵循以下几个方面的原则。

(一)依据患者心理反应强度的干预原则

为患者实施心理干预需要依据患者心理反应的强度等级，合理配置实施干预所需要的人力、时间和方式等，以确保重点对象的心理危机得以及时化解。例如，对有严重心理危机的患者、轻中度心理反应的患者和适度心理反应的患者，护士所花费的时间和采用的干预方法是不同的。对于有严重心理危机的患者，护士应迅速主动与患者建立信任、合作的关系，尽可能安抚患者情绪，预防意外事件发生，协助患者寻求心理咨询或心理治疗师的帮助或接受精神心理专科治疗。对于有轻中度心理反应的患者，护士动态评估患者身心变化，酌情与患者深入交流和指导，运用基本心理学技术和方法为其提供信息和情感支持，引导患者获得自身适宜的身心状态。而对于心理反应适度的患者，护士可能无须投入额外的时间，平时工作中保持良好的主动沟通即可。

(二)考虑患者心理反应主因的干预原则

面临同一处境的患者，自身的个性特征、生活经历和自身条件不一样，导致心理反应的原因各不相同。例如同是因为需要接受某一手术而引起焦虑的患者，有的患者是因为害怕疼痛而焦虑，有的患者是因为担心手术效果而焦虑，有的患者是因为经济问题而焦虑。因此，我们为患者实施心理干预需要明确患者心理反应的主要原因，有针对性地施以对策，使心理护理的针对性强、效果好。

(三)其他操作性原则

由于心理护理的操作性很强，人类心理复杂多变，在具体操作过程中需要注意的细节比较多。首先，要把心理护理的意识内化于行，在日常治疗护理过程中处处体现心理护理。我们不经意的一言一行都会给患者的心理带来深刻影响，要求护士需要把心理护理的意识训练成一种自动思维，时刻注意自己的言行是否能给患者带来积极的心理影响，这样自然就能克服"不会做心理护理、害怕做心理护理"的困扰。其次，要以帮助患者树立希望为基础。患者生病后普遍都会往最坏的结果想，况且有部分患者确实结局不太乐观，特别需要心理护理技巧来帮助患者树立希望感和信心。再次，要从患者的躯体不适感受出发开展心理护理工作。人都不太愿意向别人表露自己的内心想法，所以从患者的躯体情况入手，逐步了解心理反应会比较好开展工作。最后，严格遵循个体化原则。不同年龄、不同职业、不同身份地位、不同人生经历、不同治疗经过的人，面对同样的疾病会有不同的心理反应，所以，我们不能以同样的方法开展工作。

第六节　心理护理实施者的素质和准备

一、心理护理实施者的概念与组成

心理护理实施者指持有护士执照、遵循心理学原则，能较熟练运用心理学及相关学科的专业知识、技术与方法，帮助护理对象维护心理健康的专业工作者。心理护理实施者只是护士的多个角色之一，并不独立成职业。此概念有广义和狭义之分，广义概念包括在医院或社区健康中心，与护理对象有互动，并向其提供心理健康维护的所有医务工作者；狭义概念则主要指在医院或社区健康中心为疾病和损伤人群提供有组织、有实践意义、全面心理关怀的专业人员。

为疾病和损伤的患者提供心理护理，需要一些履行特别任务的人员参与。心理护理实施者的范畴广泛，可包括医院的护士、社区护士、医疗技术人员、理疗师，职业疗法专家、营养和饮食学家、助产士、麻醉师、放射科医生、社会工作者、语言和言语治疗师、临床心理学家、精神科医师和精神科护士等。综上，心理护理实施者主要指在综合性医院和社区健康中心工作、受过相关的基本训练、有意识对患者的心理状态进行监督并提供各级心理干预的护士。

二、心理护理实施者的资格及素质要求

(一)心理护理实施者的资格

心理护理实施者的专业实践多借鉴社会心理学、生物学、人格理论和人类行为等多种理论与技能。在美国，心理护理实施者要求拥有心理咨询教育或相关专业的硕士或博士学位，完成专业领域，如学校心理咨询、社区/诊所心理咨询、心理健康咨询、职业心理咨询、老年心理咨询或婚姻与家庭心理咨询的实习。通常应获得美国心理咨询师认证审理委员会(National Board for Certified Counselors，NBCC)认证或由所在州授予的执业执照，或两者兼备。我国尚未出台专门针对心理护理实施者资格要求的政策或法规。根据我国临床工作实际现状，目前对心理护理实施者的资格要求主要体现在以下两个方面：①入职条件。持有护士执业资格证书是在我国从事各种临床护理工作，作为心理护理工作的首要条件。②心理专业教育。除了完成一级水平心理护理需要具有的基础医学知识及护理评估、沟通和交流技巧等的学习培训以外，完成二级及以上水平心理护理，还应获得相关心理咨询或心理治疗的培训认证。

(二)心理护理实施者的素质要求

心理护理实施者是专业的助人者，必须了解和掌握相关心理学的方法与技术，有丰富的经验。心理护理的成效与心理护理实施者的理论、知识与经验息息相关，心理护理实施者个人修养和人格素质也同样重要。心理护理实施者应具备以下几个方面的人格素质：①努力做一个有利于他人和社会的人。②善于接纳他人和营造和谐的气氛，接纳各种患者及其各类问题。③强烈的责任心，必须对患者负责，不能因自己的言行伤害患者。④清楚自己的优、缺点，知道自己的能力限度。⑤自我平衡能力，即妥善处理自身工作和生活中各种矛盾和冲突，始终以良好的平衡心开展工作的能力。

心理护理实施者应时刻明确素质的重要性，并在专业实践中不断努力塑造其必备人格。

三、心理护理实施者的准备

为确保心理护理的有效实施，每名心理护理实施者都应做好充分的专业化准备，故针对性的系统学习或培训非常必要。

（一）一级水平的心理护理准备

一级水平的心理护理要求实施者对患者心理问题具有敏锐的察觉能力，这就要求心理护理实施者具有心理护理的理念和意识，对患者的心理问题始终保持警觉，并掌握以患者为中心的倾听和交流技巧。

1. 必备的心理护理理念和意识

运用一级水平的心理护理应成为一种意识，此水平的心理护理并不会占用很多时间，无须对患者进行心理干预。心理护理实施者为患者实施心理护理的整个过程中应具有下述理念和意识。

（1）态度和实践同等重要：一级水平的心理护理应成为护士的普遍意识，即最基础的心理护理。心理护理实施者与患者接触，根据患者透露的信息和应对方式，敏锐地了解其心理状态，察觉、鉴别患者的心理护理需求。一级水平的心理护理除要求护士具有较好的察觉能力，及时识别患者的心理问题，实现以患者为中心的倾听和交流，还要求护士具有"好的态度也是心理护理"的意识，态度可促进良好、有效沟通习惯的形成，也可增强心理护理实施者主动关注患者心理状态的意识。

（2）早期实施：在应对疾病和损伤的过程中，绝大部分患者和家属都会显现消极的心理反应，如愤怒、焦虑、悲痛、抑郁等，如果反应较强烈、持续时间较长，就会影响其身心康复，出现"心理紊乱"和"心理疾病"。护士应尽可能在早期应用心理干预手段，预防患者及其家属产生心理问题，防止他们由于不良心理状态对患者疾病康复造成影响。

（3）生理治疗的补充和巩固：通过心理护理提供给患者支持和帮助，使其平稳度过情绪变化的初期，适应疾病的进程。心理护理可提高生理治疗的预期，促进药物、护理和治疗专家的干预成效，进而促进患者达成身心适宜状态。

（4）常规护理的基本组成：不应将心理护理看作是一种附加的"奢侈"，而应将其看作常规护理的一部分。心理护理也不仅仅是更关心患者，还包括对患者心理状态的准确察觉及有组织、正确的心理干预。

2. 以患者为中心的倾听、交流方式

一级水平的心理护理要求实施者了解患者所处心理状态，即需要与患者面对面接触，运用倾听、交流技巧，了解患者的主要问题及其信息和教育需求，做简短的解释。若患者需要进一步解释，心理护理实施者却没有机会进一步接触该患者(如患者需要转诊)时，可将患者心理状态的信息转达给其他科室负责联系的护士。

（二）二级水平的心理护理准备

二级水平的心理护理，即干预水平的心理护理，该层次的心理护理要求实施者由意识

到患者心理需要(包括信息和教育需求)逐步进入到用适当的方式评估患者的心理状态,并根据评估结果对患者提供相关信息护理、给予相应的情感护理和心理咨询服务等。

1. 评估患者的心理状态

心理护理实施者应努力成为患者"心理上的眼睛和耳朵",与患者的接触中有目的、有意识地针对患者对疾病的认知、理解及其对健康的期望值等加以了解,如果有必要,还可从患者的亲友中了解情况。在此过程中,"以患者为中心的倾听和交流"同样重要。

2. 满足患者的信息需求

为患者提供各种与其疾病和治疗相关的信息在心理护理过程中非常必要。大量研究表明,患者渴望获得尽可能多的信息,如果不提供信息,明显是对患者需要的忽略。同时,心理护理实施者也应明确信息护理的操作要点和程序,最大限度地发挥信息护理的作用。心理护理实施者为患者进行信息护理之前,应首先确认三点,保证其有效性:①适当的时间和地点;②患者已做好接收信息的准备且处于适当的情绪状态;③患者真切地希望获取信息。

3. 情感支持

临床心理护理实践中,若心理护理实施者缺乏相应的训练,或者存在对情感支持的不正确认识等,将会阻碍对患者情感支持的开展。所以,心理护理实施者学习情感支持的基本程序和基本技巧非常必要。情感支持的具体方法见本书第九章第二节。

(三)三级水平的心理护理准备

三级水平的心理护理指心理治疗或转诊。它要求心理护理实施者具有准确评估患者精神和心理状态的能力,以判断哪些患者应该转诊进行进一步精神心理专科治疗。同时,三级水平的心理护理层次也要求心理护理实施者能够了解心理治疗师接收此类患者后需要完成的任务。

第二篇

心理护理中的心理学技术

第三章

倾听与共情技术

> 患者张女士，47岁，确诊为左乳乳腺癌，在医院做了乳腺癌根治术，术后病理报告：浸润性导管癌，淋巴转移3/11，分期$T_1N_1M_0$。术后张女士看到乳房缺失，当时脑子是空白的，清醒后一想到乳房没有了就觉得自己是不完整的人了，想想别人会怎么看自己呢？以后生活工作怎么办？以后治疗会怎样？要求她丈夫不要告诉任何人。术后来医院化疗，在询问病史的过程中，张女士会时不时地用胳膊挡住自己的左乳，并且会用"这病""那病"来代替乳腺癌，说话时经常唉声叹气，不停问到化疗会有什么不良反应，化疗一般会在什么时候掉头发等问题。张女士说她手术出院后不愿意逛街，不愿意见同事，也没有食欲。
>
> 请大家思考一下，如果你是该患者的责任护士，你该如何实施心理护理来帮助这个患者呢？

第一节　倾听与共情概述

一、倾听的概念和作用

（一）倾听的概念

《现代汉语词典》对"倾"的解释是"斜、用尽（力量）"，意指身心的高度投入和专注；"听"是用感官系统接收信息。下面从范围、过程、本质三个维度，描述倾听所具有的独特内涵和价值意蕴。

1. 倾听的范围

倾听不是简单地用耳朵来听，它也是一门艺术。倾听不仅仅是要用耳朵来听说话者的言辞，还需要一个人全身心地去感受对方的谈话过程中表达的言语信息和非言语信息。狭义的倾听是指凭借助听觉器官接受言语信息，进而通过思维活动达到认知、理解的全过程；倾听包括动作维度上的听和认知维度上的思考。心理学上的倾听就是听取对方传达的信息，进行内部的认知加工，解读对方的语言真意。

2. 倾听的过程

倾听是以积极的态度，运用多种感觉器官，接收信息、确认其含义并对此做出回应的过程。倾听的重点在于倾听者能在倾诉者描述的语言内容中掌握到关键信息，并能依据倾听者自己的判断做出回应。听是一种客观行动，只是听觉器官对声波的单纯感受，是一种被动的、无意识的行为。倾听主要取决于主观意识，是个体主动获取信息的一种积极的有意识的行为。

3. 倾听的本质

倾听是将言谈的所有段落在一种新的统一方式中来理解，言谈就是被说出去的语言，而不是语词，听者必须在倾听中理解，言谈是在倾听的无声回答中被接受。

由此可见，倾听绝不仅仅只是对诉说者语言上的关注，它的内涵和外延很深刻。倾听在交流过程中发挥着重要作用，它不仅是语言和动作的交流，更是精神和思想的碰撞。倾听不仅有动作，还包括情感的参与。在倾听这一过程中，需要运用耳朵、眼睛、心灵、大脑、嘴巴来听取、观察、感受、思考、提问。所以，倾听是人体多种器官综合运用的结果。它包含了三个显性与隐性并存的动作：耳朵捕捉到信息；大脑处理新接收的信息；以语言回应信息。倾听不仅仅是要用耳朵来听说话者的言辞，还需要一个人全身心地去感受对方在谈话过程中所表达的言语信息和非言语信息。

(二) 倾听的作用

一般人们在交谈的过程中，会用自己的意见、观点、感情来影响他人，所以往往会说个不停，似乎如果不开口就达不到交谈的目的。实际上，与人沟通交流，仅仅做一个演说者是不能成功的，还必须做一个好听众，所以我们一定要学会倾听。倾听不是简单地听，不仅仅是耳朵的工作，同时也是我们整个身心的协调配合过程。

1. 倾听是交流的第一步

倾听是建立良好关系的基本要求，可以消除对方的犹豫。对方在和你谈论某事的时候，如果你没有任何的表情、回应，那么对方可能会觉得你是不是不感兴趣呢？对方就会犹豫要不要继续讨论这个话题。适时地做出回应，让对方觉得你在听，那么对方就会继续话题的讨论，所以倾听是建立良好关系的基本要求。

2. 倾听可以表达对讲述者的尊重

认真倾听，能够体现你对他人的尊重，同时你也赢得了对方的尊重。倾听是一种姿态，是一种与人为善、谦虚谨慎的姿态，这种姿态能使我们海纳百川、虚怀若谷。认真倾听朋友的倾诉，你会发现你能体会他的喜怒哀乐，走进他的内心，使你们的友情更加牢固；认真倾听领导的发言，你会发现上司的过人之处，对他的崇拜之心油然而生，同时你会发现你也变得虚心了，你的虚心会让你更加努力，会让你的事业更进步。在倾听过程中你所表现出来的专注、微笑，都能让对方感受到你的尊重和理解，这样就能够进一步建立良好的亲和关系。

3. 倾听能够获得对方内心真正的想法

在沟通的过程中，懂得倾听的人能够在听的过程中明白大意，心领神会。注意倾听别人讲话，可以从他们说话的语调、表情、肢体语言中了解对方的需要、态度和期望，这就要求我们听清并正确理解对方说的话，还要通过询问了解到对方内心的真正需要，更要从肢体语言去解读对方言谈背后的真实意图。

4. 倾听具有助人的效果

当一个人遇到苦恼、郁闷的事情时，往往思绪混乱，不知道如何解决，而且对自己失去信心，不能接纳别人，甚至不能接纳自己，也不敢面对自己。这个时候他最需要的不是别人的忠告，而是倾听。倾听能给对方一个整理自己思绪的机会，帮助对方厘清问题所在。积极的倾听能把关心和重视传递给倾诉者，增强对方的力量和信心，使他更有勇气面对自己，培育责任感和解决问题的能力，从而战胜困难。良好的倾听也为倾诉者提供正确处理人际关系的示范，即通过亲身感受后，对方也学会了倾听的艺术，进而改善人际关系。

二、共情的概念和作用

（一）共情的概念

从 20 世纪 50 年代罗杰斯在心理学领域提出共情的概念以来，心理护理、心理治疗应用许多关于共情的基本理论技巧发展至今。合理的共情有利于促进良好的护患关系的建立，减少护士与患者之间的阻隔感，帮助护士更真实地了解问题的关键所在。共情是指进入并了解对方的内心世界，并将所了解内容传达给予对方的一种能力。共情要求护士在对患者内心世界有准确的了解基础上，体验患者的处境、想法及其患病后的恐惧、焦虑、抑郁、孤独等不良情绪，既不加以判断，也不尝试揭露其潜意识的感受，只将了解内容传达给对方，让他知道他已被了解。这种具有共情的了解和回应，能促进患者更实际而透彻地分析自己，从而深化对自身的认识，并体验被别人了解后的释放感。可见，共情不仅是护士具有进入患者内心世界的能力、感知患者感受的能力，而且要能用语言表达出她对患者的理解。这种具有共情的理解不以客观的、外在的或个人的参照标准来看待事物，而是放下这些标准，设身处地以患者的参照标准来看待事物。即使他的倾诉与你的态度、价值观截然不同，还是要了解和接受对方，并能准确地做出回应。

（二）共情的作用

1. 有助于发展人际关系

共情不仅仅是一项技术，它也是日常人际交往中一项重要的能力。在与人交往的过程中，能够合理使用共情的人会给人以亲切、友善的形象。在结识新朋友时，使用共情有利于两个陌生人消除隔阂，快速建立起朋友关系。当然，这并不是说只有初识的两个人之间才需要用共情来帮助建立关系，在与同学、同事和朋友的交往过程中更需要经常使用共情来维持亲密关系。比如，有个朋友向你诉说心事，当他在诉说时，总是带有一定的情感，这种情感通常是消极的、冲动的，需要被理解、被抚慰。如果此时你回应他"这没什么大不了"，本意是想劝导他理性地看待事物，实际上陷入负面情绪的朋友很难理智地接受客观的解释，这类回应只能带给他一种拒人于千里之外的冷漠感。而共情则会让人从感性出发，站在朋友的角度，体会朋友的遭遇，深刻感受对方当时的情绪，更重要的是，最终又回到理性思考，将这种理解充分地对朋友表达出来，并引导他找到问题所在。这一过程能使对方真正感觉到被关心和理解，从而增加友谊关系中的信任感和情感依赖。

2. 有助于认识自己

共情的特殊之处在于，它并非后天训练而来，但是却可以通过后天训练来加强，它不是一种突然涌入、将人笼罩的感觉或者感知，而是对万物表象下的内容所进行的富于智慧又充满敬意的探索。共情的能力能让我们在更深层次上理解他人的想法，并最终达到相互理解，真实感知他人的感觉、想法、主意、动机和判断的目的，能让我们在做一件事情之前有所思考和判断。

3. 有助于自我疗愈

荣格提出，每个人都有一个"内在小孩"。"内在小孩"是从潜意识、人类本性的深处所诞生，它代表的是所有存在中最强大的冲动，是内心最原始、最渴望的自我的欲望，具有无可比拟的力量。共情力差的人"内在小孩"总是处于特别憋屈的状态，他无法正确理解他人，却认为别人不能理解他。因此，他的人际关系越来越差。通过看见、共情你的"内在小孩"，才能疗愈你的"内在小孩"，从而产生一个快乐、自信、乐观、积极的全新自我。

4. 给予患者情感支持，提高护理质量

越来越多的护理学研究表明，护士的共情能力影响着护患关系的质量。被理解是人的基本心理需要，患者大多遭受着身体和心理的双重痛苦，因此他们更需要得到情感上的理解和支持。积极愉快的情绪是对抗疾病的一剂良方，而患者较常人更容易体验到失落、无助乃至绝望等情感，对患者的理解和关怀有利于帮助他们建立正面的情绪，从而促进身体恢复健康。作为与患者经常接触的照料者，护士必须承担这一支持者的角色，做到充分地理解患者的内心世界，并为其提供情感上的支持，共情就是实现这样一种理解和支持的前提。护士在照顾患者的过程中，积极地与患者沟通，了解患者的遭遇、经历，感受和体验患者的情绪，这样就能适度地包容患者可能出现的不良情绪，就更容易以关怀的态度给患者以情感支持。更重要的是，护士以中性的态度进入患者的内心世界，就能够站在患者的角度审视自身的工作表现及态度行为对患者造成的影响，从而不断改进工作方法和态度，提高护理质量。

三、倾听和共情的关系

共情是认识和理解他人心理和情绪状态的能力，有时，我们也称之为换位思考的能力，就是能够体会到对方，感受对方的内心世界，就好像那是你自己的世界一样。倾听是全神贯注，不打断对方讲话；不做价值判断，努力体验对方的感受，是共情的第一步，没有

倾听就不可能共情。在认真倾听的基础上，才能听懂对方用言语和非言语行动表达出来的东西，以及所省略和没有表达出来的内容，才能实现共情。在临床上，为了很好地理解患者，我们要用共情式的倾听去听，不但要思考我们听到的内容，更重要的是利用我们听到的内容去理解和感知患者的世界。

第二节 倾听与共情技术

一、倾听技术

（一）倾听的原则

倾听并不是简单地听对方所说的话，而是需要从对方的语言中判断对方的情绪，揣摩话中的真意。那么，我们应当用什么方法去倾听，才能更快捷地了解对方，并与对方沟通呢？有效的倾听包括以下原则：

1. 不随意打断对方说话

当别人在说话时，倾听他们在说什么很重要。不要打断、谈论他们或替他们完成对话。你能做的最重要的事情就是倾听他们，听他们在说什么，观察他们的肢体语言，思考他们言语的意思。当对方说完后，您可能需要问他们问题，或者反馈您所听到的，以表明您已经准确地收到了他们的信息。

2. 准备好倾听

要准备好交流的环境，坐下来放轻松，专注于说话者，并把其他事情从您的脑海中抛开，专注于当前的信息。放下手机，或远离电脑屏幕，避免不必要的干扰也是一个好主意。例如，在工作中，您可能会离开办公桌去会议室，这个时候就可以把手机留在办公桌，避免倾听时出现看窗外、抠指甲等行为。每个人都有不同的说话方式，例如，有些人比其他人更紧张或害羞，有些人有地方口音或手臂动作过度，有些人喜欢边说话边踱步，有些人喜欢坐着不动。这些行为可能会分散听众的注意力。但是，请尝试专注于对方所说的话，而忽略其说话方式或伴随举止。倾听中，目光专注柔和地看着对方，适时给出回应，比如点头和"嗯"，表示您正在专心倾听。

3. 让说话者放松

对一些人来说，畅所欲言并不总是那么容易的，尤其是当他们发现这个话题是关于道德、私密或性等话题，或者它会引起情绪反应时。但是，作为倾听者，可以采取一些行动来让说话者感到更加自信。例如点头、微笑或使用其他手势或语言来鼓励他们继续；保持眼神交流，但不要盯着他们看；总结或解释他们所说的话，以一个问题（或提问的语气）结束，以鼓励他们继续。这些技巧是主动倾听的一部分，将向说话者表明您正在倾听并理解所说的内容，这也将使他们更自在地畅所欲言。

4. 保持同理心

当您在听的时候，从说话者的角度来看问题是很重要的。与他们共情，有助于了解他们的观点，并了解他们的担忧。最好的方法是放弃先入为主的想法，敞开心扉接受新的想法和观点，可以更充分地理解说话者，如果说话者说了一些您认同的话，那就先等着，继续倾听他们的观点和意见，在他们说完之前不要发表评论。毕竟，您的第一印象可能是错误的，当您仔细倾听他们的论点时，他们的论点可能会更加细致入微。

5. 要有耐心

有时说话者需要时间来确定接下来该说什么及怎么说，你需要耐心让说话者按照自己的节奏继续，做到永远不要试图打断某人或替别人完成一句话。如果说话者有口吃等语言障碍，这一点尤其重要。

6. 避免个人偏见

我们的个人偏见会导致我们根据某人的习惯或举止预先判断某人的言辞和含义，这妨碍了有效的倾听，因为你已经决定了他们的话是否有价值。

7. 理解对方的想法

结合对方的经历、当时所处的环境，带有共情地倾听对方，包括语言表达的信息和非语言表达的信息，理解说话者所要表达的想法、感受、需要等。也许倾听最难的就是能够将信息连接在一起以了解他人的想法。然而，通过适当的专注，停止分心，提高你的注意力，这将变得更容易。同时，可以使用提问等技巧来帮助您更好地理解对方的具体想法。

8. 注意非语言交流

积极倾听也涉及我们的眼睛。手势、面部表情和眼球运动对理解一个人的意图都很重要。一些专家认为，高达80%的交流是非语言的，包括肢体语言、音量和音调，这就是为什么很难通过电话来衡量别人说话意义。音量和音调都强调了某人所说的内容，一个好的说话者会同时使用音量和音调来帮助他们保持听众的注意力。同样，每个人都会在某些情况下使用肢体语言、语调和音量，有效的倾听意味着使用这些非语言提示来帮助您理解所讲内容的重点和细微差别。因此，倾听时观察和接收通过非语言交流传输的附加信息至关重要。

(二) 倾听的层次

我们将倾听分为三个层次。

1. 第一个层次 (个人化、自动化的倾听)

它包含两个特征，第一个特征是对方的语句，激发了倾听者自己相应的思维构成，反馈和呈现的是倾听者内在世界的投射，反应都是基于倾听者自己的想法、感受，或者是对对方话语的理解，指导倾听的是你对周围世界的想法，以及你自己所处的位置。第二个特征是倾听者可能会对谈话对象或者内容有正面或负面的评判，尤其在长期关系中，我们会带着预先形成关于对方的评判去倾听。

例如，患者来到护士站，说："我都咳嗽这么长时间了，你们也不管！"护士嘀咕一句：

"天天围着你转，哪里没有管？"她可能在想："真难伺候，去多了嫌我们吵到你休息，去少了又说我们不管你。"这是一个典型的个人化自动化的倾听过程。护士的反应是站在护理者的角度，觉得得到了不好的评判，需要解释一下。如果站在自己所处的位置倾听，产生的想法或听到对方之后的反应，都是自己内心的声音。

2. 第二个层次（关闭评判、聚焦、支持）

它包含两个特征，第一个特征是倾听者需要关上自己的内在对话，放下自己关于这个情境所有的偏好、评判、看法和建议，放下自己的答案，让自己进入一个感兴趣、关心、公正的观察者角色，在对话中的目的就是支持对方最终找到或者获得自己想要的。第二个特征是倾听者全神贯注，出发点基于为对方服务，学会倾听谈话者的愿景和价值观，这是来自深层的尊重和关心，随之而来的是对方心中发自深层的亲近感，对方就能更加投入到对话中，发自内心地诉说，因为倾听者的支持，通过诉说自己，对方会留意到自己的内在需求，学会问自己问题，探索真实的自己，并且开始倾听自己，他们就会相信自己的愿景，而由于倾听者的支持，他们就连接自己内心对愿景的感受，实际上他们连接的是调动自己内在资源的能力，是在和自己的深层意图连接。

例如患者来到护士站，说："我都咳嗽这么长时间了，你们也不管！"护士听到后说："还没好啊？我去喊医生开点药。"这时候护士没有站在自己的角度，认为自己被否定去对这句话做出批判，而是站在患者的角度体会患者的感受，关注患者的需求，这是倾听的第二个层次。

3. 第三个层次（全方位、相关联、结构化倾听）

它包含两个特征，第一个特征是很自然地包含了第二个层次的倾听，并且超越了它，不仅仅注意对方的语言，还注意语言背后的语调、语气、语速、能量水平，以及情绪和肢体语言。第二个特征是纵观整个对话的全局，不把重点放在某些语句上，而是聚焦在对方整个人在诉说过程中的可能体现的整个生命的发展，如患者的家庭背景、经济条件、文化信仰等。倾听者对对方产生了觉察的整体性结构性框架，那么说话者就能觉察到自己整体平衡的生活形式，就能在内心中做好展望更好愿景的准备。

例如患者来到护士站，说："我都咳嗽这么长时间了，你们也不管！"护士回应说："确实咳嗽有好几天了，肯定很难受，也很着急，这段时间也没见有人来看您，您有什么问题尽管和我说，我会帮您想办法的。"护士没有将重点放在患者对护士的评论上，而是了解整个过程，体会意识到这是患者希望工作人员尽快帮助他解决咳嗽的躯体不适，没人来看望，缺少关心和陪伴，也希望工作人员多关心他，了解他急迫、焦虑的心理。这才是真正听懂了患者说的"我都咳嗽这么长时间了，你们也不管！"这句话。这是倾听的第三个层次。

（三）常用的倾听技术

掌握了倾听技术，再跟患者共情，理解、接纳、支持患者，带领患者进行梳理和探索时，自然能事半功倍。常用的倾听技术有以下几种。

1. 开放式提问技术

开放式提问是倾听中极有用的倾听技巧之一。这类问题常常运用包括"什么?""怎么?""为什么?"等词在内的语句发问,让患者对有关的问题或事件给予较为详细的回答,而不仅仅以"是"或"不是"来回答。这是引发话题的一种方式,使对方能更多地说出有关情况、想法和情绪反应等。

2. 封闭式提问技术

封闭式提问的特征就是可以用"是""不是"或者"有""没有"等一两个字回答。这类问题在会谈中具有收集信息、澄清事实,缩小讨论范围、使会谈能够集中探讨某些特定问题等功能。封闭式提问还可以帮助倾听者把患者偏离主要问题的话语引回到原来的话题上。但在交谈中不应过多使用封闭式提问,过多使用这类提问会使患者在交谈中处于被动回答的地位,对护患关系可能有破坏性的影响。

3. 鼓励技术

鼓励就是护士通过语言等对患者进行鼓励,鼓励其进行自我探索和改变。鼓励技术具体可以表现为护士直接地重复求助者的话或仅以某些词语如"嗯""讲下去""还有吗"等来强化患者叙述的内容并鼓励其进一步表达、探索。还可以是非常明确的语言,如"通过前面的锻炼,你已经解决了一部分问题,再坚持一下,你一定可以的"。

4. 重复技术

护士直接重复患者刚刚所陈述的某句话,引起患者对自己某句话的重视或注意,以明确要表达的内容。如"你刚刚说做了乳房切除手术就不是一个完整的女人?"使用时要注意只在患者表达出现了疑问、不合理、与常理不符等情况下使用。

5. 内容反应技术

内容反应技术,又称为释义,是沟通中重要的参与性技术,是指护士把患者陈述的主要内容经过整理和综合,用自己的话反馈给患者,以达到加强理解、促进沟通的目的,同时使患者有机会再次剖析自己的困扰,重新组合那些零散的事件和关系,深化会谈的内容。使用该技术过程中,最好是引用患者最有代表性、最敏感、最重要的词语,如"你认为这个手术很成熟了,是可以做手术的,你的母亲也同意,但你的父亲不赞成,因为他听说了中医在这方面很厉害,想先试试中医治疗,你现在需要想办法征得父母同意做手术,是这样吗?"

6. 情感反应技术

护士把患者所陈述的有关情绪、情感的主要内容经过整理和综合,用自己的话反馈给患者。护士跳出患者的内心世界后,用自己的语言,将自己的体会传达给患者,引起当事人的共鸣,促使患者觉察自己的情感;当护士反映患者的情感时,提醒患者回头去统整自己的经验,觉察自己的感觉,核对护士反映的情感是否正确。在这个过程中,患者有机会进一步了解自己、表达自己;护士对患者的情感反映,除了协助患者觉察自己的感觉,更清楚知道自己的状态外,还传达出护士对患者的关心与用心。这种设身处地的体验,足以让患者因为被了解、被重视、被支持而被感动,进而愿意敞开心胸,让护士进入他的内心世界。换句话说，情感反映技术可以帮助护士与患者建立良好的护患关系。

在倾听的过程中，想要精准感受患者倾诉表达的言语，其背后的含义和情绪，在共情上做到设身处地感受患者的情绪，并不是一件容易的事，而灵活运用以上 6 种技术能让倾听工作更有成效。

二、共情技术

（一）共情的原则

在心理护理的过程中，如何理解患者是非常重要的问题，有时甚至决定了心理护理的成败。所以要求护士运用好共情技术，充分理解和体验患者的内心世界，对于做好心理护理是非常基础和重要的。在使用共情技术中需要掌握以下原则。

1. 表达共情要从患者而不是自己的角度来看待患者及其存在的问题

护士与患者是两个不同的人，在很多方面，如价值观、生活方式、生活态度、个性方面有所不同，例如，一个性格开朗的护士可能无法理解患者为何因同事不来看望他而闷闷不乐。因此，护士需要不断提醒自己、审视自己是否站在患者的角度去看待患者所经历的问题。

2. 表达共情不是要求必须有与患者相似的经历，而是能设身处地地理解患者

护士共情的基础不是要求必须具有和患者相似的经历才能做到共情，一个生活幸福、身心健康的护士如果站在患者的角度去体验其因癌症而痛苦，是可以深入、准确体验患者的内心世界的。

3. 表达共情要因人而异

共情是为了准确理解患者的问题，但患者在不同的心理护理阶段，以及面对不同的患者时表达共情时应有所区别，心理护理中那些迫切希望得到理解和抒发内心感受的患者更需要共情。表达共情要考虑患者的性别、年龄、受教育程度及文化特征，以免引起误解，从而影响心理护理的效果，尤其是对年轻的异性患者，表达不当可能达不到共情的目的。

4. 表达共情要把握时机，共情需要适度

共情技术不能在患者表达时随意插入，这样容易破坏患者的情绪，一般应该在患者对某一问题及其对应的情绪完整表达后再进行共情为宜。另外，共情表达的程度应与患者的问题严重程度、感受程度等相匹配。

5. 表达共情要善于把握角色

护士表达共情，要求站在患者的角度来看待患者，在角色上可以把自己当作患者，但要善于把握护士–患者角色的转换。

6. 表达共情要善于使用躯体语言

护士表达共情，除了言语表达之外，护士还应学会使用非言语表达，如目光传递、面部表情、身体姿势和动作等。护士关注的目光、前倾的身体姿势、理解时点头的动作、细

微的面部表情变化等都能表达出护士对患者的共情。有时使用非语言表达共情比言语表达更简捷有效。

7. 护士应验证自己是否与患者产生共情

护士可以主动采用尝试性、探索性的语气进行询问，从患者说出的感受得到反馈，并根据反馈意见及时做出修正。

（二）共情的层次

共情通常分为五个层次。严格来讲，第一层次和第二层次没有共情的效应。

第一层次：毫无共情反应，即完全忽视当事人的感受和行为，如"你不要管那么多，我们会搞好的。""你就是操心太多了，好好休息吧！"

第二层次：片面而不准确的共情反应，即理解当事人的经验及行为而完全忽略其感受，如"行，我帮你把这个费用弄清楚吧！要是搞错了，给你退掉就行了。"

第三层次：基本的共情反应，理解当事人的经验、行为及感受，但忽略其感受程度，如"明天要做的就是个小手术，你也没必要这么担心吧？"

第四层次：较高的共情反应，理解当事人的经验、行为及感受，并把握其隐藏于内心的感受和意义，如"你对这个病有些担心，不知道手术效果怎么样，我来详细跟你解释吧！"

第五层次：最准确的共情，即准确把握当事人言语传达的表层含义，亦把握其隐藏的深层含义及其程度，如"你担心自己这个病治不好，你是怎么想的呢？""你觉得跟你的主治医师谈谈你的想法，会不会对你有所帮助呢？""你似乎已经做了最坏的打算，你有没有跟你家里人谈过你的想法呢？"

（三）共情的步骤

共情最持久的特征就是集中注意力、关注焦点，如果焦点有了偏差、目光有了转移，有种"我不在乎"的态度，那共情很快就失去了意义。学习表达共情就是把你的想法和感受转化为能够直击他人内心和灵魂的言语，需要自我觉察、细心反思和大量实践，为此，我们运用护理工作中的案例来进行练习。

第一步，放下评判。当我们面对一个和自己不一样的人，或者对方行事方式与我们不同时，如果我们坚持认为对方错、自己对，不接纳不同，而是要求对方变得和我们一样，与我们保持一致，问题和冲突就会产生，因为没有人喜欢被评判、被否定。共情的首要条件就是保持开放态度，放下自己的人生阅历和工作经验标准，放弃自己的情感评判，真正了解患者对疾病的感知和态度，理解患者的处境和感受，接纳患者的看法和立场。例如，当护士小王看到患者在精二处方单上写字，就说："这不是能乱涂乱画的东西。"首先就把患者的行为定义为"乱涂乱画"，这是典型的评论性言语。而如果不评判，只描述自己见到的行为，可以说："您在写字的纸张是我们严格管理的精二类处方单。"这样放下了对患者行为的不认同，只关注发生了什么事，让患者感受到尊重和理解，对方也更容易接受接下来对他的要求和建议。

第二步，耐心倾听。如果倾听者未能回应对方的想法、处境、困难的感受，或者倾听者没有听完对方的倾诉就急于回应对方，那么他表达的想法和感受就是根据他自己的推测而产生的，不一定是对方想表达的，所以对方就会感觉被忽视。因此，倾听者在交谈过程中要适时表达自己的感受，才能表现出对对方的理解和尊重，如患者说："你们的服务态度也太差了！"这时候护士关注的不应该是患者对护士服务的评价，否则会条件反射式地做出争辩的反应，这样容易导致患者情绪升温，更加不满。护士应该耐心倾听患者到底是因为什么事情，可以说："您不满意我们的服务，是发生什么事情了吗？您和我说说，看我能不能帮您解决。"

第三步，体会感受。从患者走进医院挂号开始的整个诊疗过程中，不良感受频频出现，如疾病给患者带来的痛苦感等，在医学干预下可以减轻，但完全消除要受到具体条件的制约；但另一些不良感受却可以通过医学人文关怀的输送或医院管理的加强而得到改善。体会和接纳患者的感受是指医者理解并尊重患者的感受，这是改善患者感受的前提。护士设身处地站在患者的角度去体会患者的感受，并表示接纳，会让患者感受到被重视、被理解，才能达到共情的目的，如护士可以尝试使用这样一些语言："您看上去特别担心。""明天要做手术了，您比较紧张也是正常的反应。""我知道您现在心里特别难受，不知道我能帮您做点什么？"

第四步，肯定需要。这是最重要的一步，我们要肯定什么呢？这里的肯定不是去肯定这件事情是对还是错，而是肯定情绪的起因。一个人行为的背后，都有可能是需要没有被满足，如生理需要、安全需要、尊重的需要、接纳与被爱的需要及自我实现的需要。我们要从患者的行为与情绪反应，去思考内心有什么样的需要没有被满足，如患者家属说："我的患者做了气管切开，说话不清晰，写字板又不方便。"护士立即回应说："是我们工作做得不细致，没有考虑到您的困难，请您谅解。现在，我就去给您拿一本我们自制的小本子，方便您随时使用。"

通过以上步骤，我们明白想要在沟通中做到共情就需要去了解他人背景和经历，弄清楚他人的动机，避免快速做出评价、挑起争论。请牢记，对话的目的不在于探究谁对谁错，而在于互相理解，找到共同解决方案。我们可以试着反复练习以上步骤，多次训练后，你可以慢慢掌握适度共情。

第四章

放松技术

李先生，男，68岁，2020年9月突发疾病，在当地医院进行冠状动脉造影显示右侧冠状动脉血管闭塞，急诊行冠状动脉支架植入术，术后规律口服药物治疗。术后患者仍感心前区疼痛不适，担心支架会再次堵塞，担心支架在血管内会移动、变形、被压扁等，为此，自己不敢活动，不敢下地干活，睡觉不敢左侧卧位，做任何事情都小心翼翼，生怕碰坏了支架，表现全身紧张，四肢发抖。

请问作为责任护士的你，有什么办法来缓解李先生的紧张焦虑呢？

第一节　放松技术概述

一、定义和内涵

放松技术(relaxation training, RT)又称松弛疗法、放松训练，是一种通过多种形式的训练有意识地控制自身的心理生理活动、降低唤醒水平、改善机体功能的心理治疗方法。Jacobson是进行放松技术研究的先驱者，早期的研究在肌肉静止基础上引进"渐进性放松"的概念。随着20世纪六七十年代自我意识和形体意识的增加，渐进性肌肉放松和相关方法越来越引起人们的注意，一系列不同的放松技术相继出现，但大致将放松技术分为物理性和非物理性放松方法。放松技术是一种患者完全可以掌握的解决紧张、焦虑等情绪困扰及躯体症状的方法，这种方法简便易行，实用有效，较少受时间、地点、经费等条件限制，还可提高患者改善症状的速度。

二、技术原理

放松训练是行为疗法中使用非常广泛的技术之一，是在心理学实验的基础上建立和发展起来的咨询和治疗方法，行为治疗最大的特点是将着眼点放在可观察的外在行为改变上。放松训练建立在一个最简单的假设之上，那就是人不能同时处在紧张或放松两种状态。当人预感到一个压力源存在时，以交感神经系统兴奋为主，做出"战"或"逃"的反应，表现为呼吸变浅、瞳孔散大、心率加快和肌肉紧张。如果压力源持续存在，将导致机体的防御系统崩溃，从而发生疾病。而放松训练可以使人进入松弛状态，在松弛状态下，大脑皮质的唤醒水平下降，副交感神经活动增强，引起心率减慢、血压下降、皮肤温度升高、增强胃肠运动和分泌功能等，促进合成代谢及有关激素(如胰岛素和性激素)的分泌。也就是说，在松弛状态下，通过神经、内分泌系统功能的调节，可影响机体各方面的功能，降低交感神经张力，使机体的紧张水平下降，迷走神经和交感神经的活动维持在一个良好的平衡状态，有利于对抗各种应激。放松训练的基本假设是改变生理反应，主观体验也会随着改变。也就是说，经由人的意识可以把"随意肌肉"控制下来，再间接地使主观体验松弛下来，建立轻松的心情状态。

三、功效

放松训练可以降低交感神经张力，使机体紧张水平下降，迷走神经和交感神经的活动维持在一个良好的平衡状态，有利于对抗各种应激，在改善患者焦虑、抑郁等负面情绪、改善肺功能和心血管功能、缩短产程、减轻手术和化疗患者的心理和生理反应、减少高血压患者降压药用量、降低糖尿病患者的血糖和减少血糖波动范围及治疗失眠症、慢性荨麻疹和慢性疼痛等方面都有满意的结果。

从Jacobson 1938年开始研究渐进式肌肉放松至今，放松训练的研究经历了近一个世纪的时间，Bruning和Frcw认为放松是一种应激管理技术，有降低应激指标的功效，放松训练拥有对抗心理、生理应激的负面影响，减少并发症的发生和止痛剂的应用，缩短住院日程等积极意义。研究表明放松训练能减轻人的心理应激反应，减少与应激有关的激素分泌，不但从心理上减轻紧张和降低警觉水平，而且在生理上能调节心率和呼吸，降低血压和舒张外周血管，使人的身体、心理、精神重新恢复平衡和协调，帮助个体以更健康的方式对待生活的挑战，使人体的非自主反应，如心率、呼吸、血压、肾上腺素的分泌在自主控制中。

四、训练原则

1. 坚持练习

计划进行放松练习以后，要下决心坚持每天练习，养成一种习惯。每天练习两到三次，练习次数越多，越容易放松。

2. 主动练习

放松需要以主动的态度去练习，尽量不被打扰，集中注意力在练习过程中，可跟着音乐及指导语，温柔而又坚定去聆听、去照办。

3.选择适合的方式

放松训练的方法有很多种，可以单独使用，也可以联合使用，但一般以1~2种为宜。

4.察觉记录放松过程

放松训练后应记录练习的过程，察觉放松带来的身心感受，评价放松的步骤是不是适合自己，是否能集中注意力在放松训练上。放松训练记录表见表4-1。

表4-1　放松训练记录表

日期	练习次数	注意力集中程度	放松的效果
2022-10-13	1	3	4
	2	7	7

注：在每次练习之后（每天两次），用0~10分评价放松练习中你的注意力集中情况（0代表一点都没有集中注意力在放松上，10代表非常专注），以及放松后的效果（0代表没有任何效果，10代表身心得到完全放松，非常有效果）。

五、放松前的准备工作

1.环境准备

可以找安静整洁的房间，光线柔和，温度适宜，房间周围没有噪声，不受任何干扰；房间里备有一张床、沙发或比较舒适的靠背椅。

2.音乐准备

如果需要背景音乐，建议选择轻松、缓慢、柔和的音乐，低声播放，音乐节拍以每分钟约60拍为宜。

3.身体准备

训练前可少量进食，但不应过饱，应排空大、小便，着宽松衣物、系好鞋带、扣好衣扣，并在呼吸练习之前清理一下自己的鼻腔。

4.姿势准备

练习前考虑一下哪一种姿势最适合你，可根据放松的类型选择躺在床上或坐在舒适的椅子上。如果选择坐姿，头向后靠，双手放于椅子扶手上或自然下垂置于腿上，两腿随意叉开，相距约半尺，整个身体保持舒适、自然的姿势。

六、注意事项

（1）练习的时候要注意采用正确的呼吸方式，一只手放在胸部，另一只手放在胃部，通过鼻子深呼吸，尽量让肺部肌肉舒展，呼吸要缓慢、均匀，避免快速的深呼吸。

（2）放松疗法需要集中注意力，闭上眼睛可帮助更好地集中注意力，用意念调节呼吸和身体姿势来促使自己进入轻松、平静的状态。

（3）第一次指导患者放松训练时，应给患者做好示范，减少其焦虑。放松疗法对想象力强，易受暗示的患者效果明显，反之效果不明显。

（4）在做放松训练时，应尽量避免各种干扰，如停止会客，关闭手机等。

（5）放松的关键是放松，开始练习的时候尽量每天都在同一地点和同一时间进行，但是一旦掌握之后，你便可以灵活地在任何压力环境、任何地方做这些练习，在日常生活环境中帮助自己随时放松。

第二节　常用的放松技术

一、呼吸放松训练

1. 概念

呼吸放松训练（breathing relaxation training，BRT）即通过随意呼吸调节系统对呼吸进行控制，改变呼吸的频率和深度。呼吸训练是中国传统养生学中常用的放松方法，也称调息训练，即有意识地延长吸气、呼气时间，以腹式呼吸为主，进行慢的、深的、有规律的呼吸，实现自我调节。

呼吸放松训练通过调节呼吸的通道，延长呼吸时间，放慢呼吸节奏，加大呼吸深度，在生理上能够增加横膈膜的上下运动，提高肺的活动范围和气体交换量，刺激腹部神经丛，促进自主神经的活动，同时它能够提高腹压，增强腹部的血液循环。在心理上能够引导练习者将注意力集中到呼吸上，随着呼吸的进行，排除杂念，稳定情绪，是通过"调息"达到"调心"目的的放松方法。它要求练习者按要领控制好呼吸，因此大脑必须指挥呼吸肌做出呼吸动作，大脑需要活动，同时呼吸肌也随之紧张与放松，产生呼吸动作。呼吸训练不仅作为单独的放松方法应用于临床，也作为其他放松方法的一个组成部分，如中国的气功、印度的瑜伽、德国的自生训练等。

2. 原理

人类的情绪影响呼吸的模式，同时呼吸模式也可以对情绪产生影响。在应激或焦虑情况下，人们常屏住呼吸，而当感到紧张和焦虑时，则趋向于浅和快的呼吸，导致血液中氧和二氧化碳含量的减少。二氧化碳含量的减少与浅和快的呼吸进一步增加焦虑的水平。另外脑及血液中二氧化碳含量的减少可引起慌乱、注意力难以集中、理解困难及其他的认知障碍。呼吸训练通过深慢的呼吸，并进行屏气，可增加氧的扩散，提高二氧化碳含量，且深吸、深呼的动作引起肩部及胸腹部肌肉交替的紧张、松弛。

3. 种类

呼吸训练的方法有很多种，基本方法主要包括腹式呼吸训练法、缩唇呼吸训练法、对抗阻力呼吸训练法、吸气末停顿呼吸训练法和全身性呼吸体操等，其中应用广泛且有效的方法是腹式呼吸和缩唇呼吸训练法。

(1)腹式呼吸训练法：1938 年美国的 Soley 和 Shock 提出腹式呼吸训练治疗的概念。腹式呼吸训练法又称膈式呼吸训练法，也是中国传统养生学中常用的呼吸训练方法，即有意识地延长吸气、呼气时间，以腹式呼吸为主进行慢的、深的、有规律的呼吸训练，以实现自我调节，一般呼吸频率为每分钟 8~10 次。1938 年美国的 Soley 等提出腹式呼吸训练治疗的概念，受训者取舒适体位，全身放松，闭嘴用鼻深吸气至不能再吸，稍屏气或不屏气直接用口缓慢呼气。吸气时膈肌收缩下降，腹肌松弛，腹部外凸，保证最大吸气量；呼气时腹肌收缩帮助膈肌松弛，随腹腔内压增加而上抬，腹部内凹，增加呼吸潮气量。腹式呼吸运动时，可以减少肋间肌等辅助呼吸肌的无效劳动，使之保持松弛休息。因此腹式呼吸可以增强膈肌的收缩能力和效率，协调膈肌和腹肌在呼吸运动中的活动，增加潮气量，减少功能残气量，提高肺泡通气，降低呼吸功耗，缓解呼吸困难症状，改善换气功能。还有研究发现，腹式呼吸具有帮助人体放松的作用，这种效果主要通过提高自主神经系统的调节功能而实现，进而达到缓解精神压力和紧张、焦虑等情绪的目的。

腹式呼吸放松训练做法：练习的时候可以采取坐姿、站姿或躺下，眼睛可以睁着，也可以闭着；要尽可能让自己觉得舒坦；将意念集中于你的腹部（肚脐下 3 厘米至丹田区间），并将注意力集中于你的呼吸；把一只手放在腹部，缓慢地通过鼻腔深吸一口长气，同时心中慢慢地从 1 数到 5；当你慢慢地深吸一口气时，尽力扩充腹部，想象着一只气球正在充满空气，到位时，肺尖会充满空气；屏住呼吸，从 1 数到 5，心中默念：1、2、3、4、5；现在，慢慢地通过鼻腔呼气，同时心中默念：1、2、3、4、5；呼气时要慢慢收缩腹部，想象着一只气球在放气；可慢慢弯腰吐气至 90°，将肺部中之空气完全吐出；要感觉前腹与后背快要碰到一起；空气完全吐出的感觉像是快要窒息，有必须要赶快吸气的感觉。重复以上过程 7~10 次。

(2)缩唇呼吸训练法：缩唇呼吸训练法又称"吹笛状"呼气法，受训者取舒适体位（立位或坐位），放松全身肌肉，将嘴唇缩成"吹笛状"，缓慢呼气 4~6 秒，吸气时闭嘴，缓慢地用鼻吸气，每次吸气后稍屏气再行缩唇呼气，并使上腹部缓慢回缩，吸气与呼气时间之比为 1∶2，呼吸频率为每分钟 8~10 次。呼气时，缩唇的大小程度由受训者自行选择调整，以能轻轻吹动面前 30 cm 处的白纸为适度，缩唇呼吸可配合腹式呼吸一起应用。原理：缩唇缓慢呼气，缩唇呼吸与非缩唇呼吸相比，气道的等压点向气道远端推移，防止呼气时小气道陷闭和狭窄，有利于肺泡中的气体排出；呼气时间的延长也有利于肺内气体充分排出，防止气道陷闭。

(3)深呼吸放松法：这是一种非常简单的放松技术，不需要使用任何仪器设备，在各种情形下均可自行练习。具体做法是让患者保持舒适的躺姿，两肩放平，两脚自然张开，两手臂放于身体两侧，然后慢慢地做深呼吸动作。指导者配合患者的呼吸节奏进行指导："呼——吸——呼——吸——"循环重复，直到练习者感觉全身放松。练习该放松法，可以让患者自己练习深呼吸动作，同时还要配合一些暗示语，如"放松——放松——"，效果更好。

二、渐进式肌肉放松训练

1.概念

渐进式肌肉放松训练（progressive muscle relaxation training，PMR）是由 Jacobson 在 1938 首次提出的，是在治疗师的指导下集中精力进行全身不同肌肉群的紧张和放松，从而缓解焦虑、放松身心的训练方法。哈佛的心脏病专家 Herbert Benson 于 1973 年发表了渐进性肌肉放松训练手册，逐步完善后广为应用，是目前一种使用比较广泛的放松方法。

2.原理

渐进性肌肉放松训练法基于以下理论基础，即个体的心情包含着"情绪"和"躯体"两方面，如果能改变"躯体"的反应，"情绪"也会随着发生变化。内脏的躯体反应主要受皮层下中枢和自主神经系统影响，不容易随意操纵和控制；而中枢和躯体神经系统则可控制"随意肌"的活动，通过有意识地控制随意肌肉的活动，间接地松弛情绪，建立和保持轻松愉快的情绪状态。在日常生活中，当人们心情紧张时，不仅情绪紧张、恐惧、害怕，而且全身肌肉也会变得沉重僵硬；但当紧张情绪松弛后，沉重僵硬的肌肉也可通过其他各种形式松弛下来（如睡眠、按摩等）。基于以上原理，渐进性肌肉放松训练法就是训练个体能随意放松全身肌肉，以达到随意控制全身肌肉的紧张程度，保持心情平静，缓解紧张、恐惧、焦虑等负面情绪的目的。

3.具体做法

它的具体做法，则是通过全身主要肌肉收缩—放松的反复交替训练，使人体验到紧张和放松的不同感觉，从而更好地认识紧张反应，并对此进行放松，最后达到身心放松的目的。因此，这种放松训练不仅能够影响肌肉骨骼系统，还能使大脑皮层处于较低的唤醒水平，并且能够对身体各个器官的功能起到调整作用。

最基本的动作：①主动让肌肉紧张并注意这种紧张的感觉；②保持这种紧张感 3～5 秒，然后放松肌肉 10～15 秒；③体验放松时肌肉的感觉。经过渐进性肌肉放松训练法训练之后，一般都会感到头脑清醒、心情平静、全身舒适、精力充沛，个别人会出现肌肉局部颤动、皮肤的异常感觉，有时还可出现眩晕、幻觉、失衡感等类似感觉剥夺的表现，因放松的语言刺激从一定意义上讲是一种排除外界干扰的自我感觉剥夺。有学者认为，这些感觉都是自主神经系统的调整，和中枢神经系统异常积蓄能量释放的表现，正是渐进性肌肉放松训练法产生效果的最好反映。

4.三种基本的张力程度

进行渐进式放松时，有三种基本的张力程度可供使用。根据经验，可以决定哪一种是能够满足自己需要的最舒服、最有效的张力程度。

（1）主动张力：在不伤害自己的前提下，尽最大力量紧绷某一特定的肌肉群时身体紧绷的感知觉。主动张力是用夸大紧张感的方法，你可以感受到持续紧张的部位；紧绷的地方也许真的会感到疼痛。对于那些没有伤痛、没有特别紧张感觉的人们，建议他们选择主动张力，至少在第一次练习渐进式放松时选择主动张力。

（2）阈限张力：与主动张力唯一的不同之处是轻微地紧绷某一特定的肌肉群（只要能注意到紧绷就足够了，肉眼几乎注意不到）。阈限张力应该用在你身体受过伤或非常紧张的部位，以免疼痛或受伤。很多人一旦通过主动张力练习熟悉了基本的肌肉群，他们就喜欢使用阈限张力，因为阈限张力比较省事而且没什么侵犯性。

（3）被动张力：与主动张力唯一不同之处是在"紧张时段"你会注意到某一特定肌肉群出现的任何紧绷。如果某一特定肌肉没有紧绷感，用一下阈限张力或者稍微注意一下出现的感知觉。一旦你熟悉了主动张力和阈限张力，你也许会喜欢经常性地使用被动张力，你会发现，一轮主动张力或阈限张力练习之后再使用被动张力进行一轮渐进式放松，可以加深你的放松状态。

5. 渐进性肌肉放松训练的步骤

下面是渐进性肌肉放松训练的程序，在掌握这个程序之后，需要自行练习，每日进行1~2次，每次15分钟，并要求持之以恒、循序渐进、坚持训练，最终会取得较好的效果。

在一间安静的、不会受到干扰的房间里，采用一种舒适的姿势。宽衣解带，脱掉鞋子。缓慢地进行几次深呼吸，开始放松，当你放松身体的其余部分后，紧握你的拳头并且往后弯向腕关节—越握越紧，感受拳头和前臂的紧绷—放松，感觉到双手和前臂的松弛—注意与紧绷感的对比（如果有时间，至少重复一次此步骤和随后所有的步骤）。

现在弯曲肘部，紧绷二头肌—尽可能地用力紧绷，观察拉紧度—垂下双手并且放松，体会不同的感受—把注意力转向头部，尽力皱紧前额，感受前额和头皮的紧绷感—现在放松，让紧绷感散去，想象你整个前额和头皮变得舒展和放松—现在皱眉，并且注意前额的紧绷感—放开，让眉毛再次舒展—紧紧地闭上眼睛—再紧点—放松眼睛—让双眼轻轻地、舒适地闭着—现在，张大嘴巴，感觉下巴的紧绷—放松下巴—下巴放松时，嘴唇会微微分开，注意一下紧张和放松之间的对比—现在用舌头抵住上颚，感受一下嘴巴后部的张力—放松—现在闭紧嘴唇成"O"形—放松嘴唇—感受前额、头皮、眼睛、下巴、舌头和嘴唇的放松—越来越放松。

现在慢慢地转动头部，感受头部转动时紧绷点的变化，然后慢慢地朝相反方向转动头部。放松，让头部回到一个舒服的、垂直的姿势—现在耸耸肩膀，抬高肩膀，靠向耳朵—保持这个姿势，放下肩膀，感受遍布颈部、喉咙和肩膀的放松感—完全地放松，越来越深。

现在吸气，让空气填满你的肺部—屏气，体会紧绷感—现在呼气，让胸腔变得松弛—继续放松，让呼吸来得自然和轻柔—注意紧绷感随着每一次的呼气从肌肉里排出—下一步，紧绷胃部并且保持—感受紧绷感—放松—现在把手放在胃部，深深地吸气至胃部，向上举起双手—屏气—放松。当空气冲出时感受那种放松—拱起背部，不要绷紧，尽可能地放松身体的其余部分，把注意力集中在下背的紧绷感上—放松，让紧绷感褪去。

收紧臀部和大腿—放松，感受不同之处—伸直并紧绷双腿，把脚趾向下弯曲，体会紧绷感—放松—伸直并紧绷双腿，向脸部弯曲脚趾—放松。

当你继续缓慢地深呼吸时，感受深层放松带来的全身的舒适和温暖。当你从下往上，释放完最后一点紧张感时，你甚至可以感受到更多的放松感。放松脚—放松脚踝—放松小腿肚—放松胫骨—放松膝盖—放松大腿—放松臀部—让放松的感觉传过胃部、后背、胸腔—越来越放松—感受肩膀、胳膊、双手越来越多的放松感—注意颈部、下巴、面部，以及头皮松弛和放松的感觉—继续缓慢地做深呼吸，全身会感到非常舒适、松弛、放松、平静而安详。

三、冥想放松训练（meditation relaxation training）

1. 概念

冥想起源于 5000 年前的东方宗教和文化传统，随着历史的演变，它逐渐跨越了最初的宗教和文化鸿沟，目前已经成为心理学研究的一个重要主题。一些研究者从认知的角度出发，认为冥想是通过身心的自我调节，建立一种特殊的注意机制，最终影响个体的心理过程的一系列练习。冥想包括一系列复杂的情绪和注意调节训练，能提高个体幸福感和平衡情绪。另一些研究者从行为角度来看，指出冥想是包括身体放松，呼吸调节，注意聚焦三个阶段的综合过程。它的核心本质在于有目的地集中注意力于个体内心的某种体验。也有研究者从心理体验的角度，强调冥想可以通过自我调控练习，让个体获得宁静、明晰和专注，从整体上产生一种心理幸福感。还有研究者从更广泛的角度对冥想进行了定义，比如 Calder 在他的《冥想手册》中把冥想描述为一门参悟的艺术，能使人对整个宏观宇宙有自然而然的意识。从冥想的这些定义我们可以发现，冥想不仅强调身体方面的放松，也强调认知和心理方面的放松，因而是一种综合性的心理和行为训练。冥想有一些特定的练习技巧和阶段，需要个体注意等多方面认知功能的参与，在此过程中还会产生微妙的心理体验变化。同时，尽管冥想的训练方式多种多样，但其最终目的都在于提升个体自身的生活意义。

2. 冥想放松训练的种类

冥想的种类非常多，研究者也对其进行了各种方式的分类，比如根据冥想时采用姿势的不同，有静坐式冥想和运动式冥想。当前国际上普遍认同的是根据注意的朝向，将冥想分为沉浸和专注两类，有时也被称作开放监控和注意聚焦冥想。

沉浸强调开放和接纳，要求冥想时以一种知晓、接受、不做任何评判的立场来体验自己在此过程中出现的一切想法和感受。专注则强调注意的集中，要求冥想过程中尽力将注意力放在感受呼吸、重复词语、想象图像等心智或感知活动上，而摒弃任何想法和感觉干扰。事实上，各种冥想方式都是处于这两极之间的连续体。

3. 冥想放松训练的方法

包括两种主流的类型，聚焦注意冥想和开放监控冥想。此外，正念冥想最近几年也被广泛推崇。

（1）聚焦注意冥想：练习者把注意力集中在单一的客观对象上，比如呼吸、唱诵、意境、身体的某个部分等。随着练习者的进步，他的注意力会变得集中和稳定，变得不易分心。

聚焦注意冥想指导语示例如下：现在想象你来到了一个大草坪上，绿草如茵，草坪厚厚的、软软的，现在你躺在草坪上，微风拂面，你闻到泥土和青草的气息，你的周围开满了鲜花，五颜六色，红的、黄的、蓝的、紫的，你闻到了花的香味，花的周围有几只蜜蜂和蝴蝶在轻轻飞舞，你听到了蜜蜂的嗡嗡声。你的左侧是一湖秋水，水平如镜，一点波浪都没有，只有几只鸭子和鹅在轻轻地浮动，"白毛浮绿水，红掌拨清波"。你的右边是一片树林，树林密密的，密密的，林间有条小路，弯弯曲曲，非常幽静，非常幽静，你听到了昆虫的鸣叫声。你的前方是一条小河，小河流水哗啦啦响。河面上有座小桥，河边有几棵柳树，柳枝下垂，随风摇曳。你的头上是一片蓝天，蓝蓝的天上白云飘飘，一大团白云，厚厚的、白白的，像一大团棉花一样，白云在下落，下落，下落，落到你身边，白云缭绕，紧紧地包裹着你。现在你躺在白云上面，你的身体随着白云轻轻向上飘，越飘越高，越飘越高，身体越来越轻，越来越轻，飘啊飘，有一种飘飘欲仙的感觉。高空非常凉爽、非常舒服，你的身体随着白云飘向远方，越飘越远，越飘越远，飘到大海边，你看到了蓝色的大海，金色的沙滩、阳光、海浪。白云载着你的身体下落，下落，下落，你的身体下沉，下沉，越来越沉，落到地面，现在你躺在沙滩上，沙子细细的、热热的、软软的，太阳照在你的身上暖暖的，你会感到全身温暖，从头到脚，全身温暖。海浪呼啸着，高高的浪头，白白的浪花，声音由远而近，啪！拍到你身上，海水好凉、好咸，海浪没过你的身体，又慢慢退下去，退下去，浪头、浪花消失了，声音越来越远，你再次感到全身温暖，越来越暖。又一个浪头拍过来，好凉、好咸，海浪又慢慢退下去，退下去，你再次感到全身温暖。就这样，海浪一下又一下地轻轻地拍打着你，啪！拍过来，哗，退下去。拍过来，退下去，你的身体一冷一暖，海浪一下又一下地轻轻地拍打着你，海水冲掉了你所有的烦恼和疲劳，你所有的烦恼和疲劳都被海浪冲得干干净净。白云又落在你身边，你的身体又随着白云向上飘，越飘越高，越飘越高，身体越来越轻，越来越轻，飘啊飘，又飘回了我们这里，白云在下落，下落，你的身体在下沉，下沉，越来越沉，落到地面上，现在你重新坐在椅子上，感到非常舒服，非常放松，放松，全身放松、头皮放松、额头放松、眉头放松、面部放松、颈部放松、躯干放松、四肢放松，继续放松，越来越放松，放松，放松。现在你感到非常舒服，非常放松。下面我从五数到零，随着数数字，你会越来越清醒，当我数到一的时候，请你睁开眼睛，当我数到零的时候，你会彻底清醒，醒来后，你会感觉精力旺盛、心情愉快，你的身体越来越好，工作、学习效率越来越高，你的睡眠很安稳、很香甜，你对未来充满了信心，你的前途一片光明！好！5、4、3、2、1、0。

（2）开放意识冥想：练习者以开放、不评判、不执着的态度去观察周周的事物和自己的身心（思想，感觉，记忆等），这样做的目的是让练习者意识达到完全放空的状态，这样就不会轻易掉入各种固有的惯性反应中。在这个冥想中被观察到的一些事情是思想、感受，回忆声音、气味、身体的感觉。

开放意识冥想引导语如下：

请轻轻闭上眼睛，让身体保持最舒适的姿态。使自己越来越沉静、放松，深呼吸，有规律地呼吸，把注意力放在你的呼吸，渐渐把气吸进来，再渐渐把气呼出去。放松地深呼吸，从鼻子吸进来，再从嘴巴慢慢呼出去。全身放松，把知觉放在你的呼吸上，越来越浅，让知觉跟着声音的引导，仿佛全部外面的噪声都只会使你进入更深层的放松。现在，请扫描一遍全身，哪一个部位最紧绷，最不舒服，专注在那个部位，深呼吸，把紧绷与不舒服呼出去，把安静与慈祥吸进来，一遍又一遍，温顺地呼吸，直到你觉得释放身体的负面能量为止。每次吸气的时候，吸进新鲜的空气，每次呼气的时候，把身体内的紧绷、压力全部都呼出来。让每一个念头都像白云一样飘过你的脑海。一朵朵白云飘过，飘过，每一个念头让它来，随它去，让它来，随它去。或许你的脑袋放空了，或许你的身体放松了，或许你已感觉不到你的身体微小的变化。每一次的呼吸都让你越来越放松，让我的声音一路陪伴你，你的生命就在那一呼一吸当中。将你的双手轻轻放在你的心口，做三个深呼吸。把感恩的心吸进你全身每一个细胞中，将宽恕的爱送出去给伤害过你的人，那个最难让你宽恕的人正是你最需要宽恕的人，包括你自己。

请在心中跟自己说，当我学会无条件地接受自己时，才是真正的爱自己。请在心中跟自己说，我的一思一念都在创造自己的未来。跟随着自己的呼吸，想象头顶上方有一道亮光，亮光进入了你的头部，深深地吸气、吐气，随着呼吸让自己越来越轻快、沉静。亮光沿着你的颈椎经过你的整条脊椎骨到尾椎，一路往下到了你的双脚脚底，帮你释放身体的负面能量与浊气。请在心中跟自己说，我观察到我有不够好的感受，我情愿接纳它并且放下对它的需要。连续保持深呼吸，把光明吸进来，把黑暗呼出去，深深吸几口气，把光明吸进来，把黑暗呼出去。把爱吸进来，把惊恐呼出去，直到你全身心舒服为止。让自己沉浸在无条件的爱中，苦痛会自然消逝。光越来越亮，你也越来越安静。现在，想象整个光洒落下来，从你的头顶覆盖下来。覆盖你的前额、你的眼睛、你的下巴，光从上而下，照亮你整张脸。你进入很肤浅的内在空间。光渐渐往下移动，覆盖颈部的肌肉，喉咙四周的肌肉，完全松开来。你越来越安静。想象这道光，感觉这道光，放松你全身的每一条肌肉，每一根神经，每一个细胞。光覆盖你的肩膀，往下移动，覆盖你的手臂，手肘关节，每一根手指头，光覆盖你的胸部，背部上方，进入心脏，光随着血液流向你身体每一个部位。光进入你的肺，散发着美丽的光辉，你背部上方的肌肉完全放松了。现在，整个光贯穿你的脊椎骨，从脑部流向脊椎末梢，光流向整个神经系统，每一根末梢神经，每一根血管，流向身体的每一寸肌肤，每一个细胞，你仿佛看到身体透着漂亮的光线，闪闪发亮，你越来越安静，越来越放松，你觉得很安静，很奇妙。想象整个光覆盖你的腹部，覆盖背部下方。肌肉与神经完全放松。请在心中跟自己说，最富有力量的是当下，而不是过去或将来。现在你看到光流向你的臀部，流向你的大腿、膝盖、小腿、流向脚趾头。你整个身体完全覆盖在光里，你沐浴在这奇妙光明的光里。从头到脚，光有奇妙的波动，光用安静、爱轻柔地按摩着你身体里的每一个器官，每一根血管，每一个细胞都在光中闪闪发亮。光在你的身体里渐渐集中，每一个组织、每一个器官、每一条肌肉、每一寸肌肤，身体里的每一个细胞都在对你微笑。这漂亮的光使你全部的紧张、焦虑完全消失了。请在心中跟过去深爱过的某一个人说，感谢你曾经真心付出，感谢你陪我走过一段生命的旅程。虽然你我已走不同的路，我情愿保藏这份爱，并祝愿你一切顺利、美好。说完这句话，你觉得特别平静。现在，想象你整个身体完全被光覆盖、包围着。就像你的身体被一个漂亮的大气泡包裹着，这个大气泡爱护你，让你的皮肤很松软，进入更深的内在，你有一种放下的轻松了。请在心中跟自己说，我是一个全新的自己，我选择一个全新的幸福生活，并且深深地信任美妙的磁场会吸引好运到我的生命中。深呼吸，把光从头顶满满地吸到身体中，光对着你的细胞轻轻地微笑，暖和的微笑，幸福的微笑，而你也对着你的细胞轻轻地微笑，暖和的微笑，幸福的微笑，然后，让光回到你的心，从心送出，送给你最想祝愿的人，而接到祝愿的人也向你微笑。现在我要从十倒数到一，每一个倒数你都会推开一扇漂亮的门，每一扇门都将带你穿越时空，进入平静的内在。当我数到一的时候，你会回到一个很丰富的隐秘花园，你的心灵自由拘束，没有空间与时间的限制，在那里，你很放松，舒适，你可以完全地做你自己。感到一种沉静的安静和幸福感流过你的灵魂，你为这次平安的旅程能与永恒的自己相遇而感谢神。十，感觉越来越放松了；九，随着每一次数数，你越来越放松；八、七，越来越沉；六、五，越来越安静；四、三，没有时空的限制；二、一，你将安心地沉睡到天亮，在星光中沉沉睡去，在星光中沉沉睡去。

（3）正念冥想：一种独特的融合专注注意力和开放意识的冥想。来自这两种类型的冥想的技术被用于帮助保持意识，但不评判任何经历。当练习正念冥想时，你会选择一些要关注的事物，并继续把你的注意力放在那上面。然而，你不会仅把注意力集中在那一个对象上，以至于排除周围的其他一切。你会保持对周围环境的觉察。当你把注意力集中在物体上时，你就会对不同的感觉、思想和感受有向外和向内的认识。然后，当这些东西飘入你的意识中时，你只是观察它们，而不迷失方向或被思想所困。你也不去评判它们，只是接受它们为经验的一部分。下面是给大家推荐的正念冥想引导语。

尽量让自己舒适地坐在椅子上，如果感觉后背靠在椅子上会更舒适的话，就挺起腰板靠在椅子上，尽量伸直你的颈部，使上身成一条直线，尽量将双脚舒适地置于地板上，如果你双脚交叉，感觉不舒服，就把脚伸展开，把手放在腿上，或怎么舒服怎么放，如果现在感觉舒适了，就闭上眼睛，无论你的注意力在哪里，你的思绪在哪里，将其带入你的呼吸中，深吸一口气进入腹腔内，然后慢慢地、轻轻地、温柔地呼出去，深吸一口气，然后慢慢地、轻轻地、安静地呼出，重复几次，如果你心神不宁，就简单地、轻轻地将思绪带入呼吸，并进行练习，在你继续呼吸的过程中，将你的注意力、思绪转移到身体上，你的双脚、双腿、手腕、腹腔、胸腔、后背、颈部、头部，对整个身体进行扫描，找到一处相对于其他区域更加绷紧的区域，比身体其他部位绷紧的部位，不管他是你身体的什么部位，都将注意力转移到那里，观察这种不适，观察这种紧绷的感觉，观察它、接受它，继续深呼吸，同时观察身体的这些部位，看看你有这种感觉是多么的有趣，接纳每一次呼吸，你的感觉没有对与错的区别，感觉就是感觉，继续跟着呼吸走，用身体的那个部位进行呼吸，简单地观察它、接受它，与其融合继续通过呼吸，是思绪与这个部位融合，亲身经历这种体验，无论是什么，然后对你专注的这个部位，轻轻地说声再见，因为你已经接纳它到了你的呼吸中，利用呼吸洗涮整个身体，从灵魂开始，一直到你头顶，每次呼吸都带来一次思绪的平复，更深层次的接纳和存在，体验感受这种光明，来自接纳的光明。再次深呼吸一口，慢慢地，轻轻地呼出，在下一次呼气时睁开眼睛。

第五章

护患沟通技术

一天晚上十点钟，值班护士小张听到门铃，打开门一看，五六个男士站在门口，见到护士出来，立即说："护士，我们是 25 床李××的朋友，听说他今天做手术了，想来看看他，你快让我们进去吧！"小张一听着急了，心里想：别说现在是疫情防控期间不能探视，就算可以探视，也不能在晚上十点来吧！别的患者都睡着了，你们这么多人，还让别人怎么休息？可看着这些人紧张着急的样子，如果直接说不同意探视，人家肯定不情愿。

那作为小张护士，该如何与这些探视人员沟通呢？

第一节　护患沟通概述

一、护患沟通的定义

沟通是人与人之间信息交流的过程，是双方信息的传递，包括意见、情感、思想的交换，借助语言、文字、表情、手势、符号等方法来传达。护患沟通是护理人员与患者或患者家属之间的一种以治疗性沟通为主要模式的复杂过程。在护患沟通过程中，护士作为健康照顾者，主要为患者提供信息，给患者以指导和咨询，帮助患者清楚地传达信息的内容，解答患者的疑问，帮助患者缓解暂时的压力，适应疾病带来的各种环境变化，达到适宜的身心状态。患者和患者家属作为医护人员的合作者，主要通过沟通如实为医护人员提供关于疾病的详细信息，对医护人员提供的信息做出反馈，与医护人员一起讨论商量治疗护理方案等。

二、护患沟通的形式

(一)语言沟通

语言沟通是使用语言、文字或符号进行的沟通。包括书面语言和口头语言的沟通。书面语言可用于护患沟通过程和护理人员内部沟通过程。在护患沟通过程中,书面语言常用于健康教育宣传资料和指导性文字。在医护人员内部沟通过程中,书面语言主要是在文件记录等方面。口头语言的沟通在护理工作中应用更为广泛,可利用当面交谈、电话交流等方式传递信息。在护理工作中,护士与患者之间使用最多的语言性沟通是当面交谈,它通过交谈达到收集信息、交流感情、疏通心理障碍、进行健康教育等目的,同时,伴随语言沟通所产生的声音,包括音质、音域及音调的控制,口型的控制,发音的清浊、节奏、共鸣、语速、音量等,都可以影响人们对沟通过程的兴趣和注意力。人们说话时不同语气和语调可以表达不同的情感和态度。

(二)非语言沟通

非语言沟通是一种不使用语言,而在沟通中借助动作、手势、眼神、共情等来帮助表达思想、感情、兴趣、观点、目标及用意的方式。美国心理学家艾伯特·梅拉比安曾经提出,信息的全部表达=7%的语词+38%的语调+55%的面部表情和身体姿势,说明语言表达在沟通中只起方向性及规定性的作用,而非语言表达才能准确地反映人的思想感情。非语言的表达一般比语言的表达更接近事实,因为非语言的表达难以掩饰或歪曲,但有时表达的信息较为模糊,需要沟通时用语言来澄清或证实非语言信息。因此,护士必须知道如何利用非语言交流来促进沟通,如点点头,并且脸上露出有同感的表情,身体向对方稍微前倾并与对方保持目光的接触可以表达出关心的态度,使对方能够比较自由地交谈。非语言沟通主要有以下几种形式。

1.体语

主要是指人体运动所表达的信息,包括人的步态、面部表情、目光接触、眼睛运动、手势和触摸等。一个人所有的感觉皆可以从其体位、点头或眼神中表达出来,有时面部表情、眼神、手的动作或耸肩等动作更能传达情感。面部表情是非语言沟通中最丰富的源泉。不同国家,不同文化背景的人的面部表情所表达的感受和态度是相似的。在沟通过程中,通过观察一个人的面部表情可以帮助沟通者清楚知晓一个人真正所要发出的信息。眼神是人际交往间最传神的非语言表现,主要用于表达感情、控制和建立沟通者之间的关系。在沟通过程中,可以通过目光的接触,表示尊重对方并愿意去听对方的讲述。如在沟通过程中,缺乏目光的接触,则表示焦虑、厌倦、有戒心、缺乏自信。同时,目光的接触水平影响交流的结果,最理想的情况是双方面对面,眼睛在同一水平上。身体姿势包括手势及其他的身体姿势,可以反映一个人的自我感觉、情绪状态及身体健康状况,它体现一个人沟通时特定的态度及当时所包含的特定意义。手势可以用来强调或澄清语言信息,与其他的非语言行为结合起来可以代替语言信息。触摸是人际沟通时最亲密的动作,是非语言交流的特殊表现形式，如握手，抚摸头部、肩部、背部，可使患者感到护士的关怀与慰藉。当然，使用触摸技巧时一定要考虑患者的性别、年龄、社会地位、社会文化风俗习惯等因素。

2. 仪容仪表

包括一个人的修饰、着装、精神面貌等，它会向沟通的对方显示其社会地位、身体健康状况、文化、自我概念等信息。仪容仪表同时也影响沟通的对方对沟通者的感知、第一印象及接受程度，例如，一个精神饱满、着装整洁得体、妆容大方素雅的护士给患者传递的是稳重、可信任的信息。

三、护患沟通中常见的误区

1. 求"回报"

护士通常说着"我都是为你好"的口号，强迫患者接受我们的观点和指导，一旦患者或家属不接受，就会有情绪，接下来就会对患者或家属发泄情绪，出现指责、批评、否定等沟通方式。例如，我们要求某位有腹痛腹泻的患者禁食，但是，患者偷偷喝了一大碗鸡汤，导致患者症状加重，并可能给进一步明确诊断带来困难，你可能劈头盖脸对着患者和家属一顿数落和指责，因为我们在要求患者用服从、执行我们的指令来回报我们对他的好。

2. 下评判

例如看到被要求禁食的患者喝了鸡汤后，我们可能脑海中很自然地就会浮现一个念头："这个患者不清白"，给患者的"不清白"的评价会影响后续的沟通。一方面，你会认为他反正"不清白"，有些东西可能就懒得跟他沟通了；另一方面，对于患者反映的信息你也会表示怀疑，可能就不会重视。如果这样下去，不但影响护患关系，让患者感觉得不到理解、支持、信任，还可能影响对患者病情的判断，对护理工作和病房满意度产生负面影响等。

3. 讲道理

我们都不喜欢听别人讲道理，但是又很热衷于给别人讲道理。在护士的工作中，尤其是听到患者的质疑时，通常都是忙于给患者讲道理进行解释，以证明自己是没有过错的。但是往往患者听到这些"道理"后表现得更加情绪激动。例如，某患者拿着费用清单来找你，说你们收费太贵了。这时，你就一项一项给他解释得清清楚楚，以证明你没有多收他的费用，你会发现对你的解释真正满意的患者很少。大部分情况下都是患者怀着"算了，懒得跟你计较"的心理悻悻地离开了，甚至会有少数患者越听解释越生气，最后发生纠纷或投诉，因为这种"讲道理"让他觉得你是在狡辩，你不能理解他的难处。另外，"讲道理"是你在极力证明"你是对的"，言下之意，对方是错的。这就会给人不好的感受。

4. 推卸责任

人一旦遇到不喜欢的人或不理解的事，就会习惯于想别人有什么不对。例如，"我不喜欢这位患者，因为他太不讲道理了"，还有我们经常说的"没办法""医院制度规定的""不得不"等这些表达都是推卸责任的沟通方式，让患者产生不被关心、医护人员没有人情味等感受，影响护患沟通。

5. 忽视彼此的感受和需要

医护人员和患者思考问题的方式和角度不一样：医护人员多倾向于理性思维、把复杂的问题简单化，从医学的角度、从疾病的角度来看待患者的问题；患者或家属倾向于感性思维、把简单的问题复杂化，多从自己感受和需要的角度看待问题。医护人员和患者对疾病的解释和认识不一样：医护人员多倾向于唯物主义者，可能只会从医学的角度来解释患者的疾病，认为生老病死是自然规律；而患者或家属对疾病的解释往往很复杂，往往会忽略医学和疾病的因素，尽管知道无法避免，但不愿接受，自然地充满恐惧。医护人员和患者对他们之间关系的认识不一样：医护人员认为我都是为你好，你应该理解、服从、配合；而患者和家属认为医护人员是为患者服务的、帮患者解决问题的，甚至应该是"无所不能"的。因此，在护患沟通过程中，往往忽视了彼此的感受和需要。

四、护患沟通的原则

1. 产生积极心理影响

护士要注意，我们与患者或家属沟通的前提是要让患者和家属产生积极的心理影响，让他们感受到被尊重、被关注、被理解，甚至被特别对待，让他们觉得有希望，觉得我们护士是负责任的、可以被信任的。

2. 以对方为中心

护患沟通要从患者的利益和需要出发，不批评、不否定、不指责患者，不把自己的观点强加给患者。同时，要根据患者不同的年龄、文化程度、职业、性别、性格特征、身份地位、认知水平、情绪状态和需要等，采取"投其所好"的方式进行沟通。

3. 先通情再达理

人们通常在"情"没通的情况下是很难接受"理"的。先站在对方的立场肯定对方这样做的理由，或者表示能理解对方目前的情绪状态，或者肯定对方的付出和不容易，再来讲道理，对方才容易接受。

4. 放下评价

评论通常都会带有批评或否定、指责，往往言过其实，使人产生逆反心理，而不愿做出友善回应。不仅仅是负面评论，正面或中性评论也会妨碍我们全面了解一个人。我们要放下自己的评价才能从多个角度来考虑问题，看待世界。

5. 重视对患者基本情况的了解

患者社会人口学信息、性格特征、兴趣爱好和特别嗜好、家庭社会支持情况、社会功能等一般情况和主诉、现病史、个人史、既往史、疾病治疗经过等疾病情况对患者目前的反应都是有关键影响的，要充分了解患者的基本情况才能更好地进行有效沟通。

第二节　非暴力沟通技能训练

一、非暴力沟通概述

（一）非暴力沟通的概念

非暴力沟通是（nonviolent communication，NVC）是马歇尔·卢森堡博士于1963年提出的一种沟通方式，又称爱的语言、长颈鹿语言等。非暴力沟通的目的是通过建立联系使我们能够理解并看重彼此的需要，然后一起寻求方法满足双方的需要。换言之，NVC提供具体的技巧，指导我们转变谈话和聆听的方式，去明了自己的观察、感受和愿望，有意识地使用语言。它还促使我们仔细观察，发现正影响我们的行为和事件，并提出明确的请求。我们既能诚实、清晰地表达自己，又尊重与倾听他人。依照它来谈话和聆听，能使人们情意相通，和谐相处，使友爱互助成为现实。

（二）非暴力沟通的四要素

1.观察

非暴力沟通的第一个要素是观察。我们需要仔细观察正在发生的事情，并清楚地说出观察的结果，它强调区分观察和评论的重要性。很多时候当我们看到一种现象或某一个人的行为时，习惯性根据自己的思维模式、评判标准对人或对事做出评判或分析。例如，某人迟到30分钟，我们通常不会直观地说他迟到30分钟，而是会评判他是个不守时或者没有时间观念的人。对于大多数的人来说，观察他人及其行为，而不评判、指责或以其他方式进行分析，是难以做到的。将观察和评论混为一谈，人们将倾向于听到批评，甚至会产生逆反心理。非暴力沟通是动态的语言，不主张绝对化的结论，它提倡在特定的时间和情境中进行观察，并清楚地描述观察结果。例如，运用非暴力沟通时，会说患者昨天的三次药都不肯吃，而不是说这个患者一点也不配合。

2.感受

非暴力沟通的第二个要素是感受，它是我们的情绪反应。我们需要先区分感受和想法，想法是我们的思维反应，也就是对待人、事、物的态度和看法。通常我们所说的，如"我觉得你不在乎我""我感觉自己糟透了，能力很差""我觉得自己根本不受重视"等语言看似是表达感受，实际表达的是想法，如我看到患者把床铺弄脏，我的想法可能是"这人也太不爱卫生了"，而感受是我们的情绪反应，如"我很生气"。

3.需要

非暴力沟通的第三个要素是需要。非暴力沟通强调感受的根源在于我们自身。我们的需要和期待，以及对他人言行的看法，使我们产生了感受，而对他人的批评实际上间接表达了我们尚未满足的需要。例如，一个人说"你一点也不理解我"，实际上是渴望得到理解，如果我们通过批评来提出主张，对方的反应常常是申辩或者反击。反之，如果我们直接说出需要，对方就较有可能做出积极的回应。

4. 请求

非暴力沟通的第四个要素是请求。在表达观察、感受和需要后，我们请求他人的帮助或请求他人做出改变，那以什么样的方式提出请求容易得到积极回应呢？

首先，清楚地告诉对方，我们需要他们做什么。如果我们请求别人不做什么，对方也许会感到困惑，不知道我们到底要什么，而且，这样的请求还容易引起别人的反感。我们的意思和别人的理解有时可能是两码事，如果无法确定对方是否已经明白，我们就需要得到反馈。请求反馈能确保对方准确把握我们的意思，如果对方理解并给予反馈，我们需要表达我们的感激，一旦对方的理解与我们的意思有所不同，我们就有机会做适当的补充。而当对方不愿反馈时，我们需要倾听他的感受和需要。

其次，在提出请求时，需要区分命令与请求。一旦对方认为不答应就会受到责罚，对方就会把我们的请求看作是命令或威胁。听到命令时，一个人只能看到两种选择：服从或反抗。无论如何，只要对方认为我们在强迫他们，他们就不会乐于满足我们的需要，而一个经常受到指责的人也会倾向于将请求解读为命令。非暴力沟通是用来帮助我们在诚实和倾听的基础上与人沟通。使用非暴力沟通时，我们希望人们的改变和行动是出于对对方的关心和对生命的热爱，一旦人们相信我们看重彼此的感情，并能兼顾双方的需要，那么，他们就会相信我们所表达的愿望是请求而非命令。

二、非暴力沟通技能训练

(一) 自我觉察

非暴力沟通的第一个技能是自我觉察，也称作"自我意识"，即对你自己正在使用的语言和表达方式要有所感觉和洞察。自我觉察的内容包括：发生了什么事；你是怎么想的；给你带来什么样的感受；你是如何回应的；对方有什么样的反应；结果如何。一般采取写日志的方式进行训练，将你所觉察的内容以文字的形式记录下来，要求真实地记录客观事实，每天可以随时记录，好的和不好的沟通场景都可以记录。日志记录的内容包括6个条目。

(1) 事件的场景：你需要客观真实地记录一个沟通的场景，在什么时间、什么地方、都有谁、发生了什么事情(即事件发生的经过)，不对人对事做出评价。例如，今天早上6点钟，我正在给42床患者抽血，听到06床在按呼叫器，我抽完42床的血以后马上过去查看06床，06床的陪护对我说，"你干什么去了？按铃没听见吗？你看看都回血了，出了事你负责"？我说，"不好意思，我刚在给42床抽血，抽完就赶紧过来了"，陪护说，"忙不过来就多安排点人啊！这么大个医院，服务真的差"。

(2) 你的想法：你在沟通过程中的思维反应，反映出你对事件和对人的态度，例如，"我又没有耽搁，抽完血马上就来了，真是无理取闹""回血了有什么关系，又不是什么多大的问题""这陪护一点都不体谅别人，得交代护士们小心一点""这么不讲道理的人，我懒得理你"。

（3）你的感觉：记录你对事件的情感反应，也就是事件发生后使你产生了怎样的情绪，如生气、高兴、悲伤、害怕、恐惧、喜欢、羞愧、惊讶、反感、厌恶、失落等。如听到陪护说这些话，真是委屈；被患者骂了非常生气。有时你可能找不出能描述你感觉的合适的词语，你可以想象有那么一条直线，一端表示负面的感觉，另一端表示正面的感觉，你的感觉处于这条线的什么位置标记出来，并记录在日志中。

（4）你的回应：记录你做了什么，说了什么，或者是记录对发生的事情你是怎么回应的，如果你什么也没说或什么也没做，这也是一种回应。要特别注意，你的不屑或厌烦的表情也是一种回应，例如，我向患者解释："我抽完 42 床的血就过来了，我又没有在玩。"或者我什么也没有说，换完液就走了。

（5）对方的反应：你表达了以后对方有什么样的反应？接受还是反驳？愤怒还是平和？例如，我解释了以后陪护仍不能理解，继续指责我；我解释了、道歉了以后陪护没有再说什么。

（6）结果：记录你采取行为之后的结果如何。事情解决了，还是不但没有解决，反而带来了新的问题。例如，导致了矛盾和冲突；陪护向护士长投诉，护士长批评我，我心里很难过；安抚了陪护情绪，事情圆满地解决。

如表 5-1 所示，记录了一篇完整的觉察日志，以便大家掌握觉察的内容。

表 5-1　觉察沟通过程与影响

场景	昨天早上，我在排队买早餐，有一个人急匆匆地跑过来说："不好意思，我赶时间，让我先买吧！"说完就跟老板说："给我来两个肉包，一杯豆浆。"我赶紧阻止，对他说："都在排队啊！我们也等了很久了，你怎么不早点出门呢？"他一听，脸色就变了，说："我又不要很久，耽误不了你多长时间，别人都没说什么，就你一个人叽叽歪歪！"说完便不再理睬我，一把推开我，拿着东西就走了。
想 法	我都排了很久的队了，你赶时间可以早点出门啊！这人怎么这么霸道！你赶时间，大家的时间难道就不重要了吗？
感 受	烦躁、不满、生气。
你的回应	指责对方，表达不满。
对方的反应	不满，替自己辩解，给自己的行为寻找合理性，指责我不应该批评他。
结 果	争吵、辩解，甚至发展为肢体冲突，双方情绪都受到影响

（二）识别异化的沟通方式

你仔细回想在现实生活中的谈话方式，并且用心体会使用各种谈话方式给对方带来的不同感受，就会发现，有些话确实容易对他人产生不良的影响。言语上的指责、嘲讽、否定、说教、任意打断、拒不回应、随意出口的评价和结论给我们带来的情感和精神上的创伤，甚至比肉体的伤害更加令人痛苦。这些有意、无意的语言暴力让人与人变得冷漠、有隔阂、敌视，这些语言和表达方式，称之为"异化的沟通方式"。这种异化的沟通方式有四种类型，分别是道德评判、回避责任、进行比较及强人所难。

1. 道德判断

如果一个人的行为不符合我们的价值观，那就会被我们认为是错的或者不道德的。一旦遇到不喜欢的人或不理解的事，就会想别人有什么不对。例如，你走在街上看到有人闯红灯，马上在心里说："这是个不讲文明的人"，这就是一种道德判断。如果女友想多一些体贴，那她就"太黏人了"。可是，如果是我们想多得到一些体贴，那她就"冷漠得像个木头"。道德评判可能会带来什么样的影响呢？第一，几乎所有人在面对批评和指责的时候，第一反应就是辩解和反击，因为每个人的标准都不一样，所以，当我们用自己的标准去衡量、去评判、去比较时，容易与对方的标准不符，以这样的方式提出主张，很可能会招来敌意，容易引起对方的辩解与反驳。第二，相互之间的抱怨、指责、批评、说教、强迫、命令等沟通方式容易让彼此的关系受到影响，导致团队出现不和谐的氛围。同时当我们对某人进行评判时，会让其他人对这个人产生不好的印象，从而影响其他人的判断。

2. 回避责任

我们对自己的思想、情感和行动负有责任。可是，我们通常会使用"不得不"这一短语。例如，"不管你喜不喜欢，你不得不去做""你让我伤透了心"，这种表达方式淡化了个人责任。当我们因为其他人的行为（为什么我要打自己的小孩，因为他跑到街上去）、上级的命令（为什么我要欺骗顾客，因为老板叫我这么做）、机构的规章制度及政策（为什么我要将你停职，是因为你违规了，根据医院的规定我必须这么做）等理由采取行动时，我们也就在试图回避责任。

3. 进行比较

比较也是评判的一种形式。在《让自己过上悲惨生活》一书中，作者丹·格林伯格（Dan Greenberg）诙谐地揭示了比较对我们的影响。他建议读者，如果真的想过上悲惨生活，就去与他人做比较。在比较时，我们会觉得有差距，心情低落。如果拿自己爱人的缺点和别人的优点去比较，会感觉自己运气很差，怎么找了个这样的人，从而加重自己对爱人的不满；如果拿自己的孩子和别人家的孩子去比较，亦是如此。这种比较会掩盖自己对对方的爱意，也会让对方感觉到不被认可和重视。

4. 强人所难

我们对别人的要求往往暗含着威胁，如果不配合，他们就会受到惩罚。在我们的社会中，这是强者常用的手段。比如我们会对下级说"这件事今天晚上一定要做好，否则明天你就别来了！"或者对孩子说"你快点把玩具收起来，不然我下次再也不会给你买了！"我们会对患者说"你这么不配合，那就赶紧出院！"可是，我们可以提出各种要求，但无法强迫别人按照我们的期待来生活。是的，我们可以通过惩罚来教训他们，但他们迟早也会想出办法来对付我们。所以区分命令与请求是非暴力沟通的重要内容。

异化的沟通方式淡化了我们对自己的思想、情感和行为的责任意识，不但不能解决问题，带来的矛盾冲突实际上是导致新的问题，而这些问题会让我们自己和他人的情绪受到影响，也容易使我们难以体会到心中的爱。此外强人所难也会造成心灵的隔阂。

如表5-2所示，仍然通过记录日志的方式来帮助我们识别异化的沟通方式。

表 5-2　识别沟通的误区

场景	昨天早上，我在排队买早餐，有一个人急匆匆地跑过来说："不好意思，我赶时间，让我先买吧！"说完就跟老板说："给我来两个肉包，一杯豆浆。"我赶紧阻止，对他说："都在排队啊！我们也等了很久了，你怎么不早点出门呢？"他一听，脸色就变了，说："我又不要很久，耽误不了你多长时间，别人都没说什么，就你一个人叽叽歪歪！"说完便不再理睬我，一把推开我，拿着东西就走了。
想法	我都排了很久的队了，你赶时间可以早点出门啊！这人怎么这么霸道！你赶时间，大家的时间难道就不重要了吗？
感受	烦躁、不满、生气。
你的回应	指责对方，表达不满。
对方的反应	不满，替自己辩解，给自己的行为寻找合理性，指责我不应该批评他。
结果	争吵、辩解，甚至发展为肢体冲突。双方情绪都受到影响。
想法的误区	他只是着急，这一次插队，并不能说明他是一个霸道的人。
沟通的误区	用批评指责这种评判的方式与对方沟通

（三）描叙观察

印度哲学家克里希那穆提（J. Krishnamurti）曾经说，"不带评论的观察是人类智力的最高形式"，你听到这个观点时，脑海里有没有闪过"那可不一定"的想法呢？在不知不觉中，你已经做出了评论。对于大多数人来说，观察别人及其行为，而不评判、指责或以其他方式进行分析，是难以做到的。描述观察就是客观地描述在什么时间、什么地方、什么人、发生了什么事，不带有自己个人的主观评价。我们仔细观察正在发生的事情，并清楚地说出观察结果，可以用"我看到……"的句式来表达。例如，"我看到你的玩具在地上"或"我看到你在电脑前玩游戏已经有三个小时了"，大家想想，是不是很多时候我们都是说"你怎么又把玩具弄得满地都是啊""你一天到晚只知道玩游戏"，这些表达不是观察，而是评论。言过其实，别人可能会产生逆反心理，而不愿意做出友善的回应。所以，将观察和评论混为一谈，别人就会倾向于听到的是批评，并反驳我们，而如果直接描叙观察到的客观事实，会让对方更容易接受。因此，我们要注意区分观察和评论。"每次""总是""从不""经常""很少"等词语往往表达的是评论，我们的表达如果在不得已的情况下要使用评论，就需要尽可能地有事实依据支撑，这样也不容易让别人反驳。例如，你几次看到某一位糖尿病患者偷吃油条，可以说"我这个星期第三次看到你吃这么大根的油条了"，而不是说"我看到你总是偷吃油条"。

（四）表达感受

在非暴力沟通中，我们需要更清楚地表达感受，从而使沟通更加顺畅。可以先建立表达感受的词语表，如需要被满足时的正面感受，兴奋、喜悦、甜蜜、开心等和需要没有被满足的负面感受，害怕、担心、焦虑、生气等。在表达感受时要注意区分感受和想法，想法是我们的思维反应，而感受是我们的情绪反应。比如说："他今天早上在电梯里看见我都不和我打招呼，肯定是对我有意见。"在这个句子中，我认为他不和我打招呼是对我有意见，这是我遇到这样一件事而产生的想法。想法有可能是存在误区的，因为对方不一定真的看见我了，也不一定是对我有意见。实际上我是因为对方看到我却没打招呼而难过、失落。所以，以下例句可以表达我们的感受，即"他没和我打招呼，我有点难过"。

当我们说："我觉得……"我们常常并不是在表达感受，而是在表达想法。例如，有时我们会说"我觉得这不公平""我觉得他很负责任""我觉得自己很无能"，还有些词语表达的是想法，而非感受。例如，被抛弃、被误解、被利用等。

非暴力沟通强调，感受的根源在于我们自身。我们的需要和期待，以及对他人言行的看法，使我们产生了感受。如果你想跟领导请假，但是领导没有同意，这时你也许就会有不满、失望的感受。如果你说"你没有同意我请假，我很失望"，言下之意就是，你的失望是领导的行为造成的。因此，不如说"我孩子生病了，想请假几天照顾他，你没有同意我很失望"，这种表达是让领导知道，我生气的感受源自我想要照顾孩子的需要没有被满足，从而促使领导学会体会和察觉别人的需要。前面介绍的是表达自己的感受，而这一技能还可以用于表达对方的感受。比如说，"我知道你现在很难过""你看上有点紧张""刚刚发生的事情让你特别生气"表达对方的感受有两个好处，一是当我们体会和表达对方的感受时，会让对方感觉被理解、被信任，认为"你是懂我的"，这样有利于和对方建立良好的信任关系，让对方更愿意倾诉和表达，也更愿意接受你的意见和建议。例如，某患者多次在发药的时候不在病房，打电话无人接听，责任护士使用"表达感受"技能进行宣教："我担心药物没有按时吃下去，影响您的治疗。"来表达自己的感受，让对方感觉到被关心，从而愿意配合。又比如，护士小王上晚班的时候，一个爷爷冲过来说，"隔壁床一直咳嗽，吵死了，我睡不着，我要住单间"。小王护士使用表达感受技能，说道，"爷爷，您觉得你房间太吵了，所以睡不着很着急，担心会影响明天的手术"，这是表达患者的感受，让患者感觉被理解，从而对护士产生信任。

（五）体会和表达需要

他人的言行也许和我们的感受有关，但并不是我们感受的起因。感受根源是我们自身的需要。听到不中听的话时，我们有四种选择：①责备自己，如"我真是太差劲了"或"我怎么就什么都做不好呢"；②指责他人，如"你这是无理取闹"；③体会自己的感受和需要，如"我今天很累，想休息一下"或"我希望这个患者能尊重我、理解我"；④体会他人的感受和需要，如"天气这么热，这位患者的房间还没有开空调，他肯定觉得不舒服，我应该多体谅，尽快为他解决这个问题"。

不管是责备自己还是指责他人，都蕴含着我们未满足的需要。如自责："我真蠢，出门忘记带钥匙。"或"我真混蛋，又喝得不省人事。"我们的需要都很清晰，如"钥匙"或"清醒"。而指责别人："怎么一点也不配合？""你的床铺怎么又弄脏了？"也是因为对方没有满足我们"配合治疗""保持干净"的需要。对他人的指责、批评、评论反映了我们的需要和价值观。如果我们通过批评来提出主张，人们的反应常常是申辩或者反击。反之，如果直接说出我们的需要，其他人就较有可能做出积极的回应。

（六）提出请求

非暴力沟通的目的不是为了改变他人来迎合我们。相反，它重视每个人的需要，它的目的是帮助我们在诚实和倾听的基础上与人产生联系，而当我们关注和体会对方的需要，并积极满足对方需要时，我们提出的意见、建议或请求时才能更容易被对方接受。因此非暴力沟通的第四个要素是提出请求。

首先，在提出请求时，清楚地告诉对方，我们希望他们做什么，我们想要什么，越具体越好。如果我们的意思含糊不清，别人就难以了解我们到底想要什么。如果我们请求他人不要做什么，对方也会感到困惑。而且这样的请求还容易引起别人的反感。比如，母亲对5岁的儿子说："我只是希望你能讲点卫生，这个要求过分吗？"这时，孩子可能还是不知道怎么做才是讲卫生。如果母亲说"请你把垃圾扔进垃圾桶"或者"请你把玩具放回原来的位置"，这样孩子就知道怎么做了。

其次，在提出请求时需要注意将请求和命令区分开来。如何区分请求和命令呢？有两个办法来区分：一是请求没有得到满足，提出请求的人如果批评和指责，那就是命令；二是如果想利用对方的内疚来达到目的，也是命令。如果一个人听到命令，一般会有两种选择：服从或对抗。无论如何，只要对方认为我们在强迫他，他就不会满足我们的需要；如果我们在过去经常指责他人，那么我们的请求也往往会被看作命令。当然，在有些时候，即使我们以适当的方式提出请求，有些人仍误以为是命令；或者那些曾受过权力威胁的人尤其容易做出那样的判断。

再次，当我们提出请求时所表达的意思和别人的理解有时可能是两码事。如果无法确定对方是否已经明白，我们可能就需要得到反馈，请求反馈能确保对方能精准把握我们的意思。请求反馈可以运用以下语言，如"我的意思清楚吗？""我表达清楚了吗？""我说明白了吗？"如果对方表示理解和接受，我们要适当表示感激，感谢对方的配合和理解，如"非常感谢您对我们工作的理解"。如果对方不接受，那我们需要观察对方的反应是什么？体会他有什么样的感受？他为什么不接受？是有什么样的需要没有被满足？

最后，需要说明的是，要表达真正的请求，我们还需要知道请求的目的是什么。如果只是为了改变他人来寻求自己的利益，那么，非暴力沟通并不是一个适当的工具。非暴力沟通的意图不是为了改变他人来满足自己，而是帮助双方建立坦诚和有同理心的关系，最终每个人的需要都能得到满足。

（七）体会他人/情义相通

非暴力沟通的第六个技能是学会倾听，了解他人的观察、感受、需要和请求，并给予反馈，以达到和对方情义相通。倾听意味着全心全意地体会他人的信息，这样有利于让对方充分表达痛苦。不论对方以什么样的方式表达自己，我们都可以用心体会其中所包含的观察、感受、需要和请求。想要倾听他人，我们首先需要放下已有的想法和判断，全神贯注地倾听对方。然而用心倾听他人并不容易，比如当别人遭遇痛苦的时候，我们常常急于提建议，安慰或表达我们的态度和感受，那么他有可能会觉得不被理解。这时，我们需要好好体会对方的感受和需要，既不反驳也不指责。

在解决问题(尤其是冲突、矛盾或纠纷等)或询问他人的请求前，先让对方充分表达，能传达倾听者对对方的尊重、重视和关心。在谈话刚开始之前，别人所表达的感受往往只是冰山一角，有许多更为强烈的情感并没有得到表达，那怎样去判断对方的感受是否已经充分表达呢？

如果一个人觉得别人已经完全明白他的意思，他就会变得轻松。这时，我们也会感到放松。另一个更为明显的标志是他停止了谈话。如果无法判断，就不妨问一句："你还有什么话要告诉我吗？"再去倾听他人的观察、感受、需要和请求后，我们可以主动向对方反馈我们的理解。如果我们已经准确领会了对方的意思，我们的反馈将帮助他意识到这一点。反之，如果我们的理解不到位，他们也就有机会来纠正我们。此外，这样做还有助于我们体会自己的状况，从而深入了解自己。

有时，我们会发现自己没有心情去倾听别人。一般来说，这也反映了我们自己也需要得到关心。如果告诉对方我自己处于痛苦中，我们无法顾及他们的感受和需要，他们很可能就会伸出援手。同样，也可以大声地提出我们的请求，提醒对方注意我此时此刻的感受和需要。不过，如果对方正处于激烈的情绪中，他也可能无法留意我们的感受和需要，这时我们可以选择换一个环境。我们需要时间和空间来调整状态，等平静下来了，再回来。

通过倾听，我们将意识到他人的人性以及彼此的共通之处，这会使自我表达更容易，同时也能预防一些潜在的语言暴力。倾听的具体方法可以参照本书第三章第二节。

（八）合理运用强制力

如果冲突的双方都能充分表达观察、感受、需要和请求，并得到对方的理解，那么双方的需要通常可以同时得到满足，至少他们可以求同存异。然而有时候双方没有机会进行对话，或者有一方不愿意交流，危机迫在眉睫的时候，我们需要用强制力来避免伤害，如"患者病情危急，我们在积极抢救，请你们离开抢救室"。

用强制力的时候都是在防卫的时候而不是用来惩罚对方的行为。比如对一个要冲向马路的小孩，我们强制抱住他，是为了保护他的人身安全，如果此时你打骂他就是在惩罚他。我们使用强制力的目的是用于防卫而不是惩罚，其注意力是用在自己和他人的需要上，而不是评价对方和对方的行为。比如，某人把口香糖吐在地下，你只要告诉这种口香糖会黏着地面很难清理，会增加清洁工的工作量，你下次吃口香糖先别丢掉包装纸，可以等吃完后把口香糖包装一下放垃圾桶去。这样具体到要怎么做更好，没有一点评判和指责，也不用强制性要别人捡起来。如果对方不伸手做，你可以去做，如完成晨间护理时看到房间凌乱，只需要告诉对方房间里的患者和家属，说："环境也会影响人的情绪，大家可以每天起来先把床铺整理，物品放进柜子里去。"如果对方不动，我们可以帮忙整理。不要用对方此刻不改，以后也不会改的评判。人都是向往好的，如果温柔对待都不改，强制性更无效，还会当场引起冲突。

许多研究发现，医患之间、护患之间关系不和谐现象普遍存在，只是程度不同，部分护理人员甚至不敢与患者过多交流，以免沟通不畅导致医疗纠纷。而"非暴力沟通"兼顾护患双方需求，在出现护患冲突时，理解和体谅对方，倾听对方感受，使双方均能充分表达各自的需要和感受，互相站在对方的角度，用心了解对方的需要，并给予对方关爱、理解、包容，也使自己内心变得平和，而不是埋怨自己或指责对方，从而使护理人员在处理护患冲突时拓宽思路，改善护患关系。重视护患沟通，必须掌握沟通技巧，而通过培训建立"非暴力沟通"标准用语，使护理人员熟练掌握相关沟通技巧、标准用语及程序，能使患者对护理工作的满意度大大提高，对改善护患关系，减少医疗纠纷效果明显，值得推广。

第三篇

心理护理的临床实施技术

第六章

护患关系的建立

患者，女性，44岁，因"车祸外伤致胫骨骨折"经由急诊入住骨科病房，拟于次日行切开复位固定术。患者目前生命体征平稳，右小腿疼痛肿胀，活动受限。经了解，患者由警察送入医院，肇事车主逃逸，仍在追捕中，暂无人陪护，丧偶，有一儿子在外地读大学。护士巡视查房时，发现患者独自发呆，面容愁苦，缄默少语。

请大家思考一下：这个患者有哪些心理特征？作为护士，我们该如何与患者建立良好的护患关系？

第一节 患者的一般心理特征

个体患病后，其生理功能和心理状态都会发生相应的变化，患者的心理状态受疾病的影响，反过来又影响疾病的发生和发展。古希腊名医希波克拉底说过："了解什么样的人得了病，比了解个人得了什么病更重要。"因此，熟悉患者的心理特征，是与其建立良好关系及进行针对性心理护理干预的基础，也是临床护理工作重要的环节。

一、患者的概念与患者角色

(一)患者

健康的实质是机体内环境的相对稳定、心身统一及人体与自然和社会环境的和谐。疾病(disease)是各种原因导致的生理、心理功能异常，而不同时代、不同时期的人们对疾病有着不同的理解。我国古代医学提出阴阳五行学说来解释疾病，认为疾病就是阴阳五行失衡。西方医学之父希波克拉底提出四体液学说，认为疾病就是人体体液失调。

到了现代，随着医学的发展，疾病的概念也在不断地拓展。疾病是指机体组织器官出现器质性病变和生理功能损害，个体主观体验及心理、社会功能异常。因此，对"患者"概念较全面的理解应该为：患有各种躯体疾病包括生理功能障碍、心理障碍或精神疾病的个体，不论其求医与否，均统称为患者。

(二)患者角色

1.角色理论

角色这个概念是美国心理学家米德从戏剧中借用过来的，将其引入社会心理学，称为社会角色(social role)。米德用比喻的方式说明一个人在类似的情景中表现出类似行为的这种现象。角色可以理解为个体在社会关系中处于独特的社会地位，并符合社会期待的行为模式，角色理论主要包含角色期望、角色扮演、角色冲突等。而从社会心理学角度来说，社会角色包含两层含义：社会中的一切行为都与各自特点的社会角色相联系，根据个体所处的角色预期其可能发生的与角色相适应的行为；一定的角色又具有相应的权利和义务。

社会角色成为社会理论的基础之一，构成社会群体和组织的基础，具体而言，社会角色包含四层含义：①角色是社会的外在表现；②角色是人一系列的权利、义务的行为模式和规范；③角色是人对于处于特殊社会地位的人的一种期待；④角色是社会群体和社会组织的基础。

在社会中，每个人不只是拥有一种角色，而是承担着多种社会角色。在不同的情境下，角色的从属地位也不同，角色不是孤立存在的，而是相互联系的。社会角色强调角色期望和角色扮演。角色期望是社会、他人或自己对处于某一社会地位的社会角色的心理和行为表现有一定的要求和期望，担当某一社会角色的人应该做出符合社会对该角色的要求的行为，履行其责任和义务。

2.患者角色(patient role)

个体患病后就进入患者角色，这是医疗过程中的一个重要社会角色。患者角色又称患者身份，是人处于疾病状态，有求医行为和治疗行为的社会角色，一旦患者角色被确认，患者可以免除正常的社会责任和获得患者角色所拥有的社会特权。患者角色具有以下特征：

(1)客观性：能充分理解患者角色，对病情有正确的认识，遵从医务人员的诊治和护理。

(2)主观性：对患者角色缺乏一定的了解，对患者角色带有主观看法和理解，对医务人员不信任，不遵从治疗。

(3)依赖性：不愿意脱离患者角色，过分低估自己的自理和活动能力，希望得到家属和医务人员的精心照顾。

(4)厌恶性：极力否认和怀疑自己的患者角色，对医务人员带有厌恶、抵制的态度。

3.患者角色的权利与义务

作为一种社会角色，患者角色具有特殊的权利，并承担相应的义务，有学者在总结美国社会学家Pearson的患者角色理论框架后，将患者角色的权利和义务总结如下。

患者角色的两种权利：①免除正常社会角色的责任和义务，患病后，由于患者精力和活动能力受限，患者可以减轻一般社会角色所需要承担的责任和义务；②社会必须承认患病是超出患者控制的一种状态，患者无法控制疾病的发生，患者本身就是疾病的受害者，不需要对疾病负责。

患者角色的两种义务：①患者希望好转并尝试康复。②患者必须寻求医疗帮助并配合，大部分疾病是无法自行好转的，疾病也不会因为患者的意愿好转，患者需要寻求医疗帮助，与医务人员合作。

4. 患者角色的转换与适应

患者角色具有特殊性，当患者转变为患者角色时，就会从一般的社会常态中脱离出来，获得患者角色所拥有的权利和义务，减轻社会责任和义务。但是在各种复杂因素的作用下，并不是每个人患病后都能顺利转变为患者角色，有的患者从一般社会角色转变为患者角色或者从患者角色回归原本的社会角色时，往往会出现一些角色混乱或者冲突等角色适应不良的反应，从而影响疾病的治疗、转归和预后。

患者角色适应不良是指患者不能从原本的社会角色顺利转化为患者角色，无法协调患者角色与其他社会角色的关系，导致患者心理负担过重，出现焦虑、恐惧、易激惹等负面情绪，影响对疾病的治疗、转归。

（1）患者角色行为缺如：虽然医生已经下了疾病诊断，但是患者对自己患病这一结果持否定态度，患者未意识到自己的患者角色或者不愿承认自己患有疾病，其行为不利于治疗和康复。例如患者因胆囊炎入院治疗，住院期间对自己的病情毫不在意，不听医务人员的劝阻，经常暴饮暴食，导致病情反复。

（2）患者角色行为冲突：个体在社会中担任多种角色，当个体角色转变为患者角色时，其他角色便成了从属角色，此时患者不愿意放弃原本的社会角色而产生的行为不协调。如病前的社会角色是一个工作节奏快、人际交往广泛的部门主管，生病后需要休息和静养，但患者还是按照以往的习惯行事，将工作带到病室，不能适应患者角色的要求，包括遵医嘱服药、休息、接受治疗等，从而引起角色行为冲突。

（3）患者角色行为减退：个体在进入患者角色后，经历某种意外又重新承担起原本的社会角色或者担任新的社会角色，从而使患者角色减退。例如妻子因为椎间盘突出入院治疗，在治疗期间，丈夫突发疾病，正在进行抢救，妻子不顾自己的病情去照顾生病的丈夫。

（4）患者角色行为强化：由于患者生病后体力减弱、能力下降，患者对自己能力表示怀疑，对原来的社会角色表示不安，表现为患者对医护人员和家属依赖性增强，要求别人过度照顾自己，或者规避原社会角色所需要承担的责任。

（5）患者角色行为异常：患者受到疾病的折磨，悲观、失望等不良心境导致的行为异常。例如患者因心肌病入院进行治疗，因为疾病的性质和住院治疗，患者可能失去原本的工作，患者情绪躁动不安，焦躁易怒、易激惹，对医护人员恶语相向。

5. 影响患者角色适应的因素

（1）年龄：不同年龄阶段的人们对于角色的适应和理解都有一定的差异，年轻者角色意识淡薄、易变，容易出现患者角色缺如，年长者容易出现患者角色强化。

（2）性别：男女先天差异和社会分工不同，使得男女对于角色的适应能力也有所差异，女性比男性更容易出现患者角色强化、减退和冲突。

（3）适应能力：素来身体健康者突然进入患者角色，不能领悟患者角色的责任和行为规范，难以适应。

（4）期望程度：患者生病后，患者角色本来应该减轻原本的社会责任和义务，但是患者本人或者原单位对其原有社会角色抱有过高的期望，可导致其难以适应患者角色。

（5）习惯差异：治疗过程中，医护人员的要求可能与患者的生活习惯存在差异。例如患病前习惯快节奏的生活方式，有抽烟等不良生活方式者，生病后，不良的习惯要求被改正时，容易出现无法适应的现象。

（6）个性特征：由于个性特征不同，患者对疾病的态度也会有所差异，一般可分为虚弱抑郁型、精神衰弱型、疑病依赖型、歇斯底里型和漠不关心型。例如疑病依赖型患者总是怀疑自己的疾病很严重，医护人员及家属隐瞒了病情，容易出现患者角色强化；虚弱抑郁型的患者容易因为疾病出现抑郁，认为疾病难以好转，从而影响疾病的治疗和预后。

（7）其他：疾病的严重程度、病程长短、自觉症状、患者的文化背景、工作经历、工作环境等都会影响患者的角色适应。

二、患者的求医与遵医行为

（一）患者的求医行为

1. 求医行为的类型

当个体感觉到某种躯体不适或者出现病感时便会寻求医疗帮助，从而维持身体健康。求医行为可分为主动求医行为、被动求医行为和强制求医行为三类。主动求医行为是人们为了维持身体健康、治疗疾病从而主动寻求医疗帮助，是大多数人会采取的求医行为；被动求医行为是指患者无能力做出求医行为，在家属、监护人帮助下代为求医的行为，如休克、昏迷患者，婴幼儿，智力低下、心理障碍患者等；强制求医行为是各司法机构或者医疗卫生机构等或患者家属为了维护他人安全和健康而采取的强制性治疗，主要针对传染病患者和精神病患者。

2. 求医行为的影响因素

许多因素影响患者的求医行为，如年龄、性别、社会支持、对疾病的觉察和认知等，其中对疾病的觉察和认知是影响患者求医行为的常见因素。如果患者对于疾病的性质和严重性有正确的认知，患者能及时就医，如被蛇咬伤、刀刺伤，这类疾病对生命威胁大，人们往往会及时采取就医行为。错误的认知有可能让患者延缓就医，耽误最佳治疗时间。例如，摔倒后患者头部受到碰撞，自觉无症状、能自行活动，可能拒绝做进一步的检查，因此有可能错过脑干等部位出血的最佳发现和治疗时间。家庭经济情况也会影响患者的求医行为，家庭经济条件好、社会地位较高的人往往更加重视身体健康，身体检查和就医频率较高；家庭经济条件差的人往往为了节省支出，对轻微症状的疾病会相对忽视，就医率就相对较低。另外，当地卫生水平和就医难度也影响患者的就医行为，居住在较偏远、交通不方便的地区，如少数民族聚集地的人们就医率会相对较低。求医行为还受文化教育程度、个性因素等的影响，敏感、焦虑的患者求医行为相对较多，孤僻、消极、绝望的患者求医行为相对较少。

(二)患者的遵医行为

遵医行为就是患者按照医护人员的治疗方案和要求接受治疗、护理的行为和表现，简而言之就是患者就医后对医护人员治疗的依从性。患者是否严格遵循医嘱是影响疾病疗效和疾病转归的重要因素。因此，临床护理工作应该对于患者的遵医行为给予足够的重视。根据患者的遵医行为可分为完全遵医行为和不完全遵医行为。前者是指患者产生求医行为后，完全按照医护人员的治疗方案进行，服从医护人员的安排，配合诊治和护理。后者是指患者不能完全遵从医护人员的诊治和护理，甚至拒绝诊治和护理。多表现为怀疑检查结果、治疗效果，自行中断或者更换治疗方案，不遵循医嘱规定的剂量、时间、次数，自行增减或更换药物、不更改不良生活方式等。在临床工作中，患者不完全遵医行为经常出现，影响患者遵医行为的因素主要包括以下几个方面：

(1)患者因素。患者的年龄、文化程度、经济状况、疾病的性质等均影响患者的遵医行为。如老年人发生不遵医行为较中年人多，青少年发生不遵医行为较婴幼儿多。文化程度较低和经济状况不好的患者发生不遵医行为较多，慢性病患者发生不遵医行为较多，重症、急症患者发生不遵医行为相对较少等。

(2)患者对医护人员的信任和依赖程度。医护人员的知名度、服务态度、业务水平直接影响患者对医护人员的信任和依赖程度。患者信任度越高，对医护人员给出的指导和建议遵从性越好。

(3)医护人员对于医疗方案的指导程度。医护人员若未充分向患者说明治疗方案对疾病的重要性、用药方法、用药注意事项、复诊时间等，导致患者对其不重视，也使遵医行为减少。

三、患者的需求

对于患者来说，生存的需求是最重要、最基本的需求。当进入患者角色后，生存的需求被格外重视，其他的如交往、尊重、爱与被爱等较高层次的需求往往被忽视。当患者的这些需求被忽视时，容易出现各种心理反应，从而影响治疗和护理效果。所以，医护人员应该充分了解和帮助患者满足其心理需求，促进疾病康复。

1. 基本需求

生存需求是最基本的需求，人们在健康时能主动满足自己的生存需求，但是当患病后，生存需求无法正常地得到满足。如正常人可以自己摄取氧气，但是对于呼吸系统疾病的患者，可能由于呼吸困难出现低氧血症和(或)二氧化碳潴留无法自己摄取氧气，护士应该尽早发现，及时处理。

2. 安全需求

患者对安全的需求贯穿整个疾病过程，疾病本身就是对安全需求的威胁。当患者确诊疾病后，担心疾病威胁生命及预后；患者住院后，陌生的环境和日常生活的改变，以及担心手术、药物治疗效果，医务人员的职业技术水平等，使患者产生不安全感，害怕独处，害怕发生意外，从而表现为焦虑不安。

3. 被爱的需求

患者入院后进入了一个陌生的环境，原本的生活习惯和规律改变，接触新的群体和事物，患者希望与群体中的人进行沟通、并被接纳，成为这个群体中被爱护和重视的对象。同时，患者患病后，脱离原本的人际关系，迫切希望与家属、朋友保持联系、沟通。当患者被爱的需求不能得到满足时，容易产生失落和孤独感。

4. 尊重的需求

患者患病后需要他人照顾，增加家庭的负担，自信心降低，可能担心家人不高兴或者厌弃。此外，担心疾病影响自己的社会地位，担心患病后不受重视或者尊重，从而产生自卑感。患者在入院后，希望能获取疾病相关的诊治信息并了解医护人员的职业技术水平，主动提供这些信息会让患者感到被尊重。患者还希望自己被医护人员了解，因此，采取合适的称呼来代替呼叫床号，让患者感到被尊重，有利于良好护患关系的建立。

5. 自我实现的需求

患者患病后往往会感到力不从心，需要他人的照料，易导致患者产生挫败感。所以，患病期间的自我实现主要体现在战胜疾病的过程中。疾病初期，护士可以用过去恢复良好的患者的实例激励患者，增强患者战胜疾病的信心。在治疗过程中，护士应及时将病情好转的信息告知患者，做好健康宣教，鼓励患者战胜疾病。在恢复期，护士应鼓励患者生活自理，增加活动频率，增强信心，实现自我实现的需求。

四、患者的一般心理特征

在患病后，患者会出现不同于健康人的心理反应。由于年龄、性别、个性特点、家庭背景、文化程度、疾病特点和严重程度的差异，患者出现的心理反应也不尽相同。

(一)患者的认知活动特征

1. 主观感觉异常

进入患者角色后，患者会格外重视自身的感受，对自己的身体格外关注，对平时不曾关注的呼吸、心跳、血压、肠胃蠕动异常敏感，对症状的敏感性增强。有的患者还会出现感觉异常，甚至是错觉和幻觉，如"患肢疼""蚁走感"等。另外，除自身感觉以外，患者对于外界环境的感觉也会更加敏感，如声、光、温度等，容易出现感觉过敏。

2. 记忆、思维能力受损

一些躯体疾病患者伴有明显的记忆、思维能力异常，表现为判断能力下降、记忆力减退。如血糖的异常影响了糖尿病患者的注意力、记忆力、定向力、思维。心脑血管疾病和呼吸衰竭病情缓解后的患者可伴有不同程度的认知功能受损。

(二)患者的情绪特征

疾病使患者的日常生活、工作、家庭都受到一定影响。患者产生一系列情绪变化和心理问题，常见的有焦虑、抑郁、愤怒。患者情绪变化会影响患者的治疗和康复，需要护士及时发现并采取措施处理患者的心理问题。

1. 焦虑

焦虑是一种原因不明的紧张不安，所有的住院患者都经历过不同程度的焦虑。患者的焦虑心理反应主要表现为交感神经系统亢进的症状，如血压升高、心率增快、呼吸加快、出汗等。产生焦虑可能与对于疾病的担心，不熟悉医院环境，诊断、治疗、护理带来的问题，经济负担，疾病造成的家庭和工作、人际关系问题等有关。

2. 抑郁

抑郁主要是以情绪低落、兴趣缺乏等情感活动减退、消极情绪为主的一组症状。多见于慢性疾病或者有功能障碍疾病的患者。在抑郁状态下患者主要表现为对外界事物感到悲观、失望、冷漠等；自卑、自责、自尊心下降等自我概念消极；生理功能方面会出现睡眠障碍，食欲、性欲减退等不适；社交功能方面会出现言语减少、兴趣缺乏、退缩、社交减少等。

3. 愤怒

愤怒是个体达到目标受挫时产生的紧张不愉快的情绪。患者常常认为自己患病是不公平的，不应该发生在自己身上，加上疾病所带来的痛苦和不良影响，让患者感到愤怒；患者会向亲友和医护人员发泄不满，容易引发护患冲突；患者拒绝接受治疗或者强行中断正在进行的治疗，部分患者具有攻击行为，甚至攻击医护人员或者破坏医疗设备。

4. 无效否认

否认是个体受到威胁后产生的一种保护心理，即拒绝接受对个体造成伤害或者无法接受的事物。短暂而有效的否认可以让患者免受强烈心理应激的伤害，而无效否认则会严重影响患者的身心健康，无效否认具体表现为患者不承认自己患有疾病、残障，不服从医疗护理措施。临床上常见的引起患者否认心理的原因主要有：①诊断结果显示病情严重，如癌症、艾滋病等；②引起身体残障的某些疾病，如需要截肢；③亲人离世。

（三）患者的意志行为特征

治疗疾病的过程就是一个以恢复健康为目的的一种意志活动。患病后部分患者意志力降低，不能依照医护人员的治疗方案完成治疗和护理，日常生活依赖他人去做，希望得到他人的关注，部分患者行为变得幼稚，例如吵闹、哭泣，以期望引起他人注意。

（四）患者的个性改变

当患者进入患者角色后，原本的社会地位改变，患者往往难以适应新的社会角色，加上疾病对于患者生活方式和工作的影响，患者原本的个性会发生改变，例如乳腺癌切除术后的女性患者出现自卑感、羞耻感等。

第二节　护患关系概述

一、护患关系的概念和重要性

护患关系（nurse-patient relationship）是护理工作过程中护士与患者在相互尊重并接受彼此文化差异的基础上，形成和发展的一种工作性、专业性和帮助性的人际关系。护患关系是护士与患者之间在特定环境及时间段内互动所形成的一种特殊的人际关系，以患者的治疗和护理为中心，也会受到其他人际关系的影响，包括医护关系、护护关系、护士与家属及其他人员的关系。

护患关系是护理人际关系的核心，是帮助性的专业关系，只有建立在相互信任、相互理解的基础上，才能更好地满足服务对象的各种需要，为其提供真正高质量的护理服务。因此，护士有必要学习护患关系的相关理论知识，以促进建立和发展良好的护患关系。

二、护患关系的特点

护士与患者的双向关系在特定的背景下形成，以一定的目的为基础。因此，护患关系有其自身的特性，具体表现为：

1. 工作关系

护患关系是护士为了满足护理工作的需要，以专业活动为中心的一种职业行为。不管患者是何种身份、年龄、性别、职业，护士都要一视同仁，应用自身的专业技能满足患者生理、心理、精神等方面需要的人际关系。

2. 以患者为中心的关系

护患关系以保证患者的身心健康为目的，因此，护患交往必须以解决患者的护理问题为核心，以维护和促进患者的健康为宗旨，以对患者的作用及影响为评价标准。

3. 多方位的关系

护患关系不仅局限于护士与患者，还涉及医生、亲属、后勤人员及行政人员等，这些关系会多角度、多方位地影响护患关系。

4. 短暂的关系

护患关系是在护理服务过程中存在的一种人际关系，护理服务结束，这种人际关系就会随之结束。

三、护患关系的基本模式

护患关系模式是医学模式在护理人际关系中的具体体现。根据萨斯（Sxas）和霍华德

（Hohade）的观点（1956），可将护患关系分为三种基本模式：

1. 主动-被动型

亦称支配服从型模式，这是一种传统的护患关系模式，在传统的医学模式的影响下，把患者只看成单纯生物学意义上的人，把疾病看成单纯的生物理化因素所致；把治疗护理全寄托于药物、技术，而忽视了患者的心理活动。护士常以"保护者"的形象出现，在主导地位把自己的处置意见施加于患者，患者则被动地接受护理。

这种护患关系的特点是"护士给患者做什么"，模式的原型是"父母-婴儿"。该模式下，过分强调了护士权威，忽视了患者的主观能动作用，不仅不能与患者默契配合，影响护理效果，甚至可能会出现差错。它只适用于意识丧失，不能与护士进行沟通的患者（如全麻、昏迷、危重、休克等）、婴幼儿、智力严重低下或某些精神疾病患者。因为他们不能与护士进行正常的信息交流。

2. 指导-合作型

该模式把患者看成是有思想、有意识、有心理活动的人。在护理活动中，肯定患者的主动性，这种主动性是以主动配合为前提的，以执行护士的意志为基础。患者不仅可以向护士提供有关自己疾病的信息，同时可以提出意见和要求，但护士的权威仍是决定性的。在此模式中，护士常扮演着"指导者"的角色。患者的主动合作，包括讲述病情、反映治疗情况、提供检查方便、配合各种护理措施等。事实上，在护理实践中，这种关系广泛存在，也是不可缺少的。大部分的护理措施（如输液、测血糖、测体温等）都需要患者的合作，以保障护理工作的正常进行。

"护士告诉患者应做什么和怎么做"是这种护患关系的最大特点，取得其配合，发挥护患双方的积极性。模式原型是"父母-儿童"。与主动-被动型的护患关系模式相比，这种模式具有很大的进步，但同时亦可能存在患者仍处于相对消极配合状态，护患关系仍然是不能完全对等的。如果护士过分强调对这种"合作"，就很容易导致忽视患者的意见。该模式适用于一般患者，尤其是急性患者。目前临床上的护患关系多属于这种模式。

3. 共同参与型

这种模式与前两种模式相比又有很大的进步。其出发点是在治疗护理过程中，肯定患者的意见具有价值意义，护患双方拥有同等的主动性和权利。在这种模式下，护士常扮演着"同盟者"的角色，患者不仅是合作，而且可以积极主动地对自己的治疗护理参与讨论，表达自己的治疗护理体验，探讨某些护理措施的取舍，在患者自理能力允许的情况下，可以独立完成某些护理措施，如自己洗头、自己服药等。

这种护患关系模式的特点是"积极协助患者自护"。模式原型是"成人-成人"。但这不能产生把那些本应由护理人员亲自执行的任务交给患者或患者家属的误解，例如，护士指挥患者家属换药，命令患者自行做晨间护理，要求患者自己取送化验单等，这些都是不恰当的。共同参与型模式目的在于调动患者主动性，更好地帮助患者树立信心，而非要求患者代替护士的工作。

这种模式多用于慢性疾病且具有一定文化知识水平的患者。对于处于昏迷、休克或精神异常及危重状态的患者，是难以建立也不宜建立这种共同参与型的护患关系的。

该模式与前两种模式相比有着本质的不同。因为这种模式把患者的意见看成是完善护理工作的一个组成部分。显然，它肯定护患关系不是单向的，而是双向的。在治疗护理中患者就获得了某种权利，人格得到尊重，积极性也得到了充分的发挥。该模式有利于提高护理质量，值得大力提倡。

4. 护患关系模式的转化

在现实的医疗护理活动中，建立什么样的护患关系，不仅取决于患者所患疾病的性质，而且要考虑患者的人格特征。三种不同的护患关系模式，反映了护士对患者和对护理专业的不同认识。在护理实践中，应注意通过区分不同护理对象，采用合适的护理模式，应提倡指导合作型和共同参与型的护患关系，以提高护理工作质量。为了调动患者的积极性，护士不仅要发挥其技术特长，而且要引导患者配合或共同参与这一活动以促进康复。

在临床实践中，护理人员与特定的患者间的护患关系类型不是固定不变的。随着患者病情的变化，可以由一种模式切换为另一种模式。例如，对一个因昏迷而入院治疗的患者，先按"主动-被动"的模式加以处理；随着患者病情的好转和意识的恢复，可以逐渐切换为"指导-合作"模式；最后，患者进入康复期则选取"共同参与"模式。

四、护患关系的分期

护患关系的建立与发展一方面是出于患者身心健康的需要，另一方面是出于护士工作的需要。因此，护患关系的建立与一般人际关系的建立规律有所区别，可分为以下三个阶段。

1. 观察熟悉期

是指护患双方从开始接触到熟悉，并初步建立信任关系的阶段。此时期护士需要向患者介绍治疗环境及设施、医疗场所各项规章制度、参与治疗的医护人员等，并初步收集患者生理、心理、社会文化及精神等各方面信息与资料。患者也应主动向护士提供相关资料，为进一步治疗与沟通奠定基础。在此阶段，护士与患者接触时展现的良好仪表、言行及态度等都有利于建立护患信任关系。

2. 合作信任期

是指护患双方在初步建立信任关系的基础上开始护患合作，是护患关系最重要的阶段。此时期护士需要与患者共同协商制定护理计划。护士对患者应一视同仁，尊重患者人格，维护其权利，主动提供周到的服务，而患者也应做到遵守相关制度，配合护士完成护理计划。在此时期，护士的知识、能力及态度等都是建立良好护患关系的基础。

3. 终止评价期

是指护患双方通过密切合作，达到了预期护理目标，护患关系即将进入终止阶段。此时期护士应在此阶段来临前为患者做好准备，并进行有关评价，如护理目标是否实现，患者对自己目前健康状况是否满意，患者对护理服务是否满意等。此外，护士也需要对患者进行相关健康教育及咨询，并根据患者具体情况制订出院计划及康复计划。患者也应对自身健康状况及护理服务做出正确的评价，为结束护患关系做准备。在此阶段，护士还应继续关注患者健康状况，不能掉以轻心，避免患者病情反复。

五、护患关系的影响因素

护患关系受诸多因素的影响，但主要因素为以下四个方面：

1. 信任危机

信任感是建立良好护患关系的前提和基础，而良好的服务态度、认真负责的工作精神、扎实的专业知识和娴熟的操作技术是赢得患者信任的重要保证。在工作中，如果护士态度冷漠或出现技术上的差错、失误，均会失去患者的信任，严重影响护患关系的建立和发展。

2. 角色模糊

角色模糊是指个体(护士或患者)由于对自己充当的角色不明确或缺乏真正的理解而呈现的状态。在护患关系中，如果护患双方中任何一方对自己所承担的角色功能不明确，如护士不能积极主动地为患者提供帮助，或患者不积极参与康复护理，不服从护士的管理等，均可能导致护患沟通障碍、护患关系紧张。

3. 责任不明

责任不明与角色模糊密切相关。护患双方往往对自己的角色功能认识不清，不了解自己所应负的责任和应尽的义务，从而导致护患关系冲突。护患责任不明主要表现在两个方面：一是对于患者的健康问题，应由谁来承担责任；二是对于改善患者的健康状况，应由谁来承担责任。

4. 权益

寻求安全、优质的健康服务是患者的正当权益。大多数患者缺乏专业知识和疾病因素，导致部分或全部丧失自我护理的能力，被迫依赖医护人员的帮助来维护自己的权益。

六、我国护患关系存在的问题及原因

建立良好的护患关系是护理工作的一个重要组成部分。但护患关系错综复杂，会出现各种不利于护士实施护理或有损于护患关系的问题，比较常见的问题体现在以下几个方面：

1. 护患之间的冲突

在所有医务人员中，护士与患者接触的机会最多，关系也最为密切，护患之间发生争议的机会也相对增多，在某些内外部因素的作用下，护患之间会出现关系冲突。护患冲突会严重影响诊疗护理过程，影响患者的康复。有时患者会由于个别护士的冲突而对医院的整体服务产生不满，患者也可能由此产生不遵医行为，不同程度地影响诊疗护理进程及效果。有些患者及家属在冲突中产生过激行为，既影响了医院的正常工作秩序，也挫伤了护士的工作责任感及积极性，直接影响护理质量及患者的康复。

对于这些矛盾或冲突，必须认真分析其产生的原因及影响因素，有针对地加以解决。常见的引起护患冲突的原因主要有以下几个方面：

(1)因角色模糊或定位不当而产生的关系问题：护患关系及沟通的关键是双方对关系的角色期望及定位是否明确。护士或患者在诊疗护理过程中的角色模糊或定位不当会造成双方不完全理解对方的权利及义务，而产生护患冲突。例如，有些患者对自己患者角色的定位不当，缺乏一定的医学护理常识，对护士的治疗及护理过程不理解，甚至提出不符合医学护理规律的要求，使护士感到十分为难。而患者由于需求无法满足，而与护士产生冲突。护士对自己的角色的权利及义务认识不足，对患者缺乏应有的关注，忽视患者的个性，对患者不信任，处于单向支配状态，甚至伤害患者的自尊心。

(2)因责任冲突而产生关系问题：护患之间的冲突表现在两个方面，一方面是对造成健康问题该由谁承担责任，双方意见有分歧；另一方面对改变健康状况该由谁承担责任，双方意见不一致。例如一位脑出血后遗症的患者，右侧肢体瘫痪，正在接受针灸治疗及理疗。护士要求家属配合患者多做下肢活动锻炼。但患者说自己下肢无力无法活动，难以配合。此例说明护患双方在谁来负责改变患者健康状况的问题上发生分歧。患者不愿进行积极的肢体功能锻炼，不想为改善自己的健康状况而承担责任，只想单纯依靠治疗解决问题。

(3)因权益差异而出现关系问题：要求获取安全、高质量的健康服务是每个患者的正当权益。由于缺乏相应的健康知识，以及病痛的影响，患者部分或全部失去了自我控制及自理的能力，因此，多数患者没有相应的知识及能力，难以维护自己应有的权益，而不得不依靠医护人员来维护其利益。这样就增加了护士的优越感，在处理护患双方的权益之争时，往往会倾向于偏向医院或医护人员的利益，较少考虑患者的正当权益，有时会以自己的服务态度及方式来"奖励"或"惩罚"患者。患者的自我保护意识不断增强，对医疗护理服务质量的要求也在不断地提高。如果医护人员继续忽视患者的正当权益，不注重技术及心理的安全性，就会引发护患冲突。

(4)因理解分歧而产生关系问题：当护患双方对信息的理解不一致时，就难以进行有效的沟通，而这种理解的分歧，最终会损害护患关系。理解分歧主要是双方对同一事物的看法及认识不同，如护士使用患者不能理解的专业术语，对患者沟通过程中所使用的语言过于简单等，会使双方对事物的理解不同而产生沟通障碍。

2. 护患沟通不畅

在护理过程中虽然护患双方都有积极交往的愿望，但在实际生活中仍然会出现沟通障碍。护患沟通不畅是我国护患关系普遍存在的问题，是导致护患纠纷的主要原因之一，也影响了护患交往的深度及广度。护患沟通不畅的原因存在于护患双方。

(1)护士方面的原因：①护士对患者的关注不够，使患者产生失落感、不信任及不安全感；②护士缺乏应有的职业行为规范，在护理道德方面缺乏应有的个人素养；③护士对患者的态度不好，如缺乏热情、敷衍、不耐心、指责等；④护士本身具有一定的心理问题，与患者交往过程中的人格、认知与情绪等不符合职业要求。

(2)患者方面的主要原因：①患者对护士的期望及要求过高，脱离了实际而产生失望及沮丧心理，因而失去了与护士沟通的主动性；②患者因疾病，出现负面情绪反应，如敏感、易激惹、愤怒、抱怨等，使护士降低了与其交往的深度及广度；③患者在患有躯体疾病的同时也患有心理疾病，使护患关系转入对立反感状态；④患者受其他社会心理因素的不良干扰及影响，对护士及护理专业有一定的偏见，阻碍了护士与其正常的专业交往。

七、建立良好护患关系的策略

1. 提高业务水平，维护双方权益

精湛的业务水平不仅可以增加患者的信任感，有助于护患关系的建立，也是保障护患双方合法权益的重要条件。护士是维护患者权益的主导者，必须为患者提供安全的护理服务。如果护士的理论及技能因素为患者的健康埋下隐患，甚至导致不良后果，护士则负有不可推卸的责任。

2. 注重人文关怀，尊重患者意愿

美国医生爱德华·特鲁多的墓志铭"有时去治愈，常常去帮助，总是去安慰"，是对人文关怀最好的诠释。尽管当今社会医疗护理技术飞速发展，但是总有一些情况会触及医疗护理的边界，此时体现人文关怀，尊重患者的意愿就显得尤为重要。

3. 主动沟通交流，鼓励共同决策

主动与患者沟通交流，提供关于疾病的信息，并鼓励患者共同决策，不仅可以帮助患者缓解焦虑、平复情绪，而且可增强患者对护士角色功能及护理工作的认识，有助于消除角色定位模糊对护患沟通造成的影响，更好地满足患者的需求。

4. 强调安全文化，避免责任冲突

许多疾病的发生，与人们的不健康行为有关，如吸烟、酗酒、吸毒等。事实上，这些不健康的行为可以通过医护人员的卫生宣教和健康指导而得以纠正。此外，对于可能发生或已经发生的健康问题，通常情况下可以通过有效的护患沟通得到解决。因此，护士应注重护理文化安全理念对患者健康的影响。

5. 讲究职业修养，克服交往阻抗

护士在工作中应不断提高自身的职业道德修养，注意控制不良情绪，平衡不良心理。在与患者的沟通过程中尊重对方，注重运用语言和非语言的沟通技巧，不把自己的观念强加给患者，解除其阻抗心理。

第三节　建立护患关系的一般技能

护患关系是一种专业性的帮助关系，良好的护患关系不仅可以帮助患者战胜疾病，恢复身体健康，而且对保障及恢复患者的心理健康有重要意义。而在促进护患关系向良性方向发展的过程中，护士起着主导作用。因此，护士必须掌握建立良好护患关系的方法与技巧，包括前文介绍的倾听、共情和非暴力沟通，还包括以下一般性技能：

一、树立良好的第一印象

人与人之间的第一印象会在初识的前 15 秒钟形成，而良好的第一印象有利于我们和对方形成良性人际交往关系。护士给患者的第一印象对建立护患关系非常重要。患者一来到医院就会自动地把注意力集中在对医护人员的观察上，他们需要确认给自己提供医疗护理服务的医护人员是不是可以信任。护士应该注意举止稳重、语言温暖、态度温和、衣着装扮得体大方，保持良好的仪容、仪表和行为举止，给患者良好的第一印象，为建立良好的护患关系奠定基础。

比如，当新入院患者来到病房进入一个新的环境时，心情紧张焦虑，尤其在患病阶段，患者心理极其敏感和脆弱，希望得到护士的理解和尊重，作为护士在与患者沟通交流的过程中应注意措辞、语气和态度，微笑迎接，亲切问候，见面问声"您好"，"请"字当头，"谢谢"不离口，避免使用"快点""不准""随便"等让患者感到不被尊重的命令式和无所谓的语言。同时向患者做自我介绍："您好，我是今天的值班护士××，由我为您做入院接待，如果您有什么问题或者需要可以随时告诉我。"这些都能充分体现出护士的职业素养和服务意识，能消除患者的紧张、焦虑心理，加大护患之间的亲和力，从而有利于建立彼此信任的护患关系。

二、主动觉察和满足需要

临床上有相当一部分患者对于自己的情绪、心理反应及出现情绪反应的原因都不能够很好地觉察，更加不能以合适的方式来表达，经常会造成护患双方的误解，从而影响治疗性护患关系的建立。护士作为护患关系的主导方，要能够第一时间主动觉察患者的情绪反应及引起情绪反应的未被很好满足的各种需要，并且能及时主动地帮助患者表达他们的情绪、满足他们的需要。当然，要主动觉察和满足患者需要，需要熟练掌握倾听与共情的相关技术。

护士在临床工作中要运用换位思考和共情能力，形成对患者需求的敏感性，准确评估患者各方面的需求，为患者主动提供帮助。护士主动巡视，不依赖患者呼叫，及时实施各种护理措施，及时回应患者呼叫。护士应明确需要的服务才是最好的服务，而所谓"高档""周到"的服务未必是患者最需要的。例如，对一个上肢功能障碍处于恢复期的患者，即将康复出院前，表现出忧愁与担忧，护士通过评估了解到患者对于回家之后的生活有些担忧，那么护士此时最需要提供的帮助是指导其如何尽快恢复功能，实现生活自理，早日回归社会，而不是周到地为他端水喂饭、清洁洗漱。

三、温暖支持与鼓励

温暖的关怀让患者感觉自己受到了最友好的相待。一旦患者感到护士对自己缺乏热情时，就会感到失望不满。反之，护士的热情会大大激发患者的合作愿望。护士的温暖本身就具有助人功能。护士主动运用安慰性的语言或行为给患者支持和鼓励,例如像迎接家里来客一样主动热情接待患者,与患者打招呼,介绍自己,主动关心患者的不适感受等,消除患者陌生感,减轻焦虑和恐惧。

护士应满腔热情地面对患者,将对患者的爱心、同情心和真诚的情感融入日常的言语中。例如,在晨间护理时,护士带着微笑走进病房,亲切地询问道:"早上好,昨晚您休息得还好吗?"对不同的患者谈及不同的内容,例如"您昨日手术的伤口还疼吗?""您今天感觉好些了吗?"这不只是简单的寒暄,而是护患之间一种情感的交流,良好的语言沟通能使患者感到温暖,有助于营造和谐的护患关系。

温暖还体现在交谈时的耐心和认真。有些患者有可能存在表达上的不足,使护士难以把握,护士应该根据不同情况,循循善诱、不厌其烦。当患者表达能力欠佳、叙述不清时,护士应善于归纳,帮助患者叙述,理清问题;当患者的叙述比较杂乱、主次不清时,护士应耐心听取,善于从中发现关键问题。在对患者做指导、解释、训练时,护士应该充满热情、耐心。

四、适当运用沉默技术

许多人对社交情境中的沉默感到尴尬并努力保持谈话。实际上,恰当运用沉默技术对患者可以有一定的抚慰作用。一方面,适当的沉默可以使患者对刚讨论的艰难内容进行思考或从中恢复,也可以鼓励患者说话。另一方面,也使护士有时间思考和观察患者的反应,从而有意识地选择一种合适的反应处理当前面临的问题。

例如,在患者说了一句话或者听了你的话后停顿时,不要急于插入进一步的语言交流,而是要留出几秒钟的空隙,使双方都有机会来观察和思考。尤其是在患者有不同意见或对护理工作不认可时,护士不要急于解释,适当运用沉默技术给患者表达自己要求和意见的机会,充分倾听和共情患者,思考应对策略。要注意的是,为避免沉默给患者带来压力和焦虑,护士要适当运用一些非言语技巧,如面带期待、温柔地看向患者、给予适当的言语或非言语的鼓励和解释等。

五、善用提问收集信息

提问不仅是收集信息和核实信息的手段,同时可以应用到交谈中围绕主题来开展。提问的有效性将决定收集资料的有效性。在护患沟通过程中,护理人员恰当地提出问题,能够促进、鼓励患者提供更多的信息,也有利于和谐关系的建立。

一般来说,提问可以分为封闭式提问与开放式提问。封闭性提问通常使用"是不是""对不对""要不要""有没有"等词,而回答也是"是""否"式的简单答案。这种提问通常用来收集资料并加以条理化,澄清事实,获取重点,缩小讨论范围。当患者的叙述偏离正题时,用来适当地终止其叙述,并避免会谈过分个人化。开放性提问通常使用"什么""如何""为什么""怎么样"等词来发问,让患者就有关问题、思想、情感给予详细的说明。沟通中,通常把封闭性提问与开放性提问结合起来,这样效果更好。

这里需要注意的是，在提问的过程中，应注意避免连续性提问，一个问句中不宜出现几个问题，否则患者会感到困惑，不知道如何回答，可以一个一个循序渐进地问。同时，护士应注意中心性原则，要明确自己究竟想了解什么，围绕交谈的主要目的来进行提问，要避免东一句西一句，使对方摸不着头脑。

六、尊重患者

沟通是全身心的交流，正如著名管理学家彼得德鲁克（Peter F. Drucker）所说："人无法只靠一句话来沟通，总是得靠整个人来沟通。"只有真诚地尊重对方，表达出沟通的诚意与信任，才能得到全面准确的信息，做到思想与感情的交流，才能做出明智的判断与准确的决策。

尊重患者是护士的最起码要求。尊重患者的现状及他们的价值观、人格和权益，予以接纳、关注、爱护，是建立良好护患关系的重要条件。尊重意味着护士应完整地接纳患者，接纳一个价值观和自己有差别甚至差别很大的患者，而不是仅仅接受其积极面，排斥其消极面。尊重意味着护士应当以平等商量的口吻和患者平等交谈，不可摆出一副权威的、无所不知的架势，盛气凌人，也不可以把自己的想法、观念和行为模式强加于人，更不能板起面孔教训人。尊重患者可以给患者创造一个安全、温暖的氛围，使其可以最大程度地表达自己，可使患者感到自己受尊重、被接纳，获得一种自我价值感。

例如，一位信佛的乳腺癌老年患者，在手术前一定要在脚踝处绑上刚刚从寺庙里"求"来的脚链，认为这样佛祖会保佑她渡过难关。有些护士认为患者这样做没用，会给对方贴上"迷信"的标签，但是作为护士也应该认识到患者这么做可能是出于她个人的宗教信仰，或者"好人有好报"的朴素价值观。患者的这些价值观、习俗、宗教信仰和生活习惯，也是需要我们理解和尊重的。

七、积极关注

无条件积极关注是人本主义心理学家卡尔·罗杰斯（Carl Rogers）提出的理论，它指以不评价的态度来对待人、不依据人的行为举止来判断一个人，无条件地接纳一个人。无条件积极关注立足于人的发展，尊重作为一个人的权利和独立性，珍视人的价值，展现出人本色彩。积极关注有助于建立良好的护患关系，促进护患之间的信任和护患沟通。护士的积极关注往往能帮助患者深化自我认识，全面、客观、准确地认识自己的内部和外部世界，并看到自己的长处、积极面和对未来的希望，从而树立起信心，激发其前进的内在动力，帮助患者挖掘自身的潜能，促进其向康复目标前进。

护士向患者传递的无条件积极关注，不带有权威面具，没有"我帮助你"的居高临下的疏远态度，而是平等地关怀患者。在无条件积极关注的原则指导下，护士坦诚的态度和对患者的信任，都可能使患者感受到自身的价值。护士在患者的立场上思考并给予情感回馈，真正切入患者的内心，就能使患者体会到一种感人至深的真情。通过无条件积极关注，患者与护士的情感联系加强、护患关系得到改善。

八、适时结束交谈

临床工作中普遍不重视结束交谈，有时是护士临时被打断而突然终止，如被电话打断或者被其他患者或医护人员打断等。其实，结束交谈对建立和发展积极的护患关系、巩固交谈效果都有非常重要的作用。交谈结束时，护士要做好本次交谈的总结，对患者的配合表示感谢，理解、支持，肯定患者在应对疾病时所付出的努力，并对接下来的安排给患者有一个大致交代，使患者能够体会到护士对患者的重视和关照，减轻患者焦虑感、增强信任感。

第七章

心理护理评估

患者，女，55岁，因风湿性心脏病准备在全麻下行二尖瓣置换术和三尖瓣成形术，术前患者面色愁容，神志恍惚，食欲不佳，情绪焦虑紧张，多次向医护人员询问有关手术及愈合的情况，夜间睡眠质量差，表现入睡困难、浅睡多梦。护士与其交谈中，发现患者很担忧自己的身体状况，惴惴不安，认为自己在等死，没有信心，激动时会抓着护士的衣袖，有胸闷、发慌等症状。

请大家思考一下：护士可以采取哪些方法评估患者的心理状态？可以选择哪些心理测评工具来对患者进行评估？

心理评估（psychological assessment）是运用心理学的理论和方法获得信息，对个体的心理品质和状态做全面、系统和深入地客观描述、分类、鉴别与诊断的过程。心理评估贯穿于整个护理活动，是护理评估中不可或缺的组成部分，是护士实施心理护理的重要环节。护理活动中运用心理评估主要用于筛查患者的心理问题，测查心理问题发生的原因，检测心理问题的性质及强度。心理评估不仅能帮助护士了解患者的心理活动、制定针对性心理护理方案，还对促进患者身心适宜状态的调整、和谐护患关系的建立、心理护理效果的提升均具有重要意义。

第一节　心理护理评估概述

一、心理护理评估的目的

心理护理评估是一套标准化的评估技术，应用多种方法获得信息，对评估对象的心理品质或状态进行客观地描述和鉴定。心理护理评估有三个基本要素：一是评估对象的心理状态或个性特征；二是采用心理学原理和方法，包括观察法、访谈法、问卷法等；三是定性或定量的评估结果，与评估的目标、方法及测评工具的属性有关。

在临床护理工作中，对患者的心理护理评估可以理解为运用专业的心理护理评估方法去觉察、了解患者患病后的心理状况，也是对患者进行护理观察的一个重要部分。

心理护理评估的主要目的是甄别出那些有不适宜的、严重的心理反应的患者，以便进行重点干预。患者会因为患有躯体疾病而产生不同程度的心理失衡或危机，是身心均处于应激状态的特殊群体，会不可避免地产生焦虑、抑郁、恐惧等负面情绪，一方面，我们需要运用观察、访谈、量表等方法综合评估患者的心理状态，区分患者心理反应的轻、中、重及对应心理干预等级，可减少临床心理护理的盲目性，提高临床心理护理的有效性。另一方面，护士需要评估、识别患者目前患病是否存在某些心理社会影响因素，以便及时处理，提高治疗效果和效率。

二、心理护理评估的原则

1. 综合评估原则

指心理护理评估需要综合多种渠道、多角度获取患者信息，才能准确评估患者的心理状态，识别其心理危机及影响因素。不少临床护士对心理护理评估存在一定的误解，认为使用心理测评工具的结果更客观准确，其实各种心理测评工具都有其主观性和局限性，特别是自评量表所测结果可能因患者的合作不佳而产生偏倚，需要结合临床观察、访谈等信息，分析患者的心理测评结果。

2. 动态实时原则

患者的心理活动是个动态的过程，会随着疾病的发展阶段和治疗经过不断发生变化，护士需要动态、实时评估患者的心理状态及其变化。心理护理评估需要针对"患者的心理活动随疾病变化或遭遇各种事件而波动、任何阶段都可能发生心理失衡或危机"等特点，护士必须强化"动态、实时"评估的意识，即使心理状态初始评估为"适宜"的患者，也不能排除其随后发生心理危机的可能。动态、实时地评估，可使护士随时了解患者的心理问题，酌情、及时化解患者的心理危机。

3. 循序渐进原则

心理护理评估可借鉴疾病诊断的临床路径，以先简后繁的方式，循序渐进地开展。从患者饮食睡眠等日常生活情况、躯体不适感受、疾病治疗经过等着手了解评估患者，先了解患者的躯体不适及躯体疾病对患者身心造成的影响，再确定患者是否处于威胁其身心的负面情绪状态，如评估结果显示其处于严重的负面情绪状态，则需要进一步评估其负面情绪的主要原因及严重程度、是否存在自伤自杀风险等，用以指导护士为患者采用既对症亦对因的心理干预措施。若评估患者身心状态适宜，则暂时可无须做深入的评估，以确保护士把有限的心理干预资源用于急需化解心理危机的患者。

三、心理护理评估的过程

心理护理评估是系统收集评估对象的相关信息用以描述和鉴定其心理品质或心理状

态的过程，是一种有目的、有计划的过程。心理护理评估过程包括评估准备、资料搜集、整理资料、得出结论和结果解释 4 个阶段。

(一)评估准备

在评估准备阶段，要根据评估对象希望解决的首要问题确定评估目的、评估内容和决策标准。然后明确要收集哪些资料、用什么方法、向哪些人员搜集。评估能否顺利进行，准备工作很关键，可以从以下几个方面做准备：

1.了解患者躯体疾病情况

综合性医院患者希望解决的首要问题是躯体疾病的问题，进行心理护理评估之前需要先评估患者的躯体情况。我们需要详细查看患者的相关疾病资料，了解患者目前的疾病诊断、治疗经过以及护理问题等。

2.确定评估的目的

在综合性医院，心理护理评估主要用来了解患者躯体疾病严重程度及躯体疾病对患者生理、心理、社会功能的影响，明确患者目前躯体疾病的发病和症状是否存在心理社会影响因素。评估通过访谈、观察和量表测量等方法，全面了解患者的心理状态，形成心理诊断，同时解释其原因及建议治疗方案。诊断是临床心理护理评估的最重要目标，除了诊断以外，还需要预测评估对象未来某个时期的行为，比如未来几周可能会经历的情绪困扰。最后，还需要做进程评价，若治疗前就收集了问题的严重性和特点等信息，再进行有计划、有步骤的追踪评估，这个评价就可以用来作为由治疗护理带来的变化。

3.决定评估的内容

根据患者希望解决的问题决定评估的具体内容。临床评估常常要求回答以下问题，详细的心理护理评估内容在本章第三节介绍。

(1)患者是一个什么样的人？例如年龄、职业、文化程度、身份地位、个性特征等。

(2)患者有明显的心理问题吗？

(3)问题的性质是什么？

(4)主要是情绪问题、思维问题还是行为问题？

(5)可能的原因是什么？包括既往精神和躯体疾病史、家族史、个人成长环境和经历等。

(6)患者心理问题与目前躯体疾病的关系是什么？

(7)什么方法可能取得最佳疗效？

(8)患者具有哪些独特的优势和能力？

这些问题有一部分来自患者，即患者最初希望帮助解决的问题，可以从生理过程、认知、情绪和行为等多个方面来评估。生理过程包括心率、血压、肌肉紧张度等，认知过程包括注意、记忆、智力、自我知觉、对意外事件的知觉及对疾病的认知等，情绪是心理护理评估的重点内容，包括目前的心境、情绪水平和情绪反应特征。除了对患者个人特征进行评估外，对环境和家庭社会因素的评估也十分重要。当然，要根据目标和患者的问题做重点评估。

4. 选择评估标准

明确测量的目标和内容以后，评估人员接下来要选择评估标准，这就要求确定作为比较的参照点，进而明确问题是否存在、严重性如何、是否有确切的改善等。常见的评估标准包括常模标准、自身参照标准和专业标准。

（1）常模标准：心理护理评估时要形成对一个人完整的印象，不仅要根据个人信息，如个人史、个性特征、环境条件等确定具有个体特异性的资料，还要进行常模标准比较，即同其他具有可比性人群的一般情况相比较。

（2）自身参照标准：当评估的重点是一个人在不同时段或不同情境的变化时，采用自身参照标准比较合适。例如，一个患者诉近期有持续性头痛，评估者需要知道与以前相比最近头痛发生的频率与严重性如何，如果发生频率有所增高，与患者最近生活、工作、人际关系的变化及环境的变化是否有关，如果患者正在治疗头痛，评估者需要将症状的好转作为治疗效果的评价指标。

（3）专业标准：有时评估结论要依据一定相应专业领域既有的标准和规范，标准不同，结论可能不同。例如临床评估中，诊断评估对象是否有心理问题及严重程度时，要先确定拟采用的诊断标准体系。

5. 拟定计划

明确要收集资料的内容及允许的资料来源，就可以制定资料搜集计划，如设计搜集方法、对象、时间进程、器材和场地等。

（二）搜集资料

采用恰当方法搜集必要的资料，这是心理护理评估过程的主体。主要步骤有：

1. 选择评估方法

根据评估目的和评估内容，选择合适的评估方法。主要评估方法有与患者面对面的访谈、对患者直接与间接的观察、采用问卷等评估工具进行评估，具体方法在本章第二节。

2. 确定资料来源

资料来源大致有如下几个方面，需要注意的是不管从哪个渠道收集来的资料不一定都完全客观可信，护士要对这些资料进行综合分析。

（1）评估对象：通过观察、测验和访谈直接从评估对象身上获得评估需要的信息，资料搜集直接快捷，但这些信息并不一定全部可靠，有时评估对象可能会提供虚假信息，评估对象的个性也有可能影响信息的可靠性，例如有人可能不清楚自己的困扰或者痛苦，也有人为了索取赔偿而故意夸大疾病的严重程度，因此，必须对这些信息进行筛选和分析。

（2）知情人：知情人包括亲属、朋友、老师、同学、同事或领导等，通过与知情人访谈，获得评估对象历史和现状的信息。同样，知情人与当事人的关系、判断能力，以及知情人的个性特点，都会影响提供信息的客观性，因此，对他们所提供的资料也必须加以分析。

（3）文字记录：评估申请中一般有评估对象的背景资料，此外有关评估对象的文字记录，如学籍档案、病例、日记和公开发表的文章等都可以作为资料来源。

(4)问卷或量表测评：问卷或量表测评的相关内容在本章第二节有详细介绍。

3. 按计划展开资料收集

必要时与患者商量好收集资料的时间、地点，准备好所需要的工具或材料，做好知情同意，注意护患关系的建立，正确运用资料收集的方法，使用合适的心理学技术，尽可能全面、客观收集患者资料。当然，在资料收集过程中要实时做好记录。

(三)整理资料

按照一定的思路和顺序对资料进行整理，并对各类资料进行详细分析、相互比较、彼此联系，以便更加全面地、整体性地做出结论。临床护士根据自己医院的经验，根据评估的内容，分门别类进行整理。

(四)得出结论和结果解释

搜集了评估对象的背景、访谈、观察资料并进行测验之后，要整合资料、解释发现，得出结论。得出结论和结果解释都决不能仅仅依赖测验分数，要综合访谈时患者语言内容、言语动作、声音特点、表情、体态等表现。结果解释是评估过程中最具挑战性的一环，要整合各种手段、各种来源的评估资料，判断资料的内在含义、探索资料对诊断和干预的意义。

1. 形成初步印象

对临床资料整理分析之后，必须对患者的心理问题和行为问题就严重程度和归类诊断方面，形成大致判断，这称之为初步印象。具体操作步骤如下：

(1)初步判断患者的心理行为方面的表现是正常还是异常。

(2)分析患者心理行为反应的原因及与躯体疾病的关系。

(3)判断患者心理行为问题的严重程度，是否能解决，是否需要精神心理专业人员的帮助或转诊。

2. 确定心理及行为问题

(1)掌握判断正常与异常的心理活动的三项原则。

1)主观世界与客观世界的统一性原则：任何正常心理活动和行为，必须在形式和内容上与客观环境保持一致性。

2)精神活动的内在协调一致性原则：人类的精神活动包括知、情、意等部分，它是一个完整的统一体，各种心理活动之间协调一致，这种协调一致能保证人在反映客观世界过程中的高度准确和有效。

3)人格的相对稳定性原则：每个人在自己长期的生活道路上都会形成自己独特的人格，人格形成之后具有相对的稳定性。

(2)判断心理及行为问题的类型。

首先要判断患者心理行为问题是否与器质性或躯体疾病有关，以决定是要处理器质性或躯体疾病为主还是要处理心理行为问题为主。判断精神病性问题、神经症性问题、严重心理问题、一般心理问题和适宜的心理反应，以帮助护士决策，如哪些情况需要请精神心理专业人员进行更加专业的评估和处理、哪些问题可以通过我们的心理护理来解决的。患者精神心理方面的反应由轻到重主要有以下几个方面，护士要学会鉴别。

1）适宜的心理行为反应：患病后人人都有可能会出现的一些担忧和行为，例如，刚入院的患者会显得有些担忧、问题比较多，或者表现出警惕、怀疑的态度，这些都是因为环境陌生、对工作人员不了解、对疾病的相关信息缺乏等而产生焦虑和担忧，这是绝大部分人都会出现的、可以理解的正常反应。

2）一般心理问题：现实（事件）生活、工作压力、患病等引起的心理冲突，并因此而体验到不良情绪；病程持续时间1~2个月；可控，社会功能略微受到影响。一般心理问题主要表现为焦虑情绪，有时会出现依赖、愤怒、敏感等；明确由躯体疾病所致，患者表现为过度的焦虑，反复询问相同问题；对治疗护理很不放心；对疾病或手术的预后总是持悲观态度等。

3）严重心理问题：无器质性病变作为基础，且根据正常和异常的心理活动三项原则，有自知力，主动就医，无幻觉、妄想，可排除精神病；有强烈的现实因素激发，初始情绪反应强烈，多数情况下会短暂地失去理性控制；持续2~6个月；生活、工作、社交受一定影响，非专业性干预难以解脱；症状不是由躯体疾病所致，可伴有人格障碍。例如患者对于患病表现出愤怒、依赖，甚至将焦虑、愤怒的情绪迁怒于他人。

4）神经症性问题：这类患者往往出现持久的精神痛苦、焦虑、强迫、疑病和抑郁等症状，检查没有任何证实的器质性问题，比如患者总觉得到处疼痛，但检查未发现任何阳性体征，患者的主观体验与实际不符合。

5）精神病性问题：患者的情绪反应超出了一定的强度和时间，并且影响到其他方面，明显影响患者的心理社会功能，甚至出现幻觉、妄想或睡眠障碍等。

（3）判断心理行为问题的严重程度。

主要根据三个方面的严重程度来评判心理行为问题的严重程度：患者主观感受的严重程度；出现出汗、食欲下降等自主神经系统症状的严重程度；对生理、心理、社会功能影响的严重程度等。

（4）判断引起心理行为问题的主要原因。

引起患者心理问题的原因多而复杂，有的是疾病所致的身体病痛，有的是担心预后或经济问题，有的是担心他人对自己或自己疾病的态度等，且有相当一部分患者因为相关信息、知识的缺乏而产生不必要的担心或过度的忧虑，我们要主动、尽早为患者提供信息支持。特别要注意的是，由患者本身的性格特征或主要由心理社会因素导致躯体不适的患者，需要提供更多的关注和更专业的处理。

3. 判断患者心理行为问题与躯体疾病的关系

人的生理和心理是一个有机整体，躯体疾病与心理行为问题往往相互作用、相互影响，心理问题既能引起心身疾病，又能使原有的躯体疾病严重或恶化；而罹患重大躯体疾病也能导致心理应激，引发心理行为问题。如被确诊为慢性难治性疾病的患者，不但躯体上发生变化，心理上也备受折磨，患者受到病程长短、疾病的严重程度、经济状况、家庭支持、治疗效果等因素的影响，容易产生焦虑、抑郁、躯体化、敌对等负面情绪和心理问题，这就是躯体疾病导致的心理行为问题。躯体疾病伴随心理行为问题可增加疾病风险，容易诱发高血压、心脏病、糖尿病、胃肠道症状等躯体疾病，进一步影响患者的治疗和预后，这些诱发的心身疾病就是心理行为问题导致的结果。

4.解释评估结果

（1）解释要依据所有评估资料。在观察过程中可能会对患者形成某种印象，但不要仅凭某种印象解释观察到的行为，毕竟在一段短促的时间里进行的观察往往只产生一个小的行为样本。解释访谈资料同样需要其他信息，不同访谈对象陈述的看法和侧重点不同，原因也有很多。测验分数的解释不是简单的对照手册，把分数转换为文字，不能简单地依据测验分数下诊断。相反，要回顾整个测验表现、行为观察和背景信息寻找合适的解释。因此，解释评估结果时需要依据观察资料、访谈资料及问卷或量表的测验分数，对所有资料进行综合分析。

（2）解释要谨慎概括和推论。要使用患者所有信息资料，将结论和推论建立在几个因素的基础上，包括评估人员和评估对象的互动质量、目前的评估结果、个案史、医学史、既往评估结果。只有足够的、可信的数据支持才能得出结论，避免过度推论。评估结果并不是绝对可靠的，对于解读需要考虑到患者具体情况，包括年龄、性别、文化背景、生活环境等因素，而且只是反映当时的情况，既不是回溯过去，也不是预测将来。

（3）解释的呈现。评估结果的解释可以基于测验一项一项地展开，如症状自评量表得分、抑郁自评量表得分等。评估结果的解释可以使用不同语气词来体现解释的主观性和肯定度，如可以肯定评估对象"打扮得体、口齿清楚、抑郁自评量表得分为40分"，对结论、推论、预测没有把握时使用"很可能、看上去、也许、似乎"等，如"测验结果看上去有效，因为他的动机和注意在整个测验中都是良好的"。解释评估结果要兼顾评估对象的优势和潜能，解释不要包含种族、性别、社会经济地位等方面的偏见。

四、心理护理评估的注意事项

准确评估是优选心理护理对策的前提，不同疾病状态下患者存在的心理问题不同，其心理问题的严重程度也有所区别，所需的心理护理对策亦不同，在评估的过程中我们要注意以下几点：

1.建立信任的护患关系

一方面，护士能否迅速、有效地和患者建立起互相信任、互相理解、互相尊重的人际关系，是评估工作成败的关键。护士要让患者真正感觉到被理解，以及来自医护人员发自内心的关心，护士要有得体的仪表，用坦诚、接纳的态度对待患者。因此，当护士和患者在一起的时候，花上几分钟的时间，心无旁骛地与患者及其家属交流，让其感受到你的关心，向患者及其家属传递信息，积极地倾听他们的想法和担忧。另一方面，患者由于疾病的影响而显得信心不足甚至自卑，对自尊的需求更高，因此，在与患者交往过程中要尤为注意，从第一次见到患者开始，护士就应该努力和患者建立良好的信任关系。

2.评估应贯穿于心理护理实施的整个过程

患者的心理状态与心理反应会因为病情变化、治疗环境等因素而不断发生变化，护士在给患者治疗护理以及与患者的人际互动的每一个过程中，应随时注意对患者的心理反应进行评估。

3. 要注意观察患者的非语言信息

护士要有敏锐的观察力，在与患者接触时敏锐地观察患者的思绪，发现隐蔽的心理问题，不仅明白患者说了什么，同时要观察患者的表情、语音、语气、语调、身体姿态等，在什么情况下欲言又止，还要洞察患者还有什么话没说，判断其对待医护人员的真实态度。

4. 隐私保护

评估时可能会要了解患者生活中的隐私，但不要刻意去探究与评估无关的事情。要妥善保管患者的资料，没有患者本人的允许，不能将患者的信息透露给他人，尤其是老年人和一些特殊疾病的患者，由于性情的变化，可能对某些一般人看来不是隐私的事情也会比较敏感，护士要特别注意保护他们的信息资料。

5. 根据患者特点选择合适的评估时间、环境和方法

评估时间每次不能太长，最好不要超过 30 分钟。例如，老年人视力和听力等处于衰退过程中，在选择评估环境时要注意选择安静、光线充足的地方，同时评估者要注意语音、语调、语速，要能保证被评估的老年人能听得清楚、明白。老年人各方面反应相对较慢，要保持必要的耐心等待被评估者做出反应，不要催促，以免影响评估结果的可靠性。儿童可以设计成在与其玩游戏的过程中进行评估。

6. 心理护理评估与身体评估同时进行

一方面，在进行心理状态评估时不应与身体评估截然分开，躯体情况与心理状况是密切相关的。另一方面，护士在进行身体评估的同时，也可以通过观察患者的语言、行为、表情等收集精神心理护理评估资料，提高评估效率。

7. 评估过程中要有整体观

环境对护士和患者的反应和判断都会有影响，所以，一方面，在评估过程中要将患者与所处环境看作一个整体，要考虑环境因素对评估结果的影响。另一方面，要把患者当作一个整体的人进行评估，要全面考虑患者认知、情感、行为等方面的相互影响。患者年龄有大小，学问有高低，文化背景、家庭环境、成长经历各不相同，要做到与"人"打交道而不是与"病"打交道。同时，通过与患者家属的交流及观察患者与家属的交流，分析患者社会支持系统的优劣。

8. 保持态度中立

避免护士的态度、信念、偏见等对评估结果的影响，在护理工作中不要根据自己的喜好投射他人，要冷静客观地对待第一印象。精神心理的评估不像身体评估，如血液检查、B 超、X 线、CT、MRI 等客观指标，只能通过评估人员主观的观察和测验，而这些观察和测验会受到评估者和被评估者的价值判断、经验、能力以及所处环境等多方面的影响，所以，评估人员要尽量避免和控制这些影响因素，尽可能保持中立的态度。

9. 评估结束后要有小结

评估结束后，护士要对评估过程中收集到的相关信息给患者做一个简要的概括反馈。

一方面，可以与患者进行核对和确认，避免遗漏信息；另一方面，可以在反馈的过程中，一边总结患者的问题，一边可以给患者一些指导和鼓励、支持，引导患者发现自己应对疾病状态的某些有利因素，引发患者的思考和改变，尽可能适应目前的疾病状态。

第二节　心理护理评估的方法

心理护理评估的方法丰富多样，有健康史的自我报告、收集档案记录、观察法、访谈法、心理测验、问卷法、实验法等，多种方法结合使用，能更全面地收集资料，评估结果更有价值。临床常用的方法有观察法、访谈法、问卷或量表评估。

一、观察法(observation method)

通过直接或间接的方式，有目的、有计划地观察和记录被评估者的外显行为的心理评估方式称为观察法。

(一)观察法的分类

(1)根据观察的途径，观察法可以分为直接观察法和间接观察法。直接观察法：观察者面对面地观察被观察者一言一行，以获取资料。间接观察法：观察者通过从与被观察者接触最密切的人那里获取信息，以及从被观察者的画画、书信等作品中获取信息等，都称为间接观察法。

(2)根据研究者是否参与来访者的活动，观察法又可以分为自然观察法和控制观察法。自然观察法：在完全自然的环境中进行的观察称为自然观察，自然观察法在不干扰、不控制的情境下对个体的行为表现进行观察，可比较真实地反映被观察者的实际情况，如在幼儿园观察分离焦虑患儿的行为表现等。控制观察法：也称模拟观察，指观察者设置一定的情境，控制情境范围内的条件来观察被观察者的行为表现，如恐怖症患者的回避试验。控制观察法能对患者干预前后的目标行为进行量化处理，常用于评价干预效果。

在护理工作中常使用的观察方法为自然观察法，一般来说是对患者的仪表、身体外观、人际沟通风格、言语和动作、在交往中所表现的兴趣爱好、对人对己的态度、在困难情境中的应对方法，以及对疾病和医护人员的态度等进行观察。自然观察法贯穿于护士与患者接触的整个过程中，护士需要经专业培训，在观察时应确定清晰、准确的目标行为，对观察到的行为进行具体的描述，着重记录目标行为的发生和持续时间、频率及强度，通常需要采用直接观察和间接观察相结合的方法。

(二)观察法的技巧与方法

对人的观察，尤其是心理活动的观察是一个很复杂的过程，为了尽可能全面、客观地把握一个人的心理状况，观察的过程中特别需要注意以下几个方面。

1. 语言信息

观察的过程中需要重点关注患者的语言信息。部分患者会用语言信息清楚地表达自己的想法、感受，这对于护士来说比较容易掌握，可以直接通过语言信息来评估其心理状态。但是，有的患者语言表达的内容不一定是真实的想法和感受，况且单纯通过语言表现传递给人的信息不足 30%，因此，我们要通过观察患者丰富的非语言信息来评估患者的心理状态。

2. 非语言信息

非语言信息是一种极为重要的信息传递手段，关注患者的非语言信息是心理护理评估的重要部分，非语言信息主要分为声音要素、动作要素和外表要素三大类。

（1）声音要素：指讲话时的语调、语气、语速等。例如，焦虑的患者语速会比较快、语调较高亢；抑郁的患者语速慢、语调低；悲观绝望的患者语速慢而且语气显得漫不经心、毫无生气。

（2）动作要素：指面部表情、视线，上肢的动作、身体姿势、头部运动、走路的方式步伐等身体语言。面部表情中最重要的元素是眼神，其次是眉头和眼角、嘴角的运动或形状。护士应该注意观察患者的眼神是游移不定、躲闪、不与人对视，还是坚定、关切。眉头是紧皱还是舒展，嘴角和眼角是上扬还是下耷，患者身体是正对着、侧对着还是背对着，上肢的摆动幅度和频率等，有无搓手、搓衣角、抖动等小动作，双脚的朝向、走路的速度、步伐大小、力度、流畅度、有无来回踱步等，这些细微的动作都能说明患者对待疾病和治疗的态度，从而评估其有无回避、焦虑、担忧等情绪。

（3）外表要素：着装打扮是否得体、适宜等，可以看出患者的精神状态及人格特征等。

3. 几种特殊情况的观察

在观察的过程中要学会读懂患者的潜意识和情绪，识别患者表面的危险和谎言。

（1）读懂患者的潜意识：如医生给开了药患者并没有去拿；嘱咐患者的处理方法并没有遵循；不停更换医院和医生等，遇到这些情况，我们往往只会从医学的角度帮患者做决定，没有认真倾听患者被你打断的潜意识（不接受手术、维持现状、不接受改变、不信任这个医师）的表达，我们需要掌握准确读懂患者欲求的技巧，满足患者"自我表现欲望"和"自尊欲望"，我们要从患者的语言和非语言信息中读懂患者潜意识坚持的东西，充分倾听后再给予指导。

（2）读懂患者的情绪：通过表情、动作、声音来读懂患者的情绪，观察患者额头、眉头、上眼睑动作、嘴角动作等。例如，患者生气时，表情肌肉停止运动，让人觉得面无表情、肌肉紧绷，眼睛会一瞬间瞪住对方很快转移视线，声音不是怒气冲冲便是毫无张力、越来越小。

（3）读懂患者的心情：通过瞬间表情读懂患者的心情，社会刻板效应（如女性应该温柔亲切、同事介绍的应该可以信赖、同行应该能够理解）会阻碍对患者性格和心情的观察；适应性潜意识（潜意识思维是一个不断进化的适应性过程，拥有评估、解读和理解环境的能力，快速采取行动并在潜意识内权衡各种环境的生存优势，并最终做出选择）能帮助我们准确把握患者的心情，正确把握对方的性格及心情有效的方法是在见面的瞬间就读懂对方的表情，不要被社会刻板印象束缚，见面瞬间(2秒)集中注意力观察患者的脸。

(4)注意患者"表面的微笑"：微笑可以分为"会心的微笑"(自然的微笑)和"表面的微笑"(强颜欢笑)，比如希望"扮演良好的患者"，给医护人员留下好印象，确保被用心对待；希望隐藏生气等消极情绪，不希望被觉察自己今后的攻击欲望(投诉、换医生甚至换医院等)，对"表面微笑"的患者要引起注意和重视，以及更加耐心地沟通。

(5)识破患者的"谎言"：比如患者说"你们技术这么好，我相信你们""这小问题，我一点都不害怕呢"，而他表现出来的行为是不停地四处找人询问、打听治疗方案。患者在语言上前后矛盾或复述错误，语句与语句之间停顿，声调变化大、不自信地小声说话或故意大声说话，想尽早结束而突然加快语速，声音过高或变化过大，频繁地交叉玩弄手指，小幅度抖腿，总是摸头发、鼻子或下巴，表情中上半脸无表情或不安而下半脸微笑，频繁眨眼。看到这些信号，就要警惕患者言语的真实性。

二、访谈法(interview method)

也称护理晤谈或会谈，是访谈者与患者之间有目的地进行信息沟通的手段之一，是心理护理工作者与患者沟通的一个重要过程，也是收集信息、诊断评估和治疗干预的重要方法，是心理护理工作者必须掌握的基本功。

(一)访谈的分类

1.结构性访谈和非结构性访谈

结构性访谈又称标准化访谈，指的是访谈者按照统一的、事先规定的访谈内容依次向访谈者进行提问，即访谈提纲是经过严格设计的；结构式访谈有统一的形式，由一致的问题组成，可以量化评估结果，具有操作标准化、结果数量化和可比性强等特点。非结构性访谈是一种开放式的访谈方法，通常用于深入了解被访者的观点、经验、态度和感受；与结构化访谈相比，非结构化访谈没有预先确定的问题或提纲，而是允许被访者自由发言，探索他们的想法和感受。访谈者会引导被访者谈论特定的主题或话题，但并不限制其回答的方式或内容，这样可以使被访者更加自由地表达自己的看法，并且能够深入地探索被访者的思维过程和个人经历。

2.正式访谈和非正式访谈

正式访谈是一种系统化的、目的明确的访谈方式，通常用于护士在非正式访谈过程中或者通过平时的观察发现患者可能存在某方面的问题，或者患者在某方面有比较明显的疑问或异议时。护士要特意安排正式访谈，充分倾听患者，深入了解其想法和感受。非正式访谈则更加灵活和自由，通常用于在治疗护理过程中与患者的随意交流，或者对患者比较敏感或拒绝被人窥探的问题，而患者病情或治疗需要必须要了解的情况，护士可以在治疗护理的同时不经意地从侧面询问患者。

3. 一般访谈和特殊访谈

一般访谈是对一般的访谈对象或正常的访谈对象进行的访谈。特殊访谈是对某些特殊访谈对象(社会名流、儿童、残障人士、犯罪人员等)或存在身心疾病、非正常访谈对象所进行的访谈。

(二)访谈的过程

首先,访谈不是随意的,而是有目标的并在特定的情景下规定谈话的目标和范围。例如,谈话的中心是针对患者的问题,目的是了解患者,帮助其认识和解决问题。其次,访谈需要按照一个有意义的访谈结构进行,需要了解和掌握沟通技巧和规则,否则访谈不仅浪费时间,达不到预期的目的和效果,还有可能对患者造成不良影响。下面介绍正式访谈的 5 个阶段。

1. 介绍阶段

适当称呼,表示关注。访谈的初次接触即进入介绍阶段,访谈者应该向患者说明关键事项,例如保密性和访谈的目的。对于访谈者来说,事先准备好如何与患者进行第一次接触很重要,应该让患者感受到访谈者的平和、热情,使患者放松情绪,降低戒备心。以下行为可以作为见面时的一种基本仪式:①打招呼,适当的称呼和握手;②访谈者进行简单的自我介绍,开始简单的闲谈,使患者放松,并简单介绍访谈过程,使患者对评估有了解,重点介绍评估的保密性;③引导患者介绍他的一般情况,如年龄、工作、学历、家庭情况等;④按照访谈程序开始访谈。

2. 开始阶段

初步询问,建立关系。开始阶段就患者现在所关注的事情提出问题为标志,一般包括以下几项任务:①访谈者的开场白;②患者对开放式问题的反应;③访谈者对患者表述能力的评估。开始阶段持续 5~8 分钟,访谈者主要运用积极关注和非指导性倾听的技巧来鼓励患者诉说,访谈者的主要任务就是倾听患者的自由表达。关注其对于问题的看法,通常以开放式提问为主,如"请告诉我你这次来住院的原因""有时候要讲出来这里的原因的确很困难,但是一旦你找到一个开始点,一切就变得容易了""或者可以先说说你在家里(学校或单位)的情况怎么样"。

3. 主体阶段

深入交流,评估问题。该阶段是访谈的重点,主要工作是收集信息,而收集哪些信息则由访谈目的决定,其重要部分是对心理问题或障碍的诊断与评估。例如,访谈的目的是评估患者的症状,以确定适当的治疗方案,那么就将收集信息放在诊断性症状和标准上。但访谈的目的和重心会随着收集到的信息发生变化,如在谈话中患者有自杀的想法,那么访谈的目的就有可能变成衡量自杀的程度。

4. 结束阶段

总结问题,给予指导。一次正式访谈的时间通常为 50 分钟左右,在访谈还剩 5~10 分钟时,访谈者应该从信息收集过渡到终止阶段,对谈话的话题进行总结,对患者表示安慰和支持，给予患者积极的希望，约定后面的访谈，如"非常感谢你如此坦诚，并愿意向我讲述你的事情""我想知道，你还希望谈些什么，我们可以在下次的访谈中深入了解"等。

5. 终止阶段

明确约定，友好告别。终止阶段并没有固定的终止语，只要表达出温暖和自在即可。在该阶段，患者可能会因为面谈的终止而表现出对分离和丧失的态度，如可以说"下次见""慢走""这次没有谈完，下周我们会进行下一次访谈的"。

三、问卷或量表评估（questionnaire or scale evaluation）

调查问卷是指某一主题设计的相关问题的集合。只以调查研究的内容为依据，主要是关于行为或事实的一些问题，可以调查职业、年龄、性别、性格的自我评价等，不一定具有特定的理论依据。很多情况下，调查问卷是为了获得一些影响因素，而不是结局。量表的编制需要以一定的理论和概念为基础，所有的问题都是为了集中获得对某一事物的评价，量表的内容通常都是相关的。此外，量表是一种测量工具，旨在揭示不宜用直接方法测量变量的水平，通常是为了测量某些结局。量表的分数能够反映出研究对象的倾向或某种结局。

（一）量表应用的基本原则

1. 选择适当的量表

根据研究或评估的目的，选择与所关注领域相关且经过验证的量表，确保量表的可靠性和有效性。

2. 标准化使用和解读

按照量表的使用说明，遵循统一的解读规则和分数转换方法，对被测者进行标准化的操作和评分，确保结果的可比性。

3. 注意量表的限制

了解量表的局限性，包括适用人群范围、评估维度和测量工具等方面，避免将量表用于不适合的群体或场景中。

4. 考虑文化差异

在跨文化研究或评估中，要注意量表的文化适应性和等价性，必要时，进行翻译、修订和验证以确保量表在不同文化背景下的有效性。

5. 确保量表使用过程中的匿名性

尽可能保证参与者的回答是匿名的，以提高他们的回答真实性。

6. 遵循伦理原则

在进行量表调查时，必须遵守伦理原则，保护参与者的权益和隐私。

7. 正确解读量表结果

在对量表结果进行解读时，要结合相关理论和背景知识，并注意避免过度解读或武断判断。

（二）常用量表介绍

1.症状自评量表 SCL-90

由德若盖提斯(L. R. Derogatis)于 1975 年编制。共包括 90 个项目，项目内容包含比较广泛的精神症状等内容，如思维、情感、行为、人际关系、生活习惯等方面的内容。量表包括 10 个因子：躯体化、强迫症状、人际关系敏感、抑郁、焦虑、敌对、恐怖、偏执、精神病性、其他。可通过量表总分较好反应测试者病情的严重程度，病情越轻，总分越低；病情越重，总分越高。该量表也可通过测量结果判断某个因子的严重程度。

2.抑郁自评量表 SDS

由美国杜克大学教授(William W. K. Zung)于 1965 年编制，能有效反映抑郁状态的有关症状及其严重程度和变化情况。共 20 个项目，将 20 个项目的各个得分相加即为原始分，原始分乘以 1.25 取整数部分得到标准分，标准分正常上限参考值为 53 分，低于 53 分为无抑郁，53~62 分为轻度抑郁，63~72 分为中度抑郁，72 分以上为重度抑郁。

3.焦虑自评量表 SAS

由美国杜克大学教授(William W. K. Zung)于 1971 年编制，用于评定患者焦虑的主观感受及其在治疗中的变化。根据测试者自己根据不同问题的感受程度来选择，共 20 个项目，将 20 个项目的各个得分相加即为原始分，原始分乘以 1.25 取整数部分得到标准分，标准分正常上限参考值为 50 分，低于 50 分为无焦虑，50~59 分为轻度焦虑，60~69 分为中度焦虑，70~79 分为重度焦虑。

4.抑郁症筛查量表 PHQ-9

共有 9 个条目，可用于筛查也可用于抑郁严重程度评估，采用 4 级评分：0 分表示"完全不会"，1 分表示"几天时间有"，2 分表示"一半以上的日子有"，3 分表示"几乎每天都有"，将各条目得分相加，总分值范围为 0~27 分，0~4 分为没有抑郁，5~9 分为轻微抑郁，10~14 分为中度抑郁，15~19 分为中重度抑郁，20~27 分为重度抑郁。

5.孤独量表 UCLA

首版由 Russell 等人于 1978 年编制而成，曾经在 1980 年和 1988 年进行了两次修订，分别为第二版和第三版。该量表为自评量表，主要评价由对社会交往的渴望与实际水平的差距而产生的孤独感。全量表共有 20 个条目，每个条目有 4 级频度评分：4＝一直有此感觉；3＝有时有此感觉；2＝很少有此感觉；1＝从未有此感觉。其中有 9 个条目反序记分，分数越高，孤独程度越高。测验过程中请根据你最近一个星期的实际感觉答题。测评结果将评估你当前的孤独程度，并给出改善建议。量表得分超过 25 分，建议立即前往医院获取专业评估。

6.健康问卷量表 PHQ-15

由 Spitzer 等编制，1999 年发表在 *JAMA* 杂志上，DSM-5 推荐 PHQ-15 量表适用于筛查躯体化障碍和评估躯体症状的严重程度。包括 15 个问题，涉及多个身体系统如呼吸系统、心血管系统、消化系统等。个体需要选择自己在过去 4 周内是否经历了每个症状，以及症状的频率和严重程度。评分规则：0~4分(没有躯体问题)，5~9分(轻度躯体问题)，10~14分(中度躯体问题)，15分以上(严重躯体问题)。

第三节　心理护理评估的内容

随着生物-心理-社会医学模式的发展，临床心理护理评估的范围不再局限于精神科或心理科，外科、内科、肿瘤科等临床科室也开始注重对医护人员进行心理护理评估与心理护理的培训，以对患者的治疗效果起到良好的辅助作用。内、外科患者的心理状态，除了受其成长经历、性格特征等因素影响外，躯体疾病所导致的心理反应也是千变万化的，因此内外科患者的心理护理评估同样很重要。本节主要从患者的一般情况、疾病情况和功能状况方面介绍非精神科患者心理护理评估的主要内容，同时，考虑到患者疾病严重程度不同、个人性格和应对疾病方式不同，应该对不同心理问题级别的患者进行有针对性的评估。

评估患者的一般情况和疾病情况主要是了解患者心理问题的原因，评估患者的功能状况主要是了解疾病对患者的影响。综合分析患者的功能状况和引起功能改变的主要原因来评估患者心理反应的严重程度，根据严重程度给予相应的处理。

一、一般情况

一般情况包括：对患者的整体印象、一般人口学资料、个人特征、家庭社会情况等方面的评估。

1.对患者的整体印象

通过查看病历资料初步了解患者的情况，观察患者精神状态、仪容仪表、生活自理能力、了解患者的配合程度等。

2.一般人口学资料

包括姓名、性别、年龄、职业、文化程度、婚姻状况、宗教信仰、文化背景等人口学资料。不同性别、年龄、职业、婚姻状况等的患者对疾病的认知和态度都会不一样，宗教信仰、文化背景等有助于了解患者对健康的态度及价值观，可作为进一步收集健康史及心理护理评估的依据。

3.个人特征

包括成长环境与成长经历，心理创伤史，性格特征，平时应对问题的方式与习惯。不同的成长环境会成就不一样的性格特点，从而影响其人生观、价值观以及应对问题的方式。了解这些特点可为寻找病因提供重要依据，同时也是确定心理护理诊断及制定相应护理措施的重要依据。

4.家庭社会情况

家庭情况，经济状况，人际关系，学习、工作情况等。患者的家庭社会情况代表其社会支持系统，是心理状态的影响因素之一。

二、疾病情况

疾病情况包括：患者躯体不适主诉；主要症状与阳性检查；既往疾病及病程情况；就诊经历，治疗效果，躯体疾病对生活、工作等社会心理功能的影响；躯体疾病带给患者的情绪影响，以及心理问题的潜在风险，特别要注意患者的躯体不适主诉与躯体疾病的严重程度是否相符；患者和家属对疾病的解释等。患者的躯体不适直接影响患者的情绪反应，疾病的发生发展经过、就诊经历、治疗效果等都会影响患者对疾病和治疗的认知，甚至会影响患者对医护人员的态度和信任度等。

以心理社会因素为主的心身疾病患者，在评估其疾病情况时，还要评估其重大生活事件、精神应激和情绪反应、患者的个体素质和生理特点、患者的行为模式。

了解患者疾病情况的目的在于了解患者存在的健康问题、求医过程与经验及其对自身健康的态度等，患者过去所患疾病可影响其目前健康状况和需求，同时，通过了解其对过去健康问题反应可以预测其对目前及将来健康问题的可能反应，为制定和选择今后的治疗及心理护理方案提供重要依据。

三、功能状况

(一)生理功能

生理功能包括患者的饮食、睡眠、排泄、休息与活动情况等。对日常生活状况的了解有助于发现患者可能存在的不良生活方式，并可根据患者不同的生活习惯找出适宜的方法帮助其维持和恢复健康。

(二)心理功能

心理功能是心理护理评估的重要内容之一，涉及内容也较为广泛，主要包括患者的认知、情绪情感反应、意志行为等心理活动过程方面的表现。

1. 认知

包括患者的感知觉，评估其是否有感觉障碍(如感觉过敏、感觉减退或缺失、感觉倒错)，是否有知觉障碍(如错觉、幻觉)，是否有感知觉障碍(如视物变形症、空间感知综合障碍)；评估其思维过程和思维内容是否有异常；评估患者记忆力、注意力、定向力、意识状态等认知功能。

2. 情绪情感反应

紧张、愤怒、恐惧、焦虑、抑郁、悲哀、绝望等是非精神科疾病患者常见的负面情绪，过度的焦虑或抑郁等负面情绪严重影响患者的生理功能、疾病康复、疼痛控制、人际关系等。护理过程中，护士面对患者的不良情绪反应等情况最多，因此，评估情绪的性质、程度、持续时间及主要原因对有针对性地开展心理护理是非常重要的。

3. 意志行为表现

评估患者对于战胜疾病的信心和采取的行动情况，有无因为对疾病的认知偏差和情绪反应引起的异常行为等情况；有无自伤、自杀，暴力攻击等危险性行为发生的风险。

(三)社会功能

社会功能包括生活自理能力、人际关系、学习能力或工作能力、解决问题的能力等。

四、不同级别患者的评估

不同级别心理问题的患者，采用不同的评估策略。对于存在一般心理问题的患者，主要通过觉察来进行评估，即不断努力地与患者接触，倾听患者的需求，引导患者说出关键问题，根据患者透露的信息和应对方式敏锐地了解其心理状态，觉察、鉴别患者的心理问题及护理需求。对于存在比较严重心理问题的患者，要在觉察的基础上进行相应的干预，因此，需要有目的、有计划地安排心理访谈，深入了解患者心理失衡的主导因素，评估患者躯体疾病严重程度，以及躯体疾病对患者生理、心理、社会功能的影响。评估包括患者认知能力、情绪状态和行为模式、患者的社会应激水平、应对模式、患者的疾病治疗与康复的健康信念、治疗动机与健康行为、患者的社会支持水平、是否存在自杀自伤等危险、患者的优势资源与积极因素等。对于精神科相关问题，评估患者有无明显幻觉、妄想、强迫、行为紊乱等精神病性症状，焦虑、抑郁严重程度，是否影响到生理、心理社会功能，患者心理问题、情绪状况与躯体疾病或躯体不适之间的关系，躯体不适主诉的严重程度与各项检查结果是否相符，了解患者成长史、生活史，评估患者情绪状况与个人成长经历或生活事件之间有无联系，评估影响患者情绪状态的不利因素与有利因素，患者的用药情况（精神类药物，或能引起精神症状的药物）。

临床心理护理评估不仅需要把握患者的心理状态，还需要深入分析其影响因素。心理问题的出现与其家庭和社会的支持、刺激性事件带来的压力等息息相关，需要我们给予更个性化的心理护理。我们从患者的躯体疾病、精神心理状况、导致心理问题的原因、心理问题的影响四方面对患者进行评估，划分其所需心理护理级别（分级心理护理标准建设详见第八章第二节），针对不同级别的患者采用不同的护理措施。

为了帮助临床护士尽可能全面地对患者心理问题进行评估，我们根据我院的经验，整理了《综合性医院住院患者心理护理评估记录表》，详细记录评估的内容，供大家参考，见表7-1。

表 7-1　综合性医院住院患者心理护理评估记录表

1.基本情况

病区：_____　住院号：_____　床号：_____　姓名：_____　性别：_____

年龄：_____　婚姻：_____　职业：_____　文化程度：_____　诊断：_____

T：_____℃；P：_____次/min；R：_____次/min；BP：_____mmHg；身高：_____cm；

体重：_____kg

陪护人员：_____家庭情况(负担和支持，包括经济状况)：_____

有无要好的朋友或同事：_____　工作情况：(在岗情况和工作能力)_____

睡眠：_____　饮食：_____　大小便：_____　既往史：_____

性格特征：□急躁　□脾气大　□要求完美　□敏感　□内向　□外向　□其他_____

平时生活习惯、运动情况：(爱好、是否熬夜、是否规律运动)_____

是否病危病重：_____　有无烟酒或其他嗜好：_____

2.访谈内容

患者来医院就诊的原因：(主要躯体不适症状或阳性体征、阳性检查)_____

就诊经过与体验：(曾经做过哪些治疗、本次就诊是否顺利)_____

疾病影响患者功能情况：(对生活、工作、社交活动、脾气性格等的影响)_____

患者及家属对疾病的态度或认识：(过于乐观、悲观，客观看待积极应对)_____

目前存在的主要困难或痛苦：(最担心什么/最想让我们帮助解决的问题)_____

5 分表示心理状况最好，0 分表示最不好，您目前的感受可以打几分？

最近有无重大生活事件发生：_____

3.观察内容

面部表情：□平静　□愁苦　□焦急　□冷漠　□平淡　□表情变化少　□其他_____

有无与疾病不相符的躯体主诉：_____

观察患者有无不自主的细小动作，如抖动、捏搓衣角、搓手指头、掰指甲、嘴角抽动、眼神游离等，或者走来走去，坐立不安：_____

患者的态度：□合作的　□热切的　□被动的　□敌意的　□不耐烦　□否定的　□漠不关心的　□怀疑的　□攻击性的　□其他_____

4.问卷评估结果(PHQ-9、PHQ-15、GAD-7 均≥5 分为阳性；失眠严重指数问卷≥8 分为阳性)

GAD-7 得分：_____　PHQ-9 得分：_____　睡眠指数量表得分：_____

心理诊断：_____

原因：_____

主要影响(躯体、心理、行为)：_____

第八章

分级心理护理

第一节 分级心理护理概述

一、分级心理护理概述

分级心理护理的概念最早来源于英国学者 Keith Nicholls 提出的心理护理的层级原则，逐渐成为一种新兴的护理干预措施，有很多的研究者进行了大量研究来证明其效果，结果显示较常规心理护理更能改善患者负面情绪。在我国，各类医院住院患者心理问题突出，心理护理需求大，深刻影响疾病的治疗与康复。而我国临床护理工作的金标准是《综合医院分级护理指导原则》，主要从患者躯体疾病的严重程度和自理能力出发，规范临床护理分级及护理服务内涵，但对心理护理的临床实施指导很少。虽然心理护理的重要性已得到医护人员的普遍认可，但护士缺乏心理护理技能和相关知识，在临床实施中以共性/支持性心理护理为主，缺乏个性化、针对性。因而，借鉴我国已有的临床分级护理模式，构建分级心理护理方案，明确心理护理级别的划分标准、分级方法，不同级别的护理措施等具体内容，为医院开展可操作性、有针对性的心理护理干预提供指导和帮助，使心理护理在临床实施中摆脱困境。

该心理护理级别的实施模式主要是根据患者心理状态的好、中、差，区分轻重缓急，实施心理干预，以更好地满足患者的心理需求，显著增强心理护理的针对性、有效性。具体地说，即对有严重心理危机的患者实施心理护理的等级，可类比现行临床分级护理中的特级护理或一级护理，需要为之投入更多的时间、人力和资源；对心理状态较稳定的患者实施心理护理的等级，可类比现行临床分级护理中的二级或三级护理，可酌情减少其时间、人力和资源的投入，更侧重调动患者自身的主观能动性。遵循心理护理的层级原则，旨在把有限的心理护理资源优先、更多地用于帮助内心冲突激烈、随时可能发生意外的患者，较大程度地减少心理护理的盲目性。尤其在医护人员少、患者多的条件下，把干预重点锁定在有严重心理危机的患者，可避免其得不到及时甄别、干预而发生无可挽回的悲剧。

二、英国心理护理层级水平

在国外，虽然较重视患者的心理问题，有专业的心理干预团队，但对患者的需求仍难以满足。2003 年英国学者 Keith Nicholls 在其编制的《临床心理护理指南》中倡议，全部与患者有来往的医务人员都要有随时对患者进行心理干预的这种认识，同时创建了"心理护理层次说"，将心理护理干预由浅入深分为觉察、干预和心理治疗三个水平，并就每个层级水平的含义和内容阐述如下(表 8-1)。

表 8-1　心理护理的 3 个层级水平(Keith Nicholls，2003)

心理护理层级水平	层级表述	主要内容
一级：觉察	水平 I	觉察患者的心理问题 以患者为中心的倾听 以患者为中心的交流 从患者的相关行为察觉其心理状态
二级：干预	水平 II	评估患者心理状态 信息和教育护理 情感护理 咨询护理 维持/支持/转诊
三级：心理治疗	水平 III	转诊给专业的心理科或精神科医护人员

注：需要特别说明的是英国学者所指"心理护理的层级水平"是按照患者心理需求的大小，由小到大排列其层级水平，有别于临床按照患者的病情轻重所做基础护理分级的呈现序列。

三、心理护理分级依据

参照 Keith Nicholls 的心理护理层级、疾病的三级预防分层等，统一用"水平 I、II、III 心理护理"表述。

1.水平 I 心理护理

即觉察，指最基础的心理护理，即医护人员不断努力地与患者接触，根据患者透露的信息和应对方式敏锐地了解其心理状态，觉察、鉴别患者的心理护理需求。该层级的心理护理，要求医护人员将很好地倾听、引导患者说出其关键问题的技巧作为最基本的能力，且此层级的心理护理不会占用医护人员很多时间，其中真正需要心理干预的病例并不多。Keith Nicholls 指出，运用水平 I 心理护理应成为一种意识，护士在与患者接触的每一个过程中都应注意患者的心理反应和感受、运用心理学的理论和技术，不仅可提高患者的满意度，还可让医护人员体会到成就感。如果医护人员能朝着有效评估患者心理状态的方向努力，其照护效果往往较显著。该层级心理护理，还可进一步为患者实施信息支持、情感支持等护理措施做准备，也可为其心理治疗提供参考。

2.水平 Ⅱ 心理护理

即干预，指基于水平 Ⅰ 心理护理的深入和提高。与患者较多接触后，其心理护理即由意识到患者的心理需要（包括信息和教育），逐步进入用简略记录方式评估患者的心理状态；护士即从经常与患者接触、从事健康照护者，成为患者"心理的眼睛和耳朵"。整个过程中，特别需要强调的是最简单的"一切以患者为中心"的交流，以达到更全面了解患者状况的目的。水平 Ⅱ 心理护理可与常规的临床治疗、护理操作等同步实施，也可单独实施。对某些遭遇意外事故、接受外科手术或罹患重症等特殊患者，其治疗康复过程中则需要组织多学科成员进行小组讨论，综合考虑以寻求解决患者心理问题的办法。

3.水平 Ⅲ 心理护理

即转介至心理治疗，指护士凭借自身能力不足以帮助那些困扰非常大的患者时，应与患者及其家属沟通同意后转诊给专业的心理科或精神科医护人员，即为水平 Ⅲ 心理护理的重要环节，故护士是该层级心理护理的组织者。当通过评估发现患者心理反应过度、出现精神症状时，即需要寻求心理或精神科医生的帮助或转诊。由心理医生实施专业心理治疗帮助患者度过心理危机，阻止事态的进一步恶化。

临床患者水平 Ⅰ、Ⅱ 的心理护理主要由护士承担；水平 Ⅲ 心理护理则要求护士具备发现患者有否严重心理危机或精神症状的能力，能及时转诊有严重心理危机或精神异常的患者，帮助其及时获得针对性心理治疗，护士需要具备心理治疗的相关知识和技能。

第二节　分级心理护理标准的构建

一、心理护理的分级与参照指标

近年来不断有学者进行分级心理护理模式的研究与探讨，几乎涵盖了临床各个领域。目前，我国临床护理标准依据的是 2009 年 7 月 1 日开始实施的《综合医院分级护理指导原则》。我们参照英国 Keith Nicholls 的三个层级水平的心理护理原则，提倡实施以患者需求为导向、共同参与为主体的服务模式，主动提供帮助或相关知识宣教、帮助建立符合现实的期望值等护理措施，以此构建出心理护理的标准级别划分及分级参照指标。（表 8-2、表 8-3）

表 8-2　心理护理分级标准护理级别划分

心理护理级别	主要内容
一级心理护理	尊重、关爱+及时识别患者心理问题
二级心理护理	动态评估+预防性干预
三级心理护理	密切观察+及早识别+支持性干预+遵医嘱进行治疗性干预+转介或转诊

表8-3 分级心理护理标准分级参照指标条目

躯体疾病情况	是否急危重症
	是否手术前后
	是否病情加重(含并发症)
	是否预后不良
	是否诊断明确
	是否为传染性疾病
	不舒适(如疼痛)程度
	功能障碍程度
精神心理状况	是否有幻觉、妄想等精神病性症状
	既往有无精神心理疾病病史
	既往有无自杀行为
	有无自伤自杀倾向或企图
	性格特征
	合作程度
	躯体疾病引起心理反应的表现及程度
引起心理问题的原因	躯体疾病因素
	家庭、社会支持因素
	社会角色冲突(如工作安排、家庭责任等实际困难)
	躯体疾病本身与心理社会因素明显相关
	应激性事件所导致的压力(重大生活事件)
	患者知识缺乏
心理问题的影响	是否影响生理功能(饮食、睡眠)
	是否影响心理社会功能(生活自理程度、人际交往、学习工作能力等)
	有无自伤自杀、伤人、走失等风险
	是否影响情绪及相关行为改变
	是否存在医患纠纷可能

二、分级心理护理规范

(一)适用范围

本"标准"适用于湖南省各级综合医院开展非精神科住院患者的分级心理护理,其他类别医疗机构可参照执行。

(二)术语和定义

(1)综合医院(general hospital):指有一定数量的病床,分设内科、外科、妇科、儿科、眼科、耳鼻喉科等及药剂、检验、放射等医技部门,拥有相应人员、设备的医院。

(2)心理护理(psychological nursing):在护理实践中,护士以心理学知识和理论为指导,以良好的人际关系为基础,按一定的程序,运用各种心理学方法和技术消除或缓解患者的不良心理状态和行为,促进疾病转归和康复的方法和手段。

(3)分级心理护理(psychological grading nursing):患者住院期间,护士根据患者的护理级别、精神心理状况及心理社会功能水平进行评定而确定的心理护理级别,根据心理护理级别给予相应的心理护理干预措施。

(4)心理联络护士(psychological liaison nurse):指接受过心理学和心理护理相关知识与技能培训,且能够运用这些知识和技能开展心理评估、心理健康教育和心理护理干预工作的护士,并能指导其他护士开展一级心理护理,为护士提供心理支持和咨询指导。

(三)一般要求

(1)医院宜设置心理护理服务的管理部门,并建立相应的管理制度。

(2)病区宜将心理护理纳入护士的常规工作职责,并定期开展心理护理相关培训。

(3)病区宜设置心理护理服务工作岗位,明确工作要求,配备专(兼)职心理联络护士或持有心理咨询师、心理治疗师、精神心理专科护士证书的护士,应坚守职业道德和伦理规范。

(4)病区宜设置适合开展二级及以上心理护理服务的场所。

(四)心理护理级别

依据患者的护理级别、精神心理状况、心理社会功能水平,分为一级心理护理、二级心理护理、三级心理护理。

(五)适应对象

(1)一级心理护理适用于综合医院所有住院患者。

(2)二级心理护理适用于以下情况之一者。

1)实施一级心理护理仍不能保持良好的适应状态者(影响食欲、睡眠、人际交往等)。

2)根据 WS/T 431—2023《护理分级》确定为一级护理和特级护理者。

3)处于疾病特殊状态者(如病情恶化、多次复发、诊断不明确等)。

4)既往有精神心理疾病病史或自杀史者。

5)发现患者有明显超出大多数人的心理反应程度或量表评估有轻度焦虑或抑郁者。

6)对治疗、护理不合作者。

7)患者主诉躯体不适的程度与客观检查结果不符者。

8)缺乏良好的家庭支持和社会支持者。

（3）三级心理护理适用于以下情况之一者。

1）实施二级心理护理仍不能保持合适的适应状态者。

2）发现有自伤自杀企图、计划或行为者。

3）明确为心理社会因素所致躯体不适症状、生理功能障碍或躯体疾病者。

4）量表评估达到中、重度焦虑或抑郁状态者。

5）有明显幻觉、妄想、强迫、行为紊乱等精神病性症状者。

（六）护理措施

1. 一级心理护理措施

所有注册护士都是一级心理护理的实施者，主要是觉察和评估患者的心理状态，提供支持性心理护理，具体内容如下。

（1）提供安全、舒适、整洁、温馨的环境；营造心理护理的氛围（重视心理护理的效应和普遍可及性）；营造以关心、尊重患者，以患者为中心的人文环境；营造相互支持、关心尊重员工的工作氛围。

（2）护士应具有尊重生命、爱护患者的伦理意识，健康的职场心态；具有心理护理意识，并将心理护理融入日常治疗与护理；具有主动、及时、热情、真诚关心的服务意识；具有得体的护理礼仪；重视护患关系的意识。

（3）主动迎接新入院患者，热情介绍病房环境、相关制度、诊疗程序、配合要点、相关医护人员及同室病友。

（4）做好入院评估，引导患者交流，了解患者疾病情况及不适，关心患者的痛苦和需要，初步觉察患者心理状态。

（5）遵守护理礼仪规范，与患者见面时主动问好。

（6）在晨晚间护理和执行医嘱等过程中与患者亲切交流，关注患者在疾病不同阶段所面临的困难、有可能出现的想法，觉察其情绪反应，根据患者需要予以合适的信息支持和情感支持。信息支持指为患者提供相关疾病诊断、症状、预后、治疗及不良反应等的详细信息和宣教的心理护理技术；情感支持指护士通过营造安全的环境，帮助因疾病或伤残等引发情绪反应的患者，关注自身状况、想法和情感，尊重和认可患者的个人情感并为其提供情感表达的机会，使者容易表达自身情感，照护关系中体验到关爱和陪伴的心理护理技术。

（7）以同理的态度，耐心、认真倾听患者及家属，及时回应，并主动提供帮助或相关知识宣教，帮助建立符合现实的期望值。

（8）以"共同参与模式"为主体，鼓励患者及家属参与相关治疗、护理决策，尊重患者的选择、主观意愿和个人习惯。

（9）尊重患者的尊严、隐私权和自我决定权，维护患者的利益。

（10）识别患者的需求类型、了解满足其需求的方式。

（11）患者病情稳定后共同讨论其出院准备情况，包括疾病相关知识和自我护理技能、心理准备等。

（12）根据情况提供充分信息和情感支持，帮助树立自我照顾的信心，指导患者出院后遇到问题时的求助途径。

（13）协助建立有效的家庭社会支持。

（14）帮助制定切实可行的下一步康复目标。

2. 二级心理护理措施

二级心理护理的实施者为心理联络护士或持有心理咨询师、心理治疗师、精神心理专科护士证书的护士。在一级心理护理措施的基础上，增施以下措施。

（1）有目的地评估患者的心理状态，可采用广泛性焦虑量表（GAD-7）、焦虑自评量表（SAS）、9项患者健康问卷（PHQ-9）、抑郁自评量表（SDS）等量表进行评估。

（2）做好交接班，密切巡视观察，防止自杀自伤等意外事件的发生。

（3）做好与家属的沟通，争取家属的支持。

（4）宜视情况安排个体访谈。

（5）针对引起患者负性情绪的原因采取合适的心理护理方法。

3. 三级心理护理措施

三级心理护理的实施者为心理联络护士或持有心理咨询师、心理治疗师、精神心理专科护士证书的护士。在一、二级心理护理措施的基础上，增施以下措施。

（1）识别有明显精神心理障碍的患者。

（2）提供精神心理专科会诊或转诊的资源或帮助。

（3）严格交接班，专人陪护，保证安全。

（七）评价与持续改进

（1）建立分级心理护理工作质量评价机制，定期评价实施质量，评价内容包括但不限于病房环境、工作人员实施心理护理的意识和态度、实施效果。

（2）评价方式包括但不限于现场询问评价、满意度测评、意见征集、电话回访。

（3）建立分级心理护理改进工作机制，根据评价结果，通过召开工作例会、座谈会、现场指导等方式，制定改进措施，提高分级心理护理实施质量和效果。

（4）对分级心理护理改进工作进行督导、跟踪、复查。

第九章

心理护理技术

张某，女，57岁，风湿性心脏病，二尖瓣反流并关闭不全。二尖瓣置换术后，生命体征平稳。探视人员较多。晚班护士向家属提出探视人员太多，要大家看一会儿就回去，明天再来看，家属一脸不耐烦。晚上9点再次查房，探视人员依旧较多，护士提议由医生劝阻，家属不理解。护士此时以患者为切入点，问患者："您觉得有什么不舒服，医生查房开了药，您看探视时间已结束了，也是为了您能更好地休息。""您的探视时间过长，您也休息不好。"家属沉默，30分钟后陪护人员剩下两个人，并开始打地铺，护士劝阻，但家属开始大吼。

1. 家属的这些行为表现的背后是什么？
2. 护士如何帮助家属？

　　心理护理技术以心理学理论和原则为指导，借鉴国内外心理咨询、心理治疗等共用的理论和技术，结合临床护理工作和患者的心理需求发展形成的护理技术。如英国学者尼克尔斯所著的《临床心理护理指南》，其借鉴心理治疗、心理咨询的相关理论和方法，形成颇具护理专业特色的信息支持、情感支持等心理护理技术。结合我国临床心理护理的背景和需求，为患者提供符合中国国情的心理护理技术，值得临床护士不断探索。

第一节　信息支持

一、信息支持概述

　　信息支持，也称"为患者提供信息和宣教的心理护理"，患者普遍都希望能及时得到关于其诊断、症状、预后和治疗及不良反应的详细信息。在临床工作中，医护人员最基本的任务是根据适当的原则，为患者实施健康照护时通过解释让其了解自己的情况，并与其沟通交流。虽然人们早已认识到有效信息支持和沟通在护理中的重要性，但有关调查显示，仍有相当多患者抱怨其缺乏信息支持和沟通不充分。获得良好信息支持而达成适宜的身心状态的患者及其家属对医护人员充满感激；而未获得重要事件信息支持的患者及家属却整日焦虑不安地期待医护人员提供充分的信息支持。第一次来医院的新入院患者和家属，如果工作人员没有及时将相关信息完整准确地告知，他们会因不清楚医院的诊疗流程，反复询问多名医护人员，如"我的病情严重吗?""我今天还有什么检查吗?""这项 B 超需要到哪里预约?"等，这说明患者或其家属对信息匮乏，还潜在耗费了医护人员的时间，特别是信息缺乏所致患者对其症状、身体不适或疼痛的误解，可致其焦虑增加或反复地询问医护人员。例如，医护人员告知患者腹部 B 超可见直径约 1 cm 的包块，患者及家属听后因对信息的不了解，会出现紧张、担心、害怕。此时，医护人员若能及时准确地为患者提供所知的准确的、较全面的信息，既能减轻患者由各种猜疑导致的焦虑、恐惧，又可以有效提高医护人员的工作效率。因此，须将与患者的信息沟通纳入心理护理的重要举措。

二、信息支持的目的

基于信息支持的心理护理的真正目标是向患者提供信息，使其保持在一定水平，并达到以下目的。

1.促使患者产生符合现实的期望值

一方面，期望值过高可能导致患者操之过急，做出一些违背医学客观规律的决策，造成更严重的后果，甚至对医务人员产生不理智的评判而引起纠纷。另一方面，期望值过高很容易让人产生挫败感，影响战胜疾病的信心；期望值过低同样会影响疾病康复。如一位年轻的先天性心脏病患者做了心脏手术后，患者和家属都认为手术后的心脏不能像正常心脏一样工作，所以让患者天天卧床休息，不能下床活动，严重耽误康复进程。

2.减少患者因缺乏信息产生的恐惧、压力和疑惑

例如，一女性患者去妇科做宫颈 TCT 检查，看病检报告上写着"非典型增生"，患者不懂，自己上网查资料看到"非典型增生"是癌前病变，就认定自己是得了癌症，开始整日担心、恐惧。医护人员若能及时发现患者缺乏相关疾病知识，并及时提供正确可靠的信息支持，便可以避免其产生不良的心理反应。

3.引导患者有效地参与治疗和自护

1980 年美国学者在《美国内科学杂志》上撰文强调患者在决策中的作用，呼吁医生要鼓励患者参与临床决策。患者的理性决策需要我们提供充分的信息支持，让其详细了解和理解每一项医疗处理措施的利与弊，我们平时做的知情同意就是患者在医疗决策中最低程度地参与临床决策。

三、提供信息支持的要点

在信息交流过程中包括三部分内容，一是传达方传递的信息，二是接收方接收到的信息，三是信息互相传递的方式，任何一部分的缺失都将影响信息交流的效果。在临床护理

过程中，护士应注意信息支持技术的要点，避免无效传递。

1. 提供专业化的信息支持

其要点包括：①在恰当的地点、时间提供信息。信息沟通的环境应安静、舒适、注重保护隐私，让患者感到安全，且保证沟通的时机恰当和时间充分。例如患者在进食时告知他如何留取大小便标本，或者当着病房所有人的面进行有关性生活的指导，这显然是不合适的。②患者已做好接收信息的准备。患者的病情和情绪状态都处于恰当的信息接收状态，不会因负面情绪或躯体不适影响其接收信息。例如患者在情绪激动时，最好是安静地倾听，而不是给予信息指导。③患者真正希望获得其想要的信息。例如患者伤口疼痛得厉害，这时他最希望得到的信息是如何减轻疼痛，如果我们给他如何防止引流管脱出的指导，可能会让患者更加烦躁。

2. 保证信息完整无缺

患者从护士那里接收到信息后，他们对信息的理解会根据自己的期待、认知水平、价值观、信念、经历和经验等做出不同的解读。因此，即便护士已向患者或家属传递了某些信息、建议，但并不意味患者已经领会并能准确地记住护士的信息和建议。要保证信息的完整无缺，医护人员必须接收信息的交互过程的考验，如寻求保证、摒弃存在危险暗示的信息等。例如患者第二天须空腹做检查，医护人员仅简单告知患者明早不要吃饭，第二天早上医护人员查房时，发现患者在吃苹果，经询问才知患者误认为是检查前只是不能吃米饭，所以他特意准备了苹果。

3. 保证信息正确可靠

信息传递并非一劳永逸，会随着病情的进展或治疗的反应等情况而发生变化。例如糖尿病患者非常清楚地了解饮食管理的相关信息，也严格遵照执行，但是血糖控制仍然不是很理想，这时他就会对之前接收到的饮食管理的信息产生怀疑。有人把提供信息比作创面伤口的护理，例如伤口需要清创护理，是需要经常关注、检查和更换敷料才能保证愈合效果好。护士提供信息后需要时常回到患者身边，检查所传递信息是否发生变化，是否落实执行。为避免所提供信息"偏离原始版本"，需要检查并重新加强。因此，我们不能认为已经给患者提供过信息，他们就会清楚地知道并执行。

四、提供信息支持的注意事项

1. 避免简略或匆忙的信息传递

护士传递信息时切忌语速过快、应付式完成，应给予患者思考、反应的时间。有些患者对自己的问题理不清、不知如何表述，医护人员太快地将问题笼统概括，患者将难以充分理解，效果会大受影响。

2. 避免一次性提供过多信息

护士须避免一次性给患者提供过多信息，使其来不及反应和记忆。

3. 根据患者的状态以适合患者的方式提供信息

通常患者及其家属在疾病所致焦躁不安状态下接受、记住信息的能力是有限的，尤其是接受陌生的专业医学术语信息。必要时医护人员可采用书面、录音、图片、视频、动画等各种方式，帮助患者记住并保存重要信息。

4. 避免将信息或观点强加给患者

若患者并非真正想获得信息，就会对他人的信息传递感到被动和胁迫，影响其接收信息的效果；医护人员为患者提供信息支持前还需要评估其接收信息的意愿，根据患者的期望值、需求和接受能力，使者获得其真正所需的信息、并正确理解、接收信息，切忌强加于人。

5. 避免多名医护人员提供给患者不一致的信息

两个及以上医护人员为患者提供信息支持时还需要明确责任、默契合作。若医生、护士两个人给同一个患者提供信息，即需要明确主要负责传递信息者、该说些什么、说到什么程度等，以免各说一套或相互冲突而造成患者的困惑。

6. 要考虑患者对信息的选择性倾听与遗忘

患者被告知的信息并不等同其接受或记住的信息。通常患者都不会对信息提供者提供的信息全盘接收，他们会根据自己的经历、期待、情绪状态、对健康的信念、对疾病的认识和对信息提供者的评价等选择性地倾听、理解和接收信息，尤其与患者"健康信念"不一致的信息通常都会自然地被忽略掉。由此提醒我们，护士给患者传递信息过程中，要核查其是否真正接受和正确理解重要或完整的相关信息。

7. 避免单向的信息传递

关注患者对信息的反馈，是护士为其提供信息支持的重要环节，通过了解患者对信息的想法、感知及其情感反应，可判断其接受、记忆信息的准确度。因此，不宜过多依赖发放资料等单向传递信息的方式而忽略患者对信息的反馈。如经微信群等平台给患者发送信息虽然便捷，却无法得知从不参与互动的患者是否真正获得信息支持。同时，医护人员要善于识别并满足患者需要，尊重其选择偏好，患者便能勇于清晰表达愿望，实现"共享决策"。"共享决策"模式是医患交流和临床决策所倡导的理想模式。有研究认为，理想的医疗决策过程应具有以下几个基本要素：①详细地解释说明存在的问题；②详细说明可能的选择；③与患者讨论各种选择的利与弊；④尊重患者的价值和偏好；⑤讨论患者的能力；⑥医生的知识和建议；⑦核实患者是否理解信息；⑧做出决定。

这强调了医患在决策过程中的沟通，患者对于自身价值、偏好的表达，以及医护人员健康知识、建议的提供，是信息交换共享的过程。

五、提供信息支持的原则

在护患沟通时，良好效果的信息支持需要注意以下原则。

1. 营造氛围

护患关系是在人与人交往的基础上建立的，往往护士在诊疗过程中处于主导地位，有目的地为患者提供健康服务。在护患沟通中要以患者为中心，注重营造一种护患间沟通和信息交流、互相支持的氛围。

2. 监督运作

指提供信息支持，需要确定承担组织信息支持任务的人，并督导其运作过程中是否根据患者的需要和能力给予其足够信息，以保持其良好状态。

3. 适宜水平

指给患者提供信息时，需要注意所提供的信息需在患者可接受的范围，并保证患者了解和熟悉的信息水平在其基本理解、现实的期望水平中。虽然患者所需信息无固定水平，但信息提供的目标旨在保持患者信息水平的许可范围，包括以下三点：①患者对基本信息的理解；②患者对现实的期望；③有效促进患者的理解。

4. 专业沟通

指利用专业技巧给予患者信息和教育的干预。制定沟通信息任务，信息支持任务的制定和执行如其他技术一样专业，提供信息者应接受过信息支持等干预方法的训练。同时，还应注意人性化，提供的信息内容要可靠、正确、运用专业化的技巧。

5. 相互合作

指医护人员间、医护与患者之间对信息提供的合作性。这是确保提供优质信息的重要因素，要求每一位参与者都应明确患者的照护和干预计划，并能获取及时的更新。

六、信息支持的操作步骤

英国学者尼克尔斯提出了信息支持的 IIFAR 方案，其步骤可分为以下四步。

（一）初始核对（initial check）

初始核对即护士为患者提供信息支持前逐一评估其所掌握相关信息的多少、正确与否、接受新信息的状态等，将其作为进一步提供信息支持的参照或依据。

1. 患者的认知与情绪状态

患者的认知包括听力、视力、理解能力、接受能力等，给患者提供信息时要根据患者的认识水平提供适合患者的信息内容和形式。例如，对待有听力障碍的患者可以选择书面或视频等传递信息的方式；对待来自农村的患者可以选择适合他们表达习惯的语言。当患者对疾病或治疗产生错误的信念或观念，甚至出现不良情绪变化时，会做出非理性的行为或自我否定。医护人员应及时评估其思维方式和当下情绪，早期识别出患者存在的困惑。

2. 患者是否适合接收信息

评估患者所处的环境、身体状况、疾病严重程度、情绪状态、患者的治疗或检查项目的安排情况等，是否适合接收信息。例如，当处在周围环境嘈杂吵闹、身体不适导致精神状态较差等情况下，可能不太适合接收信息。患者在疼痛明显时，可能很难接受除了有关缓解疼痛的方法以外的信息。

3. 患者已经具备的信息

当患者拿到自己的检验报告单向医护人员询问时，医护人员应评估患者对其检查的目的和检查结果影响的了解程度，信息是否存在偏差，再予以针对性地解释或纠正。对于患者已经具备的信息没必要反复宣讲，一方面浪费时间，另一方面可能还会引起患者反感或烦躁。

4. 患者所需信息的语言及复杂程度

根据患者的认知和情绪状态、所处的环境和身体状态，以及患者所具备的信息情况等，评估患者所需信息的内容、复杂程度、信息的表达方式，尽可能提供患者需要的和合适的信息。

在这一阶段首先建立关系，进行基本沟通。向患者做自我介绍，让患者感受到关心和照护，给其表达自己想法的机会，同时大致评估患者的情感、认知状态，为下一步信息告知做好准备。如护士接待一位新入院患者："我会告诉您一些有关接下来您要做的检查的有关注意事项，在这之前，您能简要告诉我您所知晓的情况吗？"

（二）信息交流（information exchange）

信息交流即指信息提供者（护士）与信息接收者（患者）就某些关键信息（事关患者康复的重要信息）达成共识的过程。

1. 将信息打包，再间断地进行提问

在告知患者检查或治疗时，应考虑到患者的接受程度，将复杂而重要的信息归纳提取要点进行宣教。如一位需要做胃镜检查的患者，护士根据患者的认知水平和对信息的需求情况准备信息包。①消化道准备：检查前2天进食面条等少渣易消化饮食，禁食西瓜、火龙果等带籽和有颜色的食物，检查前一晚10点以后不能再进食、喝水，直到检查完成工作人员通知您才可以进食。②着装准备：今晚您需要做好个人清洁，同时取下身上的贵重物品，换上病员服。检查前取下假牙，排空小便，松开领带和裤腰带。③身心准备：有青光眼、药物过敏者事先告知医生，如果在术前有任何身体不适，请及时告知我们。手术前需要保证充足的睡眠，如果您存在入睡困难等情况，也请及时告诉值班护士。④其他安排：检查当天早上8点会有陪检人员来病房接您去胃镜室，最后，在您了解这些内容后，我还会教您检查后需要注意的事项。适当提问是信息交流过程取得成效的重要保障，良好提问也是一种鼓励，能带动患者继续反映情况或困扰。

2. 运用适合患者的方式帮助患者记忆信息

根据患者的状况和所提供信息的类型、信息量的大小等采用合适的方式帮助患者记忆。例如，上面提到的胃镜检查的注意事项，可以以纸质材料的形式发给患者保留，方便患者随时查阅。

3. 核查患者是否存在信息过载与理解困难

例如，患者同时接到多份检查单，对于诊疗信息缺乏的患者瞬间接受大量信息，其实是很难准确落实完成的。医护人员应尽量分次、分阶段提供信息。需要注意，要根据患者

的理解能力和接受能力来判断信息量是不是过大。例如，一位患者口服药物时把锡箔纸外包装一起服下，这就没有根据患者的理解能力提供合适的信息。

（三）最终的准确性核对（final accuracy verification）

最终的准确性核对是信息提供者（护士）再次确认患者所接收信息的准确性，促使患者真正掌握其重要的信息。

1. 要求患者用自己的话概述信息

例如，护士对患者解释胃镜检查的注意事项后，问："现在，可以请您告诉我刚了解到的内容吗？""可以请您具体讲一下吗？"

2. 核对准确性

如果有必要再次传递信息，例如，护士："如果您觉得还有不太清楚的地方，可以使用我给您的图和资料作为提示并进行反馈，我来帮助您理解。"

（四）反应（reaction）

核对患者对信息的认知、情感反应和接受意愿等对于信息支持的效果很关键。因此，将信息传递给患者后要及时听取患者的反馈，确认患者对接收到的信息的理解是否与发送的信息一致；了解患者接收到信息后的想法和感受；了解信息是否与患者的健康信念相冲突，以及患者对信息内容的态度和接受程度等。根据患者的反应进一步调整心理护理策略。

第二节 情感支持

一、情感支持概述

（一）情感支持的概念

情感支持指帮助因疾病或损伤的患者度过其经历不同的情感时期，如恐惧或焦虑、平静或愤怒、应对损失或悲伤。情感支持虽与心理咨询或心理治疗密切相关，但它并不等同于二者。情感支持与信息支持一样，为心理护理的基本技术，具有类似心理治疗、咨询的心理干预功能，但又作为常规护理的一部分贯穿于护理全过程。它关注患者自身状况、想法和情感并给予其支持，使其很容易地表达情感，帮助患者感到更舒适，体验照护关系的行为。但情感支持并不直接关注患者想解决问题或摆脱烦人的情感反应，而是促进其情感过程。

(二)情感支持的目标

1.为患者营造安全的情感表达环境

提供安静、相对隐私的环境,不阻止患者表达其情感反应,并能耐心倾听和尊重、理解患者。

2.帮助患者放松并自由表达情感

告知患者他的情感反应我们都能理解并接纳,也不会随便告知他人,鼓励患者不要压抑其情感反应,也不要觉得不好意思,面临当前的处境出现这些反应都是很正常的,帮助患者放松并自由地表达。

3.理解接纳、尊重认可患者的个人情感

与患者一起探索和讨论其情感反应,尊重、接纳患者情感反应的同时引导患者接纳自己的情绪,认识到每个情绪背后都有其正向意义。

4.支持、帮助因疾病、损伤或残疾引起情绪反应的患者

人在患病后即刻反应分为三个时期:心理休克期、心理冲突期,重新适应期。通过情感支持帮助患者顺利度过这三个时期,达到最佳的适应状态。

(三)情感支持的有益假设

在临床工作中提出"情感支持是护士给予患者心理护理的核心部分"的观点,基于下列有益假设。

1.情感支持包括帮助患者度过其正常的情感过程

严重疾病或损伤可触发个体产生各种情感反应,其中许多反应属于正常的情感过程且将随时间发展而消退。若为患者提供完善的心理护理,则需要与患者保持较亲近距离,以免任由患者独自应对其情感反应过程。情感支持的另一重要预防性因素,即在患者的"正常情感过程"延长继而使其丧失应对能力时为其提供情感支持。护士为患者提供情感支持,需要充分了解患者在情感反应中所处位置及其是否需要帮助。

2.情感支持有助于患者的康复

被给予情感表达机会的患者及其家属大都赞同这一假设,因为情感表达对其所处情境的作用与支持和陪伴相联系,他们倾向于更好地应对自身的情况,减少悲伤,并能更快地酌情应对疾病或损伤所致改变,有助其达成身心康复。

3.情感支持有利于整体健康

情感支持被视为"协助患者调整、坚持为治疗所做努力的投入,可在很大程度上维护患者的整体健康"。保罗·马丁(Paul Martin)就此假设在其著作中描述了压力和忧郁对人们整体健康的不利影响,以及情感支持可以帮助人们减压排忧。

4.情感支持简便易行

情感支持并非治疗性心理干预,是使人们更容易表达其正常情感,可调节身心状况的

一种干预、支持和关怀的形式。情感支持并无特别高的专业技术要求，可由护士提供给所有严重状况的患者及家属。需要注意的是，在与患者互动中，如患者十分沮丧或发生心理失衡并挣扎着寻求帮助时，即预示患者状况已超出情感支持的范畴，护士需要将其转至心理咨询或心理治疗室接受干预。

(四)情感支持的注意事项

1. 积极倾听

要专注地倾听患者，并与患者保持眼神接触，不被外界环境影响或随意打断患者的话。善于运用肢体语言与患者保持交流，并注意观察其肢体语言，及时反馈，鼓励患者继续表达。

2. 共情

共情是一种把自己放在他人的处境中去感受他人的感受的能力。医护人员不惧怕、不回避其感受和反应，不强求患者立即平复情绪。共情体现在对患者感受的认可和接纳，对患者情绪的肯定，鼓励患者及时表达自己的感受并包容其情绪反应。

3. 支持和鼓励

适时采用亲和的肢体动作，如拥抱或轻拍等让患者感受到外界的支持。

4. 情感反应的自我了解

情感支持实施者对他人情感的理解能力、对他人情感反应的敏感度，均可影响其情感支持的效果。如对情感反应小心谨慎、情感表露不自如、强行抑制自身情感表达的个体，即很难为他人提供情感支持。因此，情感反应特点也可视为个体的人格维度加以测评，如每个人都可在图9-1中找到符合自己情感反应的相应位置。护士为患者实施情感支持前，可通过此评估了解自己的情感反应，判断自己能否实施情感支持及预测其可能的效果。

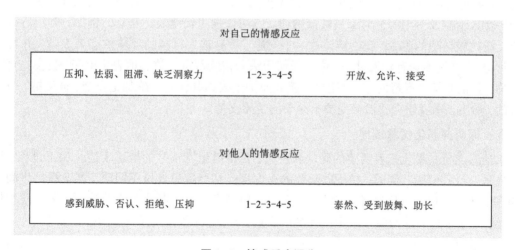

图9-1 情感反应评分

二、情感支持的实施方法

1. 鼓励

针对真正有需要的患者及其家属,总是以鼓励开始,启动情感支持。只有主动愿意的参与者才意识到有此需要并接受鼓励获取支持。在交流中,护士可以对患者的某些话或词语进行简单地重复,使用如"嗯""您可以继续讲下去""还有吗"等,强化患者讲述的内容并鼓励他讲下去。鼓励除了能促进双方继续交谈外,另一个功能则是护士通过对患者所述内容的某一点、某一方面做选择性关注而引导与患者的谈话朝着某一方向进一步深入。因此,护士应把握患者所谈的前言后语,根据自己的经验给予鼓励和重复,同时根据需要及时做出调整。

2. 营造安全环境

理想的情感支持情境是医护人员基于思考、计划和关怀并由实施者负责设计,使之能促成患者情感表达的有益体验。具体做法有①选择合适的交流会谈环境:温馨、舒适,保护隐私、没有噪声及其他干扰,让患者感到安全,不受监察和打扰。②限制参与者:理想状态的会谈应只有医护人员和患者,尽可能限制患者的配偶或其他亲友、观察者。③缩小社交隔阂:减少护士与患者之间的表面社会距离和身体障碍,表面距离以护士认为合适可拉起患者的手为宜,以温和目光及使用恰当称呼等与患者交流。

3. 允许情绪和情感的表达

明确、自然地接受患者的情感表露而安全地交流。患者向护士透露其个人隐私问题时,常常是一种"冒险"行为,护士则应努力让患者感到安全、可信任。其任何情感表达都不被反驳或打断、不让其感到尴尬和羞耻,不因护士的评判而有失自尊。护士在回应患者时,需要传达以下信息:①不约束其想谈论的事情。②当患者流露出担心、愤怒、悲伤、消极等个人情感及落泪等行为都是被接纳的。③可以通过情绪表达获益。例如,对于情绪情感反应比较强烈的患者,我们应该找一个安静、不易被人打扰的环境供患者表达,并可以告诉他,"这里不会有别人进来,你的任何想法和情绪都可以放心地表达出来,我会一直陪着你,我也非常愿意帮助你"。让患者感到向护士表露其任何情感都是安全、被接纳、被允许的,然后,患者便会欣然接受护士给予的情感支持。

4. 倾听并易化情感过程

情感支持是易化患者情感的确认和表达,是帮助患者正常的情感表达及加工过程,以促进其全身心健康。同时,护士以随和的态度接受和尊重患者情感回应,可增强护患间的相互信任和支持。一旦患者对护士产生信任、感到安全并不断与护士讨论时,护士应积极地倾听、予以适当的回应并鼓励患者继续表达,帮助其探索内心的想法和情感。

5. 回馈

以理解、接纳、共情的态度进行交流。具有良好共情能力的护士,可准确判断出患者的想法和感受,并及时做出回应。若在其激起情感的状态下与其有相似体验,更易与患者产生情感共鸣。若患者感知到护士的共情，可帮助其保持安全感并维持双方交流关系的深度，也可促进护患之间继续对话。如护士说"我曾经也遇到过这样的情况"，护士偶尔与患者分享自己的情感和反应，也可起到相似的效果。

6. 给予支持

情感支持包含的技巧是给予寻求情感支持的患者热情相助的感觉，获得支持是一种排除孤立、从烦恼的情感压力或情形中获得释放的感觉。当患者感到自己一直被倾听、被关注、护士愿意与其分享情感且以轻松方式讨论问题时，其情感就得以表达、获得支持，甚至觉得充满希望。

7. 结束情感支持的会谈

会谈最好一开始就让患者注意其时间是有限的。如一开始护士就对患者说"我们今天的谈话时间在 30 分钟左右"。一般情况下，护士与患者结束交流会谈时，应自然地如平时的一次正常会面，氛围应轻松和谐。有时患者的讲述过程会出现沮丧或烦恼等情绪，会谈的氛围可能随其情绪而改变。此时，护士需要尽可能在有限的时间里将患者的情绪带回，给患者留下结束会谈的印象。在会谈快结束时，简单核实患者的感觉，随即与之道别。同时安排另一次的会谈或进一步交流接触的方式。例如，"今天的谈话让我详细了解了您对于疾病的一些担忧以及疾病给您带来的痛苦，非常感谢您愿意把这些都告诉我，明天下午 3 点到 4 点我们进一步合作来寻找减轻您痛苦的方法好吗？"

第三节　叙事护理

刘先生，40 岁，是一家建材公司的老板，一年前确诊为高血压。最近为了谈成一单生意，在酒桌上，他使出浑身解数，各种敬酒，终于让客户签了单。回家之后，他感到头晕眼花，并且有些呼吸困难，随后就晕倒在地，妻子赶紧将他送去了最近的医院。经过一系列的检查，结果显示是高血压引发的。由于没有按时吃降压药，加上经常熬夜、喝酒应酬，王先生的血压已经达到了 180/90 mmHg。他的体内还有多处血栓，这次是高血压遇上血栓，导致心脏暂时缺氧，出现了呼吸困难的症状，幸亏救治及时，刘先生脱离了生命危险。为了加强对刘先生的健康宣教，责任护士小张来到病房，对刘先生说："刘先生，为了您的健康，这个酒是不能再喝了。降压药要坚持吃，不能熬夜，您要吸取这次的教训，对自己负责。"刘先生叹了一口气，说道："小姑娘，你以为我不知道喝酒对身体不好吗？你让我对自己负责，这挣不到钱，我怎么对自己负责，怎么对我的一家老小负责？你呀，这是站着说话不腰疼。"

听完刘先生的话，护士小张一时不知道如何是好。明明自己是好心帮助刘先生，为什么他却不领情呢？

在面对患者时，我们往往扮演着专家的角色，将重点放在疾病上，却忽视了社会价值、文化等对患者疾病的影响。同样的疾病在不同的患者身上有不同的发生发展历程，这就需要我们去了解疾病背后的故事。只有透过疾病，走进患者鲜活的人生故事，我们才能帮助他们发现属于自己的、独特的、应对疾病和困境的力量。正如叙事护理所言，只有生命才能进入生命，只有灵魂才能与灵魂进行交流。

一、叙事护理概述

（一）叙事护理的概念

20世纪末，叙事进入护理领域，国外学者 Boykin 将叙事护理定义为一种组织、挖掘和揭示护理实践知识，并恢复护理艺术性的手段。Sandelowski 认为，叙事护理是科学与人文在护理中的调和，以及对经受疾病伤害的患者的整体性保护，是实现护理独特性的方法。Aloi 将叙事护理定义为利用叙事手段，帮助患者抛弃过去生活的故事情节，并建造新的、有积极意义故事的一种护理干预方法。

综合国外学者的观点，我国学者黄辉、刘义兰将叙事护理概念总结为护理人员通过对患者的故事倾听、吸收，帮助患者实现生活、疾病故事意义的重构，并发现护理要点，继而对患者实施干预的护理实践。我国叙事护理的主要带头人李春将叙事护理解释为将后现代心理学叙事疗法与临床护理相结合产生的新的心理护理模式与方法，主要指护理人员通过对护理对象故事的倾听、吸收，协助其实现生活、疾病故事意义的重构。

（二）叙事护理的来源

1. 叙事（narration）

在《韦伯第三版新国际英语词典》中，对"叙事"的解释是讲故事，或类似讲故事之类的事件或行为，用来描述前后连续发生的系列性事件。学者 Haigh 认为，叙事所讲的故事具有一定的反思性、创造性和价值，而不是讲普通的故事。国内学者王一方更是将叙事描述成一个极富人文关怀和情感魅力的领域。对于患者而言，叙事过程中展示的不仅有疾病信息，更深一层的是隐藏在冰山之下患者的疾苦观、生死观、价值观、医疗观等内心的世界。

2. 叙事医学（narrative medicine）

2001年1月，美国内科医生 Charon 在《内科学年报》上发表文章《叙事医学：形成、功能和伦理》，首次提出"叙事医学"概念。叙事医学是指具有叙事能力的临床医生通过"吸收、解释、回应患者的故事和困境"，来为其提供充满尊重、共情和生机的医疗照护。叙事医学包括了医生故事、叙事护理、纪实文学、死亡叙事等。2011年，叙事医学正式进入我国，得到迅速发展。2020年10月，北京大学医学部叙事医学研究中心成立。叙事医学通过倾听患者叙述、关注曾被忽视的情感因素、再现患者所讲，以达到与患者共情、建立关联和归属关系，从而建立医患间的信任关系，使患者得到良好的就医体验、医生得到职业满足感，实现医学人文关怀的真正落地。

3. 叙事治疗

叙事治疗由澳大利亚的麦克·怀特和新西兰的大卫·艾普斯联合创立,是广受关注的后现代心理治疗方式。它摆脱了传统上将人看作问题的治疗观念,咨询师通过适当的问话,帮助来访者找出遗漏的故事片段,使问题外化,引导来访者重新建构积极故事,从而唤醒来访者的内在力量。

(三)理论基础

1. 后现代主义与后现代心理学

后现代主义是 20 世纪 60 年代产生于西方发达国家的泛文化思潮。它以否定、超越西方近现代主流文化的理论基础、思维方式、价值取向为基本特征,以"去中心"和"多元化"、提倡差异性与创造性为基本精神。

后现代心理学既是后现代思潮影响下的产物,也是后现代文化思潮的重要组成部分。它缘起于人文科学定向的心理学思想,在科学主义心理学研究范式陷入重重困境的时候应运而生。后现代思潮试图对现代心理学的科学观和方法论进行重构,通过消解现代心理学中绝对的"中心",主张人应尊重自然,提倡从多个视角看问题,认为研究问题可以有多种方法,反对唯科学主义,它的精髓就在于多元化和不确定性,破除现代人对科学方法的崇拜。在后现代主义心理治疗师的观念中,任何来访者都是一个特殊的个体,每个人都有独特的成长环境和人生经验,将来访者的诊断归类为某种精神疾病并采用所谓正确治疗方案的传统经验模式是不适当的,心理治疗应是个别化而非普遍性或系统化的。

后现代心理学与现代心理学主要有三个方面的区别:①心理问题的定位不同。现代心理学强调的是个体,后现代心理学强调的是关系。治疗师不是帮助来访者处理问题,而是和来访者一起去探讨如何处理人和问题的关系。②治疗任务不同。现代心理学关注的是问题,后现代心理学关注的是问题的重构。现代心理学关注的是疾病本身,后现代心理学会把疾病放置于它出现的情境中去探索疾病与情境的关系,去解构它的社会文化、家庭的意义,再把这些元素进行重构,它强调的是解构和重构。往往在解构和重构的过程中,问题就会减轻或者消融。③治疗师的角色不同。现代心理学强调治疗师是专家角色,后现代心理学强调治疗师和来访者是一种合作的关系。在叙事治疗当中,治疗师的角色是"去中心化,但有影响力"。"去中心化"就是不以咨询师为主导,但通过咨询师的询问对来访者产生影响作用,帮助来访者对问题加以思考。

2. 社会建构论

社会建构论的早期形态是产生于 20 世纪 20 年代的知识社会学,文化人类学家杜克海姆、社会学家马克斯·韦伯、社会心理学家米德等为早期代表人物。知识社会学认为社会文化是知识生产的决定因素,其研究的重点在文化力量怎样建构了知识和知识的类型。其中社会心理学家米德提出人的认知是在日常的人际交往和群体互动中"建构"的,而不是人固有的。米德的观点是心理学中的社会建构论形成的重要思想来源之一。社会建构论的基本主张有以下几个方面。

(1)知识不是经验归纳的产物。所有的知识皆为一种社会建构,是植根于特定历史和文化的人们协商、对话的结果，是人们在社会人际交往中"发明"的，而不是通过所谓的客观方法"发现"的。

（2）实在是社会建构的结果。社会建构论建筑在这样一种信念上，即实在是社会建构的。所谓的心理现象，包括意识、情绪、认知等并非实实在在地存在于人的头脑中的某个地方，而是一种社会文化的、语言的建构。心理现象并不存在于人的内部，而是存在于人与人之间的，是人际互动的结果、是社会建构的产物。所谓的实在、精神实体只不过是一种文化历史的建构。

（3）语言并不是具有确定意义的透明媒介，也不是表达思维内容的中性工具。我们用以理解社会和自身的语言系统和语言系统所涉及和描绘的对象之间并非一一对应的关系。语言系统不是一个地图，无法准确地反映它的对象。作为"能指"的名称和作为"所指"的实体之间并不是一种本质的、必然的联系，其关系是人为的、偶然的。语言是先在的，能指并非仅仅具有命名功能。同时，它具有规范作用，规定了人们认识的方式，限定了思维的方向。

（四）叙事护理的精神

叙事护理是一种态度。在叙事护理的过程中，以一种尊重、谦卑、好奇的态度面对生命，不以改变患者为目的，强调对患者生命的了解与感动。

1. 尊重

尊重是指尊敬重视。叙事护理中第一步就是需要建立良好的护患关系，对患者做到尊重、平等对待、热情、积极关注。为患者和家属提供安全的、温暖的环境，使其感到被尊重、被重视、被理解、被接纳，使其能够最大程度地表达自己，让我们可以全然地去贴近和倾听患者的生命故事。尊重意味着平等，护患双方在人格、尊严、价值等方面是平等的，护士要主动忽视在价值观、疾病、经济、职业及心理健康等方面的差异，对所有的患者做到一视同仁，并保护他们的隐私。尊重意味着无条件接纳，既要接纳他们积极、阳光和正确的一面，也要接纳消极、阴暗和错误的一面，接受他们不同的生活方式、认知、行为、情绪和应对方式。不抱厌恶，仇恨等态度，并引导患者叙说自己的疾病及生命故事。尊重意味着礼貌与真诚，要求我们不歧视嘲笑、不批判指责、不冷漠对待，予以热情的积极关注和回应，表明专业的观点、态度及建议。

2. 谦卑

谦卑是指把对方放在重要的位置。患者在疾病面前，患者是自己疾病故事的唯一知情者和承担者，是其疾病发生和发展、感受和体验、认识和应对的专家。对于他疾病的故事，我们全然不知，所以不得不谦卑地请教患者，胸怀谦虚谨慎之心，敬畏疾病与生命，给予相应专业内的指导和建议，成为他疾病故事的协助者。

3. 好奇

好奇是指对自己所不了解的事物因新奇而感兴趣。每个患者的疾病都有他自己的独特性，就如德国哲学家莱布尼茨所说，世界上没有两片完全相同的树叶。所以，每位患者在病痛中的历程、体验、心理感受及行为反应都是独特的，我们要带着这份对人的好奇，去靠近患者及其家庭，尽量满足他们的愿望和需要，同时，带着好奇心去探问他们想说的、能说的生命故事，而不是满足自己的私心和新鲜感去揭露其不愿提及的伤疤。

例如，临床实习带教中遇到一位焦虑紧张、面带倦意、无精打采的实习生，带教老师待之以尊重、好奇、关心与了解，发现其紧张焦虑是特别害怕做错事，特别想把老师教导的操作一步不差地完成好。精力状态差是因为下班后回寝室备考研究生，经常看书到凌晨，临床工作又需要倒班。老师在积极倾听与陪伴的过程中，发现同学不再是焦虑不安、无精打采的人，而是一个爱学习，有目标，能坚持，能吃苦的接班人。一个被如此对待过的人，将来他就可能以同样的方式去发现和对待别人。在这里，我们看到一个生命对另一个生命的陪伴，一个灵魂对另一个灵魂的唤醒。

（五）叙事护理的核心理念

1. 患者和疾病不能混为一谈

患者是患者，疾病是疾病，患者和疾病不能混为一谈。当我们把患者和他所面对的疾病区分开来，并不是让他对疾病不负责任，而是帮助患者在疾病面前把握主动权。与此同时，护士和患者也就成了面对疾病困境的亲密战友及合作伙伴。

2. 每个人都是自己的疾病专家

同样的疾病，在不同的患者身上，有着不同的发生发展规律，这就强调了个体的特殊性。患者对于与之相伴的疾病，会采取各自独特的缓解方式、应对策略，因此，每个人都是自己的疾病专家。

3. 每个人都有资源和能力

面对病痛和艰难的处境，每个人都可以启动自身及所处关系里的资源和能力，做力所能及的应对措施。值得注意的是，对于"老、弱、病、残"的患者，我们往往容易低估他们的资源和能力。比如，患者会上网搜寻关于治疗的知识，思考吃药有没有用？会向病友、医生咨询，手术和保守治疗哪个更合适？这些，都是他们在面对疾病困境时，自己的资源和能力。

4. 每个人都是自己生命故事的作者

每个人在不同的人生阶段，做出的选择和策略都不相同，当下的状态是自己过去的决定所塑造的，当下的决定同样也影响着自己以后的状态，每个人都是自己生命故事的作者。生病了是住院还是不住院，配合治疗还是放任自流，这都是个人的选择。人生的每个选择构成了个人的生命故事。

5. 疾病不会百分之百地操纵人

纳粹时期，维克多·弗兰克尔医生被关进了奥斯维辛集中营，他在《活出生命的意义》一书中写道：奥斯维辛集中营里不仅有毒气室，还有那些唇边默诵上帝或圣母玛利亚并径直走进毒气室的人。当一个人的生命被剥夺得只剩下身体和心灵时，我们依旧可以自由选择用怎样的态度去面对。患者在面对疾病、死亡等无法抗拒或改变的东西时，至少可以自主选择面对的态度和采取的行动。

（六）叙事护理与"话聊"、沟通的区别

1.叙事护理与"话聊"的区别

叙事护理实施的先决条件在于护士的专业素养及其是否具备叙事能力。叙事护士需要具备叙事护理知识、倾听共情能力、良好人际交往能力、护理专业水平、责任心、自我认知等素养。这就将叙事护理与普通的护士或者志愿者的"话聊"区别开来。

2.叙事护理与沟通的区别

"沟通"是人与人之间、人与群体之间、思想与感情的传递和反馈过程，以求思想达成一致和感情通畅。沟通有明确的目的，如护患沟通是为了了解患者的相关信息、需求、想法，传达治疗护理的信息，以求达成共识，完成共同的目标或者帮患者解决问题。而叙事护理更多是给予患者疾病故事的尊重和理解，作为一名见证人见证患者的疾苦和喜悦，倾听和陪伴是主要的过程，有时并没有给患者解决问题，但依旧能让患者倍感温暖。叙事护理的载体包括书写故事、故事分享会、阅读故事等，以此来丰富叙事护理的实践。

二、叙事护理的核心技术

（一）外化

外化是对人身份客体化的反实践，指将问题与人脱离开，让问题具体化。外化是叙事护理对待问题或疾病的立场和策略，患者往往认为问题或疾病是自己的一部分，就像身上的器官一样真实，但实际上这是内化的结果。外化通常采用的方式是命名，应尽可能使用名词。

1.外化的步骤

（1）问题命名。老子说"物名之而成"，在没有命名之前，谈话的对象是弥散的。通过一些描述词，可以将问题具象化。在患者详细地描述疾病或困扰在其生活中发生、发展的过程后，与患者商量出一个独特的、贴近他自身体验的名称，通常要使用患者的语言。因为当外化问题的名字与患者的体验接近时，更容易引起共鸣，激发患者自身的策略和技巧，这些资源有利于解决他们的困境，引导他们与疾病"划清界限"。如"你是否能用一个名称或一个词来描述你目前面临的处境呢？""给你目前的状态取个名字，你觉得叫什么？"患者通常会命名为"压在胸口上的石头""笼罩在头顶的乌云"等。临床诊断也是命名的一种方式。

（2）询问影响。询问问题对于患者的生活、工作、人际关系、情绪、学习、睡眠等方面的影响；哪些方面影响大，哪些方面影响小；哪些因素会增强问题的力量，哪些因素会削弱问题的力量。

（3）评估影响。包括问题对患者的影响和患者对问题的影响两方面。我们可以问："这些影响和改变是不是你想要的？哪些影响是好的？哪些是坏的？哪些是不好不坏的？"通过评估影响，患者明白在疾病和困扰面前自己并不是无能为力的，自己也能对疾病、困

扰产生影响，并非只能受制于问题或疾病。

（4）论证评估。通过论证这些影响或者问"改变为什么好？为什么不好？为什么不好不坏？"了解患者的核心观念、愿望与渴求；也可以直接询问患者内心在乎的东西是什么，这是后期改写的方向。

2. 外化的注意事项

（1）易化命名。在临床上让患者为其困境或问题命名有一定难度。患者总感觉怪怪的，往往会说"我不知道"，在没有找到合适的名称之前，不妨把问题称为"它"或者"这个问题"。

（2）使用名词。鼓励患者使用名词命名，要有技巧地把患者使用的动词或者形容词换成名词。如果患者说："我很无助。"我们可以说："这种无助的情绪……"

（3）保持外化的状态。如患者命名"恶魔"后，我们在与患者对话的过程中，要使用指示代词"那个恶魔"或"这个恶魔"，不能用"我的恶魔"与患者联系起来。

（4）具体化。患者往往会采用比喻的方式。比如，像个大石头一样，我们就可以邀请患者详细描述那个大石头的内容，如重量、颜色、质地、大小等。

（5）命名发生改变的处理。外化的名称可能会在我们陪伴患者的过程中发生改变。如果命名出来的名字不止一个，可以询问患者它们之间存在什么关系。

（6）外化不是推脱责任。如果一个人被人施加暴力或对他人施加暴力，就不能仅仅把这些行为作为外化的对象。外化要做的是探究这些行为所依据的信念是如何产生、维持的，如"替天行道""控制别人"等，然后探究什么时候这些信念比较薄弱，为什么如此，并致力构建替代性的新故事。

（二）解构

从广义上来说，解构就是去探索主流社会和文化建构起来的"理所当然"的想法和价值。简单来讲，解构是对问题背后的主流论述进行拆解和揭露。

我们认为来访者的生命故事，要比他平时叙述的故事丰富得多。患者在面对问题时，往往受到未经察觉的社会价值、观念和假设的影响，认为他们的问题是来源于自身的一些特性或者缺陷。所以，不会考量社会、经济、文化和政治对其生命中某个问题所产生的影响。我们可以通过提问的方式，对问题进行解构，如"对你来说，这个问题背后有怎样的想法或信念？""这样的想法是从什么时候开始的？从哪里来的？""这个信念是如何影响着你的生活？"

解构就像是要解开一个绳结，首先你得仔细观察这个绳结的结构，知道如何盘绕、如何打结后，才可以打开。对于患者的问题或困扰，我们要去了解它背后的真正原因，要把这个故事放到它的背景中来看。在实践层面上，解构可以被理解为"倾听那些没有被说出的声音"。听言外之意，听无言之音。

例如，消化内科患者茂茂，节食减重导致肠胃炎、贫血、低钾等一系列问题。护士小何探索茂茂减肥背后的情绪与行为脉络，了解到茂茂减肥的真正原因有如下几点：一是认为胖很丑、瘦才漂亮（审美观），二是瘦才能被人喜欢，才可以谈恋爱（价值观），三是母亲要求发胖的父亲少进食（家庭规则），四是宿舍室友都在减肥（环境氛围），五是以瘦为美的大众传媒信息(社会文化)等。通过护士对小何减肥故事的解构，了解事件中隐藏的来龙去脉，与患者建立轻松的护患关系，倾听陪伴患者，使茂茂节食减重的故事得以重构，最终茂茂变成了一个愿意在健康的基础上积极进行运动减肥的人。

(三)改写

患者充满问题的故事尽管强大，但终究不会遮蔽他们的整个生活。在他们的记忆中，或多或少总有一些故事，会让他们对自己产生一些好的感受，看到一些希望。改写就是寻找问题之外的生活，帮助来访者扩展、重新讲述这些故事，赋予故事新的意义，用新的支线故事替代主线故事的过程。例外事件是改写对话的起点，改写过程主要是通过由例外事件组成的支线故事替代主线故事，改写过程中要运用好行为蓝图和认同蓝图。

1. 主线故事

患者正在发生的疾病故事，通常是一个悲伤的、痛苦的、花钱的、受罪的、负面的故事。例如，患者子鑫觉得生活没什么意思，都不知道为什么要活着，经常抽烟喝酒麻痹自己，没有动力，感觉自己掌控不了自己，每天都是这种浑浑噩噩的状态。这就是他的主线故事。

2. 例外事件

在患者身上出现的与主线故事的旋律不一致的行为或事件。例外事件在过去和现在的生活中寻找，实际上是隐而不现的，它虽然存在，如果不努力去寻找，这些存在的事件往往不会被患者察觉。我们在与患者探索例外事件过程中，可以这样问：你以前的职业是什么？在职业中你有什么特长？在家庭关系当中，跟谁处的关系最好？你的孩子怎么样？你有什么爱好？陪着患者去探索他自己认为骄傲自豪的、正向积极的事件的过程就是探寻例外事件的过程。从这些不被问题控制的生活空间出发，让患者对例外事件进行详细的讲述，调用五官感受，使患者回到当初的情景，重新经历那个故事，便可对故事赋予价值和意义，帮助患者重新建构自己的新故事。

例如，患者子鑫为了能考上一流高校，从高三开始，每天早上6点起床，学习英语一小时后吃早餐，早上学英语效率高。每次吃饭仅花10分钟，中午休息1小时，晚上12点睡觉，其他时间都是看书、复习。从不玩游戏、看电视，那年就大年三十晚上看了几个小时春晚，其他时间没看过电视、没玩过手机。天天做复习资料，垒起来有1米多高。通过自己一年的刻苦努力，子鑫考上了理想的一流高校。这就是他的例外事件。

3. 支线故事

所有例外事件串联而成的新故事，称为支线故事。支线故事的旋律往往是一个正向的、乐观的、积极的故事，可以称为替代性故事。例如，患者子鑫通过自己一年的刻苦努力考上了自己理想的一流大学，虽然只探索出这么一个例外事件，也足以成为他的支线故事。

4. 行为蓝图

由事件、环境、结果、时间、情节构成的图景就是行为蓝图。例如子鑫在高三的时候，每天早上6点起床学习英语，晚上12点睡觉，其他时间都在看书、复习，复习资料垒起来有 1 米多高等。行为蓝图中所描述的是患者讲述的客观存在的事实,因此,以此为依据形成的自我认同对患者而言,更具有说服力和力量感。

5. 认同蓝图

由行为所引发的自我评价构成的图景就是认同蓝图,也就是行为体现了这个人的哪些特质、价值观、偏好、渴望、梦想等。在子鑫的叙述中,对支线故事的探索使他形成了新的自我认同,觉得自己是一个目标明确,为了达到目标能吃苦、能坚持,而且自律的人,并表达出了之后想要考研的愿望。在这个过程中,我们通过认真倾听患者故事,并对故事进行解读,使患者对故事赋予价值和意义,从而形成了新的自我认同。

改写是由支线故事替代主线故事的过程。改写的过程,就是去寻找例外事件,进而形成支线故事的过程。例外事件往往是隐而不现、不被注意的,往往不易被患者察觉到。所以支线故事必须用极大的耐心和细心,在与患者共同的探索过程中发现和挖掘。在子鑫的故事中,通过他刻苦努力考上理想的一流高校这个例外事件,让他觉得自己是一个目标明确,为了达到目标能吃苦、能坚持,而且自律的人,从而打算接下来努力考研,毕业后找个好工作,替代了他觉得生活没意思、经常抽烟喝酒麻痹自己,每天都是浑浑噩噩状态的主线故事。由此可见,子鑫的故事得以改写。

(四)外部见证人

外部见证人是界定仪式的一部分,比如生活中的重大事件,都是用界定仪式来完成的。例如,毕业、结婚、新生儿一百天、亲人过世等都有特定的仪式。这些仪式的作用之一就是把改变真实化,强化当事人的责任和义务。

1. 三个阶段

(1)讲述。由患者讲述重要的生活事件或疾病故事,讲述与其个人身份的认同和对其关系的认同相关的重要故事,此时外部见证人仔细倾听这些故事,在此期间不插话,准备对听到的故事进行复述。

(2)复述。由外部见证人对患者的故事进行复述。复述并非对整个故事的内容进行重述,也不是让外部见证人做总结。复述的是在患者的故事中,外部见证人被吸引的部分。复述从表达、画面、共鸣、触动四个部分进行。

1)表达:外部见证人对患者所说过的内容中印象最深刻、特别打动他的部分进行表述。这一点要请外部见证人注意,表达部分一定要是例外事件。比如,护士可以询问外部见证人:“在他刚刚讲述的故事中,哪个部分最能引起你的注意,能具体说说吗?”外部见证人可能会回答:“在这个故事中,最吸引我的是周阿姨说在做了乳腺切除术后对生活失去了希望,但她在儿子面前却表现得很坦然,并坚持继续经营自己的快递超市。”

2)画面:外部见证人听到患者讲述的最能打动他的部分时,他头脑中出现了什么样的画面。要求一定是关于患者故事的图像、景象,如“听到这些内容时,你的脑海中呈现出了一幅关于患者怎样的画面?”外部见证人可能会回应道:“我脑海中浮现的画面是周阿姨清点完快递物件,觉得疲惫坐下来休息时,儿子进来了,她嘴角立马露出了微笑。”

3)共鸣:外部见证人听到患者故事的时候,自己生活中产生了哪些共鸣(此时要讲自己的故事，而不是去评论患者故事）。作为外部见证人，不但要听积极的例外事件，而且要讲自己的例外事件，在回应的时候其实是讲自己的力量感。护士可以询问外部见证人，如"为什么你会特别关注这些表达，触动了你过往的哪些经历？""你的经历有哪些因为他的表达被激活，进入了你的记忆？"

4）触动：外部见证人听到患者的故事后，会让自己有什么样的触动和转变。我们可以询问外部见证人，如"听完了他的故事，让你对生活有了什么新的想法，或者意识到了什么东西，或者有了什么感受？"

（3）再复述。复述结束后，外部见证人回到听众的位置，我们再次邀请患者对外部见证人的复述进行复述，也称为对复述的再复述。同样从表达、画面、共鸣、触动四个部分进行。但是在第二步画面的提问时，关注的焦点是患者，即外部见证人的表达唤起了患者哪些生命画面和心理图景。

2. 注意事项

（1）外部见证人可以在场或者不在场。在场就是请到病房里来；不在场方式有很多，如打电话、电子邮件、朋友圈、微信群、视频通话等。

（2）外部见证人不是常见的正向反馈（肯定、指出正面的内容、祝贺等方式），也不是根据专业的评估标准进行评估。在使用外部见证人技术时，需要事先和见证人说明："当你听他的表达的时候，要重点去听那些他没有被问题控制的生活事件。"比如患者觉得很痛苦，那么外部见证人要重点去听患者没有被痛苦包围的例外事件。

（3）秉持不伤害原则。外部见证人技术不能对患者造成伤害。在邀请外部见证人前，需要征求患者的同意，并预先和外部见证人进行沟通，告知其见证的程序和要求，尤其是邀请家人作为外部见证人时，需要特别谨慎。

（4）外部见证人除了邀请他人之外，还可以邀请过去的自己和未来的自己。我们可以在房间里摆一把椅子，在椅子上放一束鲜花，一个是过去的自己，一个是未来的自己，让他们之间进行对话，然后请他们做见证，这种对话和见证是非常有意义的。

外部见证人技术可以让问题变得更加清晰，让患者与医护人员和家人产生合作的关系，增强家庭的力量和治疗的效果。通过外部见证人的见证可以让更多人知道患者在治疗效果上所取得的进步，能让这种改变更为真实，无意中推动故事向前发展。例如，肿瘤科定期组织故事分享会，由患者讲述与疾病的故事，病友、家属、医生、护士作为听众。在这个过程中，患者呈现自己独一无二的人生故事，也正是病友、家属、医护人员们在患者讲述过程中所做出的反应让患者的故事得以证实，使得患者在面对疾病时采取的行动、拥有的信念等更具有力量感。主任来查房，护士赶紧告知主任，"该患者通过这几天的努力现在能不用拐杖行走10米了"，这也是外部见证人技术的使用，可以让患者更有康复信心，更加能够坚持康复训练。

（五）治疗文件

治疗文件作为叙事护理五大技术之一，与以往我们所说的医疗文件和护理文件不同。在叙事护理中，可以使用证书、奖状、信件、影音资料和各种各样的创意作品作为治疗文件。通过叙事治疗文件的书面认可和支持，来访者可以按照自己偏好的价值观、人生目标、更积极主动地塑造偏好的人生和身份认同。

　　例如，类风湿关节炎患者小莫与护士在出院前一起做的手工作品雪花泥画、书签，这些都是治疗文件。通过与外部见证人(护士、病友)技术的结合，共同见证了患者的努力付出与回报。小莫因类风湿关节炎手指变形疼痛，能努力完成雪花泥画作品，她感到很有成就感，给它取名为"菲菲公主"，患者要把它带回去送给她的宝宝，对她来说是独一无二、非常有意义的。小莫将和护士互赠的书签放在自己的书房里，以此提醒自己多读书、多学习。这两件手工作品(治疗文件)激发了患者的内在动力，被赋予了积极的意义和价值感。

第十章

不同类型患者的心理护理

患者，男性，35岁，因"高处坠落伤"于2021年10月9日至急诊科就诊，经急诊完善相关检查后送入重症监护病房继续治疗。

患者意识清楚，胸部X片显示多发性肋骨骨折、右腿复合型骨折、右手桡骨骨折，可疑右肾损伤。入重症监护病房后，遵医嘱予以吗啡4 mg静脉注射，患者诉疼痛难忍，右手骨折行石膏固定，右腿骨折行夹板固定，于2021年10月10日行手术治疗，手术顺利，术后予以对症支持治疗。患者是一名建筑工人，初中文化，已婚，育有一儿一女，是家庭经济的主要来源。此次在施工过程中从3楼坠地，既往身体健康，有吸烟史15年。住院过程中患者愁苦面容，脾气暴躁，担心自己残疾，不敢活动，治疗护理过程中不配合，拒绝用药，并有吵闹和辱骂工作人员的行为，反复强调自己手术没做好，全身到处疼痛难忍、近日因疼痛根本无法入睡，饮食差。患者术后伤口愈合良好。行X片、B超等检查均无与主诉相符的明显阳性发现。

请大家思考一下：这个患者到底发生了什么？作为护士，我们可以做些什么来帮助患者？如何预防类似问题发生？

患病对患者来说本身就是一个精神应激事件。任何患者面对疾病都会产生不同程度的心理反应，甚至出现精神症状。

Franklinshontz曾把患病后的即刻反应分为3期。

1. 心理休克期

此期在急性起病或突然知道病情严重时表现明显。主要特点是茫然失措，不知道该做什么；出现一些无目的、下意识的动作和行为；有时可出现现实分离感，如觉得自己是一个旁观者。此阶段持续时间短，数天或数周。

2. 心理冲突期

此期特点是思维混乱，无法集中注意力，出现丧失感、无助感、抑郁和焦虑。不知如何面对现实，如何有效地去改善环境，并且对未来完整的生活计划(如婚姻、家庭、工作、学业、人际关系等)变得不确定，患者表现为惶惶不可终日，多采用否认机制减轻心理反应。

3. 退让或重新适应期

此期尽管仍存在否认，但患者已逐渐感到现实无法逃避。日益明显的症状、周围人们的态度与行为在时时提醒患者疾病的存在。在回避的基础上，患者不得不开始面对现实，降低原来的生活期望，搁置原来的生活计划，开始调整自己的心态与行为来适应患病这一现实。

护理是为人的健康提供服务的过程，良好的心理护理可以满足患者的合理需要，消除不良情绪，调动其战胜疾病的主观能动性，提高患者的适应能力。为患者提供一个良好的心理环境，对患者健康起到了积极的促进作用，使患者主动配合治疗和护理，有利于疾病的康复。下面详细介绍几种常见的不同类型患者的心理特征与护理。

第一节　急危重症患者的心理特征与护理

急危重症是急性或潜在的危及生命的健康问题，往往需要多个专科联合，进行持续的评估和治疗，以维持病情的稳定，预防并发症的发生。例如，瞬间袭来的天灾、人祸，突发的脑卒中及慢性疾病的突然恶化等因素可使人产生濒死、恐惧、悲哀、无助和绝望等消极情绪，可以摧毁个体的心理应对机制，导致心理异常。事实告诉我们，患者在应激状态下接受抢救，会影响治疗效果。良好的心理护理能有效缓解患者对疾病的紧张、焦虑、悲观、抑郁等情绪，能调动其主观能动性，能协助患者适应新的社会角色和生活环境，帮助患者建立新的人际关系。因此，急危重症患者需要及时有效的心理护理。在治疗护理过程中，如果患者对治疗信心不足，即使采用最好的药物及医疗措施也不一定能顺利康复，但如果让患者了解、遵守治疗方案，促使其朝着目标不懈努力，激励患者热爱生活，树立战胜疾病的信心，调动潜在的积极因素，便能更好地达到促进康复的目的。

一、急危重症患者心理特征

急危重症患者大多起病急、病情重、患者缺乏对于疾病的应对准备，在遭受重大刺激、重大疾病后，心理反应往往比较强烈和复杂多变。

1. 情绪反应

既包含正性心理特征，也包含负性心理特征。正性心理特征包括：①期待转归性。患者对医护人员充满信任，积极配合治疗，当疾病出现转归后会让患者感到心理安慰，增强治疗疾病的信心。②眷念欲望性。患者在面对疾病时，难以放下亲人，会有强烈的求生欲与疾病进行拼搏。负性心理特征包括：①惊慌恐惧。一方面，危重患者大多数对所遭受的意外伤害或病情急剧恶化缺乏足够的思想准备，表现出惊慌失措、恐惧万分。另一方面，疾病处于急性期时，患者症状明显，疾病所带来的痛苦会让患者充满恐惧，例如，急性疾病带来的濒死感、支气管哮喘带来的呼吸困难等，会增加患者对疾病的心理压力，加重恐惧心理。②急躁。突然患病会对患者产生不利的心理刺激，如身体上的痛苦、精神上的失落及后悔恐惧交织在一起，表现出急躁不安，甚至不配合治疗。③焦虑孤独。患者担心疾病对自己生命构成严重威胁，担心疾病对生活、工作带来巨大的影响，加上疾病带来的痛苦，从而产生焦虑情绪。例如，外伤患者担心肢体伤残是否能恢复，心理功能也相继遭到损害，加之发生突然，家属不能及时赶到医院，在抢救室、监护病房远离家属，探视的时间受限，因而引起患者的隔离感和孤独感。④其他。患病受伤原因不同，也就有各种不同的心理活动，例如，因车祸或打架致伤，除有以上心理活动外，还担心医护人员不能根据病情做出正确处理或有偏颇。个别患者不能如实叙述病情或故意把病情说重，给诊断和治疗带来困难。

2. 行为反应

急危重症患者处于疾病急性期，给患者造成的痛苦较为明显，患者面对突如其来的疾病会产生严重的应激反应，不能较好地应对。部分患者可能出现否认，认为疾病诊断有误，拒绝接受治疗；部分患者会出现行为退化，利用哭闹等方式希望引起他人关注，来避免现实的问题和痛苦，逃避治疗。例如，导入案例中这位高处坠落的重症患者，面对突如其来的变故产生了严重的应激反应，出现了拒绝治疗的行为反应。

二、急危重症患者的心理护理

针对急危重症患者的心理特点，其心理护理主要包括两个阶段。第一阶段，采取多种有效的措施，使患者的安全感得到最大满足，给予患者适当的安慰鼓励，消除患者的失望、紧张和害怕等不良心理情绪；第二阶段，在患者病情稳定脱离生命危险后，医护人员应给予患者足够的耐心与爱心，鼓励和支持患者积极主动配合治疗，并实施精心的护理，增强患者战胜疾病的信心与勇气。具体可以从以下几个方面入手：

1. 加强护患沟通交流，稳定患者情绪

首先，护士要以温和且坚定的护理服务态度与患者及其家属进行沟通，帮助患者尽快熟悉医院诊疗环境，降低其对诊疗环境的陌生感，避免其因此产生不安情绪。其次，向患者简单介绍治疗护理过程中可能出现的相关事宜，各项仪器的使用目的等，以提高患者及其家属对治疗流程的了解程度，减少患者因对治疗流程缺乏必要了解而出现恐惧或紧张情绪。

2. 改善环境，忙而不乱

从生物、心理、社会三方面的因素考虑，为患者营造一个安静、整洁、温馨舒适的休息环境，以减少他们的恐惧和焦虑。执行医嘱的轻、快、稳、准，会在很大程度上消除患者的紧张不安情绪，增强安全感。护士在操作中动作应轻柔、迅速，使用各种仪器时操作要轻，尽量减小监护仪以及报警器的音量，如根据昼夜等情况调节监护仪的报警音量，使患者夜间能够得到充分的休息；关闭暂时不用的设备，仪器放置时尽量避免靠近患者头部等。同时，合理安排护理操作，尽量避免频繁地打扰患者的睡眠，睡觉时将灯光调暗趋于柔和；可播放一些曲调舒缓的音乐，给患者创造一种家庭氛围，减少其恐惧焦虑心理。

3. 提高专业技术与职业素养，有条不紊

沉稳的态度和娴熟的操作技术能给患者带来信任和安全感，有效缓解恐惧。如言谈举止大方得体，仪表端庄整洁，操作技术娴熟利落，都会在心理上给患者留下一个良好的护士形象，会让患者更有安全感，尽快进入被救治的最佳心理状态，提高救治成功率。

4. 重视健康教育，加强情感支持

向患者及其家属介绍疾病的相关知识、同类疾病治疗的成功案例等，提高患者及其家属对疾病、治疗、预后效果等方面的了解程度，纠正患者的不正确认知，以便消除因错误认知而产生的负面情绪，从而增加患者应对疾病的自信，使患者积极配合治疗的同时，还能保持良好的心理状态，消除对疾病未知所带来的恐惧和焦虑。对患者及其家属所提出的问题要予以正面积极的回答，以便确保患者可以尽可能平和的心态接受治疗及护理，确保临床诊疗以及护理工作的顺利进行。

5. 提高责任心，加强患者自尊心的维护

患者脱离危险后，面临着较长时间的恢复阶段，护士要有较强的责任心，着重加强生活护理，建立良好的治疗环境。做好晨、晚间护理（如为患者温水擦浴或清洗手脚、按摩经常受压部位皮肤）及各种基础护理（如皮肤护理，口腔护理，会阴护理等），尤其对不能起床的患者，要注意保持其肢体的功能位置和卧位的舒适，以便减轻患者的痛苦和不适，预防并发症的发生。患者生活不能自理的问题，要协助解决或安排替代的办法。在做任何治疗或护理操作时，尽量减少暴露部位，必要时应用屏风遮挡或让其穿上病服，这样不仅可给予患者关心和安慰，还可以增进护患感情。

6. 采用灵活多样的方法进行心理护理

①护士要用多种方法了解患者，比如面对使用呼吸机或者说话不便的患者，可通过书写交流，还包括注意观察患者的表情和凝视的方向及患者的各种手势所表示的反应和要求，准确理解患者的需要，并做出相应的回答，使其安心；②在实施任何治疗护理操作时，应将目的和操作方法向患者说明，以取得患者的信任和合作；③做好与患者家属之间的沟通交流，逐步将患者病情、预后以及需要家属如何配合等问题向家属逐一说明，以取得患者家属的支持理解与配合，争取其通力合作，给予患者足够的支持以利于患者康复。

第二节　临终患者的心理特征与护理

一、临终患者的心理特征

目前，中国将临终的时限定义于患者处于疾病末期，死亡会在 2~3 个月内不可避免地发生。临终患者由于疾病的痛苦，对家人、生存的眷念，对死亡的恐惧等，往往心理反应较为强烈。且由于年龄、性别、文化背景等因素的不同，患者面对死亡时的心理反应也有

所差异。1964 年，美国精神科学者伊丽莎白·库伯勒·罗斯（Elizabeth Kübler Ross）的生死教育理论将临终患者的心理反应分为 5 个阶段。

1. 否认期

这是众多临终患者得知自己即将死亡的第一反应，患者表示否认、不相信，认为医生检查结果有误，不承认自己病入膏肓，不断寻求复诊、转院等，希望证实之前的诊断是错误的。例如，患者常常会说"不，这不可能""假的，这一定弄错了"。此期的反应是一种心理防御机制，能有效对强烈的应激起到一定的缓冲作用，持续时间较为短暂，也有个别患者持续时间较长甚至直至死亡。

2. 愤怒期

随着病情的进展，患者开始接受自己病情恶化，临近死亡的事实。疾病的痛苦、对死亡的恐惧，导致患者出现强烈的愤怒、怨恨、痛苦等心理反应。此期患者常说"这不公平，患病的为什么是我"，处于愤怒期的患者倾向将愤怒宣泄于家人、亲友、医护人员等，对周围一切表示不满，易激惹，甚至出现攻击行为。

3. 协议期

经过否认期和愤怒期后，患者情绪开始逐渐平稳，开始寻求帮助，积极参与各种治疗和护理，期望能延长生命甚至治愈疾病。

4. 抑郁期

随着疾病的逐渐恶化，患者开始意识到自己的病情难以控制，即将失去生命。患者治愈的希望破灭，开始陷入悲伤和绝望中。患者开始变得沉默寡言、对周围的事物漠不关心、失去配合治疗的积极性，此期患者对家属、朋友的眷念增加，渴望家属和亲友的陪伴、关怀和照料。

5. 接受期

这是临终患者心理的最后阶段，患者接受死亡即将到来的事实，不再抱有治愈的希望。心理上不再恐惧、焦虑，表现出平静、理智，开始积极考虑后事，撰写遗书，等待着生命的终结。在此期间，治疗已经不是住院的主要目的，让患者减少痛苦、保持舒适成为首要任务。

例如，一位 60 多岁的肝癌晚期患者，饮酒三十余年，当得知自己是肝癌晚期且存活时间只剩 2~3 个月时，患者认为医生诊断有误，觉得自己不可能得肝癌，因此辗转多家医院反复就诊检查（否认期）。经过多家医院就诊与检查后，患者得到的诊断依然是"肝癌晚期"。随着病情的进展，患者全身皮肤发黑，巩膜黄染，出现腹水，他开始变得愤怒，抱怨老天不公，对家人发脾气，对医护人员态度恶劣（愤怒期）。经过家属的劝说，医护人员的精心治疗与护理，患者情绪逐渐平稳，开始配合治疗（协议期）。随着病情进一步恶化，患者腹水加重，呼吸困难，开始变得沉默寡言，闷闷不乐，每日希望儿女陪伴（抑郁期）。随着住院时间的延长，患者觉得自己时日不多，要求放弃治疗回家休养（接受期）。

罗斯提出的临终心理反应的 5 个阶段对于临终关怀和临终护理有着重要的价值，但是由于个体和环境因素，在实际运用中可能会出现：①心理反应各阶段划分并不是很明显；

②各阶段患者出现的心理反应并不完全相同；③各阶段出现的时间和顺序不一致；④并不一定所有阶段都会出现，患者可能跳过某个心理反应阶段，也可能重复出现某阶段。

二、临终患者的心理护理

（一）不同阶段的心理护理要点

1. 否认期

患者还没有准备好去接受自己疾病的严重性，产生"这不会是我，这不是真的"或产生"是不是医生误诊"之类的想法，当他们得知自己患了不治之症时表现为震惊及否认。此期医护人员应该理解患者否认心理是对强烈应激的反应，给予患者和家属充分的时间去接受事实，不要主动讨论病情，与患者谈论时应避开"死亡""临终"等词语，避免强化印象。对处于"否认期"的患者，不要揭穿患者的防卫心理，但也不能欺骗，应坦诚、温和地回答患者的询问，希望其能尽快接受现实。要认真倾听谈话，经常出现在患者的身边，让其感到关怀和温暖。

2. 愤怒期

患者在此阶段表现为生气、愤怒。患者求生的欲望无法达到，一切美好的愿望无法实现，表现为易采取攻击态度，暴躁易怒，甚至将怒气转移到医护人员和亲友身上，拒绝配合治疗。此期患者的愤怒主要是宣泄内心对死亡的恐惧和无助，并不是针对具体的人。因此护士面对患者的愤怒情绪时要保持冷静，倾听、共情患者，接纳患者的愤怒情绪，提供时间和空间让患者自由表达或发泄内心的痛苦和不满，从心理学的角度向家属解释患者的言行表现，指导家属以宽容、同情的态度面对患者，尽力满足其合理需求。

3. 协议期

此期是患者最配合治疗的阶段，患者试图用合作的态度和良好的表现来换取延续生命或其他愿望的实现，出现"请让我好起来，我一定……"的心理。此时患者积极配合治疗护理，情绪较平静。对处于"协议期"的患者，护理人员除了为患者实施常规治疗护理以外，应尽可能地满足患者的需要，即使难以实现，也要做出积极努力的姿态，使患者更好地配合治疗，减轻痛苦，控制症状。同时，鼓励患者表达内心感受，缓解内心压力，树立战胜疾病的信心。

4. 抑郁期

患者产生很强烈的失落感，有时会痛哭流涕，有时却沉默不语，要求最后会见亲人或自己思念的人以表达对世间的留恋。对处于抑郁期的患者，应允许其诉说悲伤的感受，鼓励和支持患者，增加和疾病做斗争的信心和勇气，解决患者的实际问题，尽量使患者感到舒适，增加其希望感。同时，要积极与患者进行交流，疏导其不良情绪，尽量让家属陪伴身旁，注意安全，关注并预防患者自杀。

5. 接受期

此期是相当平静的，患者不再有恐惧、焦虑、痛苦不堪的情绪，已然默默接受了死亡。

对处于接受期的患者,应尊重患者的信仰,让患者在平和、安逸的心境中走完人生之旅。提供安静、整洁、舒适的环境和气氛,帮助患者了却未尽的心愿,让家属多陪伴患者和参与护理,使患者心灵得到慰藉。医护人员要尽力满足患者需求,适当进行非语言沟通,如目光的交流、轻抚患者的手等。

(二)临终关怀

临终关怀(hospice)是由社会各层次人群(包括医师、护士、社会工作者、志愿者、慈善人士等)组成的机构,为临终患者提供生理、心理、社会的全面支持和照护,减轻临终患者痛苦、控制疾病相关症状、提高生命质量、使患者舒适地度过生命的最后阶段。

临终关怀机构目前主要有家庭临终关怀、独立的临终关怀单位和医院内附设临终关怀部门三种形式。家庭临终关怀指临终患者住在自己家中,由患者家属提供基本的日常照护,并由临终关怀机构提供患者和家属所需的各种临终关怀服务。在我国,这种形式特别适用于来自偏远的山区、农村的患者,受中国传统观念的影响,患者希望在家人的陪伴下,逝于家中。近年来,已有研究提出将家庭临终护理与社区医疗服务结合在一起,由专业的社区医护人员为临终患者提供专业的临终护理。独立的临终关怀单元是专门为临终病员及其家属设置,能为临终患者提供舒适、安静的环境和服务。

第三节　外科手术患者的心理特征与护理

手术是外科患者常用的治疗手段,但对于机体而言,同样也是一种严重的心理应激,不仅对身体造成创伤性刺激,同时也会产生各种心理应激反应。许多患者在手术前会出现焦虑、恐惧,尤其是急症手术的患者。这些心理情绪不仅会影响疾病,干扰麻醉和手术效果,还会影响手术预后、术后精神心理改变,如止痛药剂量需求增加、手术恢复期延长等。因此,医护人员应该及时觉察手术患者的心理特点,采取合理有效的措施进行干预控制,消除患者不良情绪,以取得最佳手术效果。

一、外科手术患者的心理特征

(一)手术前

1.焦虑心理

术前焦虑产生的原因可能是患者对手术缺乏相应了解,担心手术是否成功、害怕有创性操作、手术意外甚至死亡等。患者术前焦虑表现和程度有个体差异性,部分患者甚至因为过度紧张出现心率增加、血压骤然增高等交感神经过度兴奋的表现,不得不延缓手术。患者的焦虑反应也与年龄、性别、文化程度、性格特征等也有很大关系。无论何种手术,对于患者而言都是侵入性的操作,陌生的体验、患者潜意识的恐惧,加上周围环境的不良刺激都容易使患者产生担忧和畏惧感。

2. 抑郁心理

手术对患者来说意味着脏器组织的破坏或丧失，可因此而引起负性情感增强，表现出闷闷不乐、忧愁、压抑的心境。由于每个人的个性及手术部位和性质不同，会产生轻重不等、表现不一的抑郁情绪变化。

3. 猜疑心理

手术尤其是大手术，可能使患者的生活、工作规律发生改变，患者可能对任何事物均异常敏感，而且将信将疑，甚至处于偏信和否定的矛盾状态之中。这是自我防卫和自我暗示作用的结果，术前细心观察别人的一言一行、一举一动，听到别人低声细语就以为是在讲自己的病情严重或无法救治，把别人的安慰和关心认为是暗示自己将不久于人世，或担心误诊，怕手术部位错误，甚至否认自己患病。

4. 择优心理

患者为了满足安全的需要，迫切希望高水平的医生为自己做手术，同时也希望技术熟练、态度和蔼的护理人员为自己提供护理。

5. 生与死体验心理

许多疑难、复杂、重要器官手术的患者，手术风险极大，极易发生意外情况。手术对患者的生命是一次严峻的考验，患者因此而产生一种面临死亡的威胁感，手术确定后流露出即将与亲人永别的悲伤情感，进手术室时此种情感最为强烈。

(二)手术后

多数患者术后因病灶已切除，表现情绪稳定，能以坚强的意志忍受疼痛，主动配合治疗和护理。但有少数患者，由于情绪应激，仍有不良心理反应。

1. 焦虑心理

一方面，患者经过手术，尤其是大手术后，一旦从麻醉中醒来，意识到手术已经做完，这时他们迫切地想知道自己疾病的真实情况和手术效果。另一方面，由于手术后躯体组织受到不同程度的损伤，术后切口疼痛，加之躯体自主活动受到影响，多产生焦虑不安的心理。

2. 恐惧心理

疼痛是术后最主要、最痛苦的不适感觉。患者对疼痛的耐受力存在明显个体差异，表现程度不尽相同。平素惧怕疼痛者，在术后表现尤甚，可能会呻吟不止或痛苦哀叫。由疼痛产生的恐惧心理，会导致患者因害怕而不敢活动，不敢咳嗽、排痰及深呼吸，容易导致术后并发症的发生。

3. 疑虑心理

患者的身心经受手术打击之后较为脆弱，各种不适和虚弱状态使其产生种种疑虑，如手术是否真正成功，疾病是否已经根除，机体功能是否能够恢复等，并期望得到医护人员的确切答复。

4. 依赖心理

手术使患者遭受痛苦、产生应激，更加强化了"患者角色"，依赖心理增强，表现为情感脆弱、幼稚、顺从、撒娇、依赖。此时，患者完全依赖于医护人员和家属的照顾，生活起居如洗手、洗脸、吃饭、翻身、大小便等都要依赖他人的帮助。

5. 抑郁心理

术后患者平静下来后表现出来的抑郁反应，主要表现为不愿说话、不愿活动、易激惹、食欲不振、睡眠不佳等。患者的这种心理状态导致不能及时下床活动，长期卧床影响心、肺及消化系统等功能，容易产生营养不良，下肢静脉血栓和继发感染等。

6. 缺陷心理

部分破坏性的手术，如截肢、毁容、脏器移植等造成的各种重要功能缺失或障碍，尽管为患者解除了痛苦、保全了生命，但却导致了患者身体的缺陷，给患者造成难以平复的缺陷心理。患者多表现出自卑感，不愿和他人接触、孤僻、回避、内心有强烈的压抑感。

二、外科手术患者的心理护理

（一）手术前

1. 术前教育

手术患者的焦虑与恐惧大都因为对于手术和疾病相关知识的缺乏，应为手术前患者提供充分的信息支持，详细讲解手术的目的、意义、方法、手术过程、术中配合及术后注意事项，介绍手术的相关讨论与管理制度以及手术医生的相关经验等，避免因各种猜疑引起的焦虑和恐惧。研究发现，无论是对患者单独进行术前教育，还是对患者及其亲属共同做术前教育，接受术前教育者均比未接受术前教育者住院天数减少，卧床时间缩短，麻药使用量减少，患者更为配合，提出问题减少，表现出的焦虑、忧虑程度减轻，松弛能力提高，而且和亲属共同接受术前教育者比单独接受术前教育者更明显。

2. 术前训练

术后患者的某些生理功能、机体状态将会发生改变，尤其是伤口疼痛给其带来许多限制。在术前认真做好功能训练，将术后痛苦减小到最低限度。如训练患者在床上排便、翻身、深呼吸、咳嗽，告知患者注意事项，讲解和训练用手固定伤口的方法，训练患者在床上进行下肢运动等。让患者掌握应对术后生活改变的技能，心理上有足够的掌控感，对于缓解焦虑、增强信心非常有帮助。

3. 鼓励患者表达

术前患者都会存在程度不等的焦虑、担忧，责任护士要能敏锐地觉察患者的情绪状态，主动与患者交流关于手术的想法和担忧，耐心倾听和共情患者的担忧和感受，鼓励患者充分表达，让患者认识到一定程度的焦虑是很正常的，必要时给予放松训练指导或运用叙事护理等方法帮助患者。

术前心理护理注意事项：①讲解方法要因人而异，因患者年龄不同，对手术的认知程度不相同，产生的焦虑程度及其焦虑的内容也不相同。所以，解释方法要有针对性，以取得患者的协作与配合；②不同文化程度的患者对疾病知识的了解程度不一样，对护士提供的信息的理解水平有差异。因此，应针对不同文化程度的患者采用不同教育方法，耐心聆听患者提出的问题和要求；③给予合理的解释以及适当的保证，消除焦虑心理以满足患者的要求；④联合周围人群的力量，让患者知道其他患者、家属及医生都很关心他，从而树立战胜疾病的信心。

（二）手术后

1. 消除疑虑

患者术后对于手术效果和术后即将面临的种种问题存在诸多疑虑或猜疑，这会加重患者心理负担，甚至影响术后恢复。护士应主动给患者提供相应的信息支持，避免患者因信息缺乏导致恐慌。例如，当患者从麻醉中醒来或从手术室回到病房，医护人员主动向患者说明手术情况，术中不顺利或病灶未能切除者，不宜立即把真实情况告诉患者，应找机会告知患者真实情况。胸腹部手术术后需要咳嗽排痰，但患者却顾虑重重，甚至强忍咳嗽，担心疼痛或致切口裂开。这时，应向患者反复强调术前训练时所说的咳嗽方法，鼓励其大胆咳嗽排痰，并告知其适当的活动，切口不但不会裂开，而且可以促进血液循环，加速切口愈合。当医护人员传达的有利信息被患者接受后，将有助于患者消除疑虑，树立信心，积极配合治疗。

2. 缓解疼痛

术后疼痛是普遍的，疼痛的程度不仅与手术部位、切口方式、镇静剂和镇痛剂的应用有关，而且还与个体的疼痛阈值、耐受能力和对疼痛的经验有关。患者如果注意力过于集中于疼痛，情绪过度紧张，会使疼痛加剧，意志薄弱、烦躁和疲倦等也会加剧疼痛，许多环境因素如噪声、强光、暖色也会加剧疼痛。因此，医护人员应观察和理解每个患者的心情，从每个具体环节减轻患者的疼痛，如术后 6 小时内给予药物止痛，可以大大减轻术后全过程的疼痛；鼓励患者，帮助其树立坚强的意志，提高对疼痛的耐受力；给患者以暗示或转移其对疼痛的注意力，听喜欢的音乐也可以减轻疼痛。

3. 克服抑郁心理

乐观的情绪有助于术后康复。努力帮助患者减轻抑郁情绪，准确地分析患者的人格特点，根据其性格、气质和心理特征去激发其兴趣；密切注意患者言语的含义，关心和体贴患者，生活上给予细致的照顾，使他们感受到支持和关注，进而能乐观地面对病情，增强信心，促进康复。

4. 加强活动和功能训练

术后的消极依赖是普遍的。向患者说明依赖心太强不利于术后康复的理由，不要嘲笑、训斥和冷落患者；鼓励患者增强信心和毅力，加强术后活动和功能锻炼，以预防并发症和促进脏器功能的恢复；根据患者的自理能力帮助患者尽早生活自理，增强患者对生活的掌控感。

5.克服缺陷心理

对因手术造成生理缺陷的患者,要特别尊重他们的人格,鼓励他们树立正确的人生观,学习英雄人物身残志坚的高尚情操,树立战胜病魔的信心,加强功能锻炼,促进代偿能力,以适应生活、工作、学习的需要。

术后心理护理注意事项:手术后患者常见的心理问题有焦虑、抑郁、悲观、绝望等;护士应掌握观察患者心理状况的基本知识,运用心理护理的技巧促进患者舒适,针对患者的不适给予安慰、解释和帮助,并使患者在人格尊严上得到满足;通过对患者的关心、安慰等,给予患者情感上的支持,树立战胜疾病的勇气和信心,安全度过手术恢复期。

第四节 慢性病患者的心理特征与护理

一、慢性病患者的心理特征

慢性病通常指病程为 3 个月以上,症状相对固定,难以根治,只能对于疾病进行控制和缓解。由于病程长、病情复杂、疗效不佳,患者心理反应极为复杂,主要见于肿瘤、免疫系统疾病、心脑血管疾病、代谢内分泌疾病等慢性疾病。由于预后不佳或迁延不愈,患者长期受疾病折磨,严重影响生活质量,容易出现抑郁、敌对、愤怒、依赖、性情改变等一系列心理问题。

(一)情绪反应

1.孤独抑郁

一方面,对于疾病的认知存在偏差,慢性病患者认为疾病无法治愈,心理承受能力较差者,甚至认为疾病会夺走自己的生命,从而对治疗缺乏信心,感到沮丧、失望;另一方面,患者丧失工作能力、疾病治疗产生的经济费用使家庭经济负担增加,患者常常认为自己成为家庭的负担而感到自卑、自责。

2.怀疑否认

部分慢性病患者经过一段时间治疗后,治疗效果不佳时,对诊断、治疗方案、医护人员的技术水平甚至是医德都感到怀疑,可能反复要求更换其他治疗方案,或者自行改服药物,影响治疗效果。

3.悲观绝望

部分慢性疾病患者病情较为严重,疾病控制不佳,看不到治愈的希望,感到悲观绝望,因此放弃治疗,依从性差,任由疾病发展。

(二)行为反应

由于疾病迁延不愈,患者可能出现各种异常的行为反应,如依赖行为反应和抵抗行反应。患者长期患病，潜意识认为自理能力较差，需要他人照料，对亲友的依赖性增强；也有部分患者由于长期服药，但是疾病治疗效果不佳或者疾病没有得到较好的控制，患者拒绝服药，甚至弃药，严重影响疾病的治疗。临床常见有患者病情稳定时不愿意出院，对医护人员产生依赖心理，家属劝解时，反而责怪儿女不孝顺，不关心他的死活。

二、慢性病患者的心理护理

慢性疾病病程长、反复发作、迁延不愈，应设计科学合理的心理护理计划，并取得家属的协助。

1. 改善认知

错误的认知是导致慢性病患者情绪不稳定的重要因素，医护人员应该有计划地增加患者对疾病原因、诊断、治疗、病程及预后的了解，用更加合理的认知行为模式来应对疾病，使患者保持良好的心态、减轻焦虑情绪的产生。例如，针对糖尿病患者，应该制定完整的健康宣教计划，以健康教育讲座结合个体化的宣教方式，让患者对疾病有全面的认知和了解，从而更好地配合治疗并能保持良好的心态，出院后能够更好地进行糖尿病健康管理和居家监测。

2. 运用非语言沟通

护士的言语、行为、眼神、表情等都会影响患者的心理状态，平缓的语调、娴熟的操作技术会让患者感到亲切和安全，而动作幅度过大或者夸张的表情会让患者感到不可靠、难以信任，因此护理人员在与患者接触的过程中应该熟练地使用非语言沟通技巧，促进和谐护患关系的建立。例如每日晨间护理时对患者的微笑、亲切的问候，静脉输液时娴熟的穿刺技术等都能给患者带来莫大的安全感和信任感。

3. 加强社会支持

慢性疾病病程长，医护人员应帮助建立良好的社会支持系统，指导患者家属和朋友如何帮助患者管理情绪，缓解负面情绪。病区内定期开展患者家属的健康教育讲座，传授照护患者的相关技巧和注意事项以及疾病相关知识，以便为患者提供更好的支持和家庭照护，创造良好的居家健康管理环境。

4. 情绪自我管理

告知患者自身心理状况对疾病治疗的重要性，指导其觉察和管理自身不良情绪，增加战胜疾病的信心。

三、几种常见慢性病患者的心理特征及心理护理

(一)癌症

癌症是威胁人类健康和生命最常见的一类恶性疾病，给患者及其家属、社会带来巨大的精神、经济负担，导致患者出现严重心理问题，如焦虑、抑郁、恐惧等。

1. 癌症患者的心理特征

尽管医学上对癌症的诊断和治疗近年有了较大的进展，但是癌症治愈率依旧不高，因此人们面对癌症时，依旧将其与绝症等同。当患者发现自己患癌症后，往往出现严重、复杂的心理反应。癌症患者的心理反应常表现为以下特征：

（1）癌症早期。①否认怀疑：当患者首次得知自己患有癌症时，往往反应强烈，表现震惊、逃避心理，患者会用否认的方式逃避事实，认为检查结果、诊断有误或者医生故意夸大病情以牟利，一再要求复查、寻求其他医生检查、甚至转院复查，以期望获得否定癌症诊断的结果。②愤怒发泄：当了解到患有癌症已经是无法改变的事实，患者情绪变得愤怒、易激惹，觉得命运对自己不公平，又害怕周围的人遗弃他。部分患者开始将这种情绪向周围的人发泄，甚至带有攻击行为。

（2）癌症晚期。①焦虑恐惧：这类患者往往过于警惕、敏感，有强烈的恐癌心理，对于医护人员各种医疗方案的改变或者自身症状的改变做出灾难化推断。如患者感冒出现咳嗽，患者会认为癌症出现肺转移，而持续的焦虑、恐惧心理会降低机体免疫力，不利于治疗、康复，甚至加速死亡。②悲伤抑郁：抑郁是癌症患者常见的心理情绪之一，研究表明癌症患者抑郁症的发生率高达50%，远高于一般人群。治疗过程中放疗、化疗带来的不良反应、巨额的医疗费用、未知的治疗预后等构成患者巨大的心理压力，患者出现不同程度的抑郁，表现为情绪持续低落、兴趣丧失、精力下降。癌症和抑郁在生理学和心理学上相互影响，癌症患者病程越长、病情越严重，抑郁的发生率和程度越高。③接受适应：晚期癌症患者了解到患有癌症已经无法逃避，恐惧也是徒劳。患者开始调整好心态，一方面积极配合医护人员的治疗，另一方面逐渐用平静的态度来面对生活，完成自己的理想和愿望，希望在有限的时间内过得更加充实。

2. 癌症患者的心理护理

随着生物-心理-社会医学模式的转变，心理护理在癌症中的重要性日益显著，良好的心理状态有利于患者疾病的治疗和康复。

（1）癌症早期。①建立信任的护患关系：疾病诊断初期，患者和护理人员还未建立信任的护患关系，患者希望得到不是癌症的诊断结果，这是一种保护性心理反应。此时护士与患者交谈时应委婉，不可随意提起"癌症""肿瘤"等词语，耐心地向患者讲解各项检查、治疗的目的、注意事项，尽量满足患者合理需求，建立信任的护患关系。②纠正患者对癌症的错误认知：许多患者对于癌症不了解，认为癌症就是绝症，无法治疗。护理人员应该帮助患者了解疾病，纠正错误认知，鼓励积极参与治疗，尽早适应患者角色。③鼓励患者进行自我情绪管理：医护人员应该多与患者沟通，告知患者心理因素对于躯体疾病的影响，使患者能正视自己的情绪问题，进行自我情绪管理；帮助患者了解自身心理特征，找出患者产生负面情绪的原因，教会患者用放松、运动等方法来释放缓解情绪。④重视家庭社会支持系统：良好的家庭社会支持有利于提高患者生命质量和治疗康复效果，护理人员应鼓励家属陪伴患者，让其获得安全感，让患者了解到他并非独自面对不幸。同时，可以建立病友小组，鼓励患者和家属共同参与。

（2）癌症康复期。癌症患者疾病治疗周期较长，长期处于患者角色，当回归原本的社会角色时，可能出现角色适应不良。护理人员应该做好康复指导，如康复计划、复查时间等，帮助患者建立正常化和普遍性的思维，有计划地指导患者参与正常的工作和生活，尽快恢复原本社会角色；家属的参与也能发挥重要作用，指导患者家属如何对患者进行家庭护理，包括辅助患者进行康复锻炼、情绪管理、监督患者用药和复查等；出院后及时回访，询问患者康复阶段的情况，增加患者康复的安全感和自信心。

（3）癌症晚期。由于个性特征、家庭社会环境、疾病严重程度、患病年龄不同，患者出现的负面情绪和严重程度也不一致。护士应该先了解患者的心理特征，找出患者出现负面情绪的原因，与患者交流，耐心倾听，用适宜的方法帮助患者疏导负面情绪；癌症晚期患者身体极度虚弱，患者已经能平静接受面临死亡的事实，开始对周围一切事物变得不在意，此期医护人员应充分尊重患者、不能忽视、漠视他们；积极主动解决癌症晚期患者的不适，如睡眠障碍、疼痛、食欲下降等，剧烈癌痛的患者及时使用镇痛药，及时观察镇痛药的不良反应；尽量满足患者的要求或帮助患者实现某些愿望，引导患者讨论和正确看待死亡。

（二）功能性消化不良

功能性消化不良（functional dyspepsia，FD）是消化科常见疾病之一，由非器质性病变所引起，其特点表现为病症变化多、具反复性等，其发病与心理社会因素、饮食、起居、生活方式等密切相关。随着神经胃肠病学概念的提出，FD 与精神因素之间的关系在消化领域越来越受到人们的关注。有研究认为，精神心理因素不仅影响胃肠生理而出现消化系统症状，还可影响患者对疾病的体验、就医行为、治疗方案的选择和预后。

1. 功能性消化不良患者的心理特征

（1）疑病、恐癌心理。由于症状范围不确定、易变化，患者经过多次治疗，如抗幽门螺旋杆菌治疗、抑酸治疗、促胃动力治疗等效果不佳，不少患者表现为不相信检查结果、频繁更换就诊医院及医生。就诊时往往带有很多不同种类或重复的检查报告，均未提示器质性病变，但患者仍感上腹部不适，怀疑自己患有胃癌等器质性病变。

（2）焦虑。FD 患者多有睡眠障碍，表现为入睡困难、早醒、间断睡眠、失眠、多梦等，常过分担心自己的病情、多思虑、情绪难以平复、常主诉身体各种不适等。

（3）抑郁。FD 伴抑郁患者一般内向、沉静、喜欢独处、人际交往冷淡，容易产生悲观、绝望等负面情绪。

（4）敏感。由于患者经历较多的负性心理刺激，心理处于慢性应激状态，对周围的人、事、物缺乏信任感，缺乏自信。同时，患者对自己的躯体功能过于担心与关注，对自己身体出现的细小变化过于敏感。

2. 功能性消化不良患者的心理护理

（1）心理疏导。加强护患沟通，定期对患者心理状况进行评估，及时了解其心理状态，针对负面情绪及时给予心理疏导，帮助患者认识疾病及预后情况，减少其对生命危险的担忧；帮助其客观认识疾病的特点及预后；指导患者进行自我情绪调节，减少对疾病的关注度；培养自己的兴趣爱好，融入社会，加强自我心理抵抗能力和个人满足感。

（2）健康教育。加强疾病相关知识的健康宣教，减轻患者因知识缺乏而引起过度担忧、害怕等负面情绪；加强饮食指导，鼓励患者合理饮食、营养均衡，减少情绪不佳与营养供给不足之间的恶性循环；帮助患者纠正不良生活习惯及态度，让其以积极乐观的态度生活、工作。

（3）家庭支持。向患者家属强调家庭支持对疾病的重要性，获得家庭成员的支持，提高患者的耐受力；鼓励患者表达自己的负面情绪，并给予患者语言及非语言的情感支持。

（4）药物干预。重视患者的心理检测，及早应用心理干预与药物治疗。2015 年，中国功能性消化不良专家一致提出，抗焦虑、抑郁药物适用于伴有明显焦虑、抑郁状态且对常规药物治疗无效或症状反复的 FD 患者。

（三）冠心病

1.冠心病患者的心理特征

（1）人格特征。A 型人格或者 A 型行为由美国心脏专家弗里德曼和罗森曼提出。他们将具有雄心勃勃、沉迷于工作、喜欢和他人竞争、容易出现恼火（aggravation）、激动（irrigation）、发怒（anger）、不耐烦（impatience）等这些典型的行为表现特点的人称为 A 型人格。A 型人格被认为是冠心病的独立危险因素，但目前这一观点在部分前瞻性研究的结果中没有得到充分体现，因此目前 A 型人格与冠心病的关系尚存在一些争议。D 型人格又称为心理忧伤人格，目前成为人们关注的热点，J. Denollet 将个体同时具备消极情感和社交抑制两个特征时定义为 D 型人格。

（2）抑郁。既是冠心病独立的危险因素，也是冠心病患者最容易出现的心理反应。多见于疾病的慢性期和恢复期，多由于患者社会角色的改变、疾病病程长、反复发作，担心自己疾病病情较重或出院后发病得不到及时的治疗和护理等。

（3）焦虑、多疑。由于生活环境、饮食和休息方式的改变，患者难以适应，加上疾病对于活动的限制，疾病的反复发作和长时间的治疗让患者焦虑、多疑，认为自己病情很重，医疗人员和家属隐瞒了病情；一定的焦虑有利于提高机体的紧张度和对应激源的适应，但过强、长期的焦虑可能会引起患者神经内分泌功能紊乱，加重病情。冠心病患者并存焦虑、抑郁比较常见，研究发现，焦虑是冠心病患者身体功能的独立预测因子，会增加猝死的风险，而合并抑郁的心血管疾病患者的发生率是非抑郁者的 2 倍。

（4）恐惧、悲观和绝望。冠心病患者以老年人居多，往往伴有其他疾病，疾病治疗时间长、病情反复发作，心绞痛发作时带来的不适、濒死感等会使患者对疾病产生恐惧感，对预后感到悲观、绝望。

（5）盲目乐观。改变不良的生活方式是冠心病治疗的基础，部分患者对疾病知识缺乏了解或者有了解却满不在乎，对于生活方式的改变不予以重视，治疗和服药依从性较差。

2.冠心病患者的心理护理

（1）信息支持。用热情、诚恳的方式与患者沟通，取得信任和合作，重点关注年龄较大、经济条件差、无配偶或者子女陪伴、文化程度较低患者的心理变化。告知患者冠心病的原因、临床表现、主要治疗方式等；强调生活方式的改变是冠心病治疗的基础；让患者知晓负面情绪对疾病的消极影响。对行手术的患者，护士应在围术期各个阶段给予相应的健康教育：术前，用简单易懂的语言与患者交流，告知手术时间、手术方式及手术配合事项；术后，告知患者危险因素仍存在，应规范服药，健康生活及定期复诊。

（2）情感支持。护理人员掌握如何对冠心病患者进行人格测定，了解患者的人格特征，针对性地提供护理措施；鼓励家属多与患者沟通，给予情感支持；鼓励患者建立健康的生活方式，积极参与心脏康复；加强服药依从性等，减少患者的负面情绪，促进疾病康复。

（3）放松训练。可于每日清晨、睡前进行深呼吸训练，播放轻柔舒缓的轻音乐等。

（4）同伴支持。为术后患者组建俱乐部，举行大型义诊和免费科普活动，鼓励术后患者上台分享心脏康复经验。

（四）高血压

高血压是临床常见的慢性血管疾病，多见于中老年人，可造成心、脑、肾等器官损伤。高血压的发生和发展与情绪、心理反应、应激反应密切相关，不良心理反应不仅不利于高血压的控制，也大大增加了患冠心病、脑卒中的风险。因此，需要针对高血压患者的不同心理反应和心理特点，给予相应的护理措施和健康教育。

1. 高血压患者心理特征

（1）怀疑和否认。高血压早期，患者无症状或者症状较轻，于体检或者其他疾病检查时发现。患者对高血压的危害缺乏认识，不重视高血压的治疗和控制，治疗依从性差，不愿改变饮食和生活习惯，因此使病情发展迅速。

（2）焦虑和恐惧。焦虑和恐惧是高血压患者最常见的心理反应。因为反复血压升高、血压控制不佳、出现多种并发症让患者感到焦虑、害怕。

（3）悲观和绝望。由于病情的发展，患者出现高血压相关并发症、经过长期治疗血压依旧控制不佳，患者出现悲观情绪，对治疗采取消极的态度。

（4）药物依赖心理。由于各种原因，患者血压控制不理想，患者可能认为药物疗效不佳，从而随意改变药物剂量或者自行更换药物；患者对治疗采取不配合的态度；当他人告知某种药物对高血压有效时，患者则会主动要求服用药物。

（5）盲目乐观心理。患者认为高血压对于身体影响不大，不会影响日常生活，因此，对于血压控制采取满不在乎的态度，或不愿意去改变以往的生活方式和饮食习惯。

2. 高血压患者的心理护理

（1）针对性的心理护理。护士要用温和的态度与患者建立良好的护患关系，告知患者高血压的发病原因、影响因素、主要治疗方法；根据患者的心理状态，有针对性地采取心理护理；改变患者错误认知和不良消极态度，增加其服药依从性。

（2）稳定情绪。情绪的变化会直接影响患者的血压变化，因此，高血压患者应该保持心情平稳，避免情绪过激。对于焦虑、恐惧的患者，护士应该用温和的态度向患者解释发病原因、治疗方法，从心理上消除其顾虑，缓解焦虑、恐惧情绪；当患者情绪焦躁、言语激烈时，护士应该克制忍让，尽量稳定患者情绪，避免其受到强烈刺激。

（3）药物治疗。告知患者用药的目的和注意事项，稳定情绪，配合诱导治疗，对于随意增减药量的患者应该增加治疗自信心，遵从医嘱，合理用药，将药物、饮食治疗相结合，定期测量血压。

（4）心情调适训练。每日进行放松训练，采用舒适的姿势，闭上眼睛，全身肌肉放松，随着呼吸频率默念"一、二"，可适当放一些轻柔平和的音乐。轻柔平和的音乐可以平稳情绪，使人心情放松。

（5）健康教育。了解患者病情，对患者进行综合评估。对于初次入院的患者应该着重强调疾病的发生原因、注意事项和治疗方法；在为患者治疗和护理的过程中，为患者讲解治疗和护理的目的及方法，以增加患者治疗的依从性。

（五）糖尿病

糖尿病（diabetes mellitus，DM）是由遗传和环境因素共同作用引起的一组以高血糖为特征的代谢性疾病。典型的临床表现是多饮、多尿、多食和体重减轻。糖尿病是当今严重威胁人类健康的慢性、非传染性疾病之一，它给患者及其家属带来极大的身心痛苦。

糖尿病是一种慢性终身性疾病，患者要通过坚持不懈的自我管理，才能控制血糖平稳，这将一定程度影响患者生活，使患者产生思想负担和心理问题。糖尿病患者的抑郁症的发病率是正常人的3倍。研究显示，糖尿病患者中焦虑的发病率大大高于普通人群。糖尿病常与焦虑、抑郁并存，可以通过神经内分泌系统与之相互影响和加重，如抑郁引起的激素水平紊乱可以导致血糖控制不良，临床抑郁症也可以使糖尿病患者的慢性大血管病变和微血管病变发病率大大升高。因此，医护人员要重视和了解患者的心理问题，实施有效的干预，从而提高糖尿病患者的自我管理能力和生活质量。

1. 糖尿病患者的心理特征

（1）抑郁：糖尿病患者中抑郁或者抑郁症状的患病率比非糖尿病患者高，同时，女性糖尿病患者存在抑郁症状的数量是男性糖尿病患者的1.6倍，且女性复发风险更大。抑郁症状增加了血糖控制恶化、早期糖尿病性视网膜病变的发生，以及增高青少年住院治疗和急诊就诊的风险。

（2）焦虑：国外报道的糖尿病伴焦虑发生率为31.29%~69.69%，国内报道的糖尿病伴焦虑发生率为23.57%~56.28%，糖尿病前期存在焦虑情绪的为15.30%~47.10%，而普通人群的焦虑障碍发生率为0.40%~5.60%。焦虑是代谢控制和病情转归的不利因素，不仅影响患者餐后血糖和糖化血红蛋白水平，也影响患者的生活质量。

（3）饮食紊乱相关心理与行为问题：糖尿病患者易发生饮食紊乱，常表现为进食障碍和饮食行为失调。进食障碍包括神经性贪食、神经性厌食和神经性呕吐；饮食行为失调是指患者治疗行为应用不合理，如快速减重、过度饮食节制等危害健康的饮食行为。患者可表现为承受焦虑和失去信心的困扰，自暴自弃，否定一切，甚至自杀、消瘦、月经不调等。

2. 糖尿病患者的心理护理

（1）建立治疗性护患关系。护士应利用专业知识和技能，有目的、有计划地与患者沟通，形成治疗性护患关系，帮助患者正确认识和看待其情绪反应，用心体会患者感受，充分尊重患者的人格和需求，及时给予帮助并解决其需求。

（2）心理支持技术。其主要特点是给予支持，善于运用患者自身的潜在资源和能力，协助其度过危机、应对困难，以有效的方式来处理所要面对的困难和挫折。糖尿病是一种慢性、终身性疾病，需要患者坚持不懈的自我管理，因此，有效的心理支持技术能帮助患者形成良好的自我管理行为，达到良好的治疗效果。

（3）健康教育。对患者和家属进行健康教育能让其了解糖尿病的基本知识、掌握饮食和运动疗法、学会注射胰岛素和检测血糖等技术，帮助患者科学、合理地安排生活，有效地控制疾病的发展，从而缓解患者的焦虑情绪。

（4）放松训练。是通过有意识地控制自身心理生理活动，改善机体功能紊乱的心理干预方法，它能帮助患者缓解紧张、焦虑等情绪障碍和躯体症状的方法，包括一分钟放松训练、指导性气息训练和三分钟呼吸训练等。

（5）激励性访视。连续的激励性访视对糖尿病患者大有帮助，能帮助患者积极、有效地进行自我管理，其步骤包括：建立和谐的氛围、制定计划、做好改变的准备、找出关键点、识别矛盾情绪、引出自我激励的陈述、处理抵抗和转换重点。

（六）神经性皮炎

神经性皮炎（neurodermitis）是一种以剧烈瘙痒伴有皮肤苔藓样变为特征的、与神经功能障碍有关的慢性、炎症性皮肤病，又称慢性单纯性苔藓，是目前公认的心身疾病之一。以青壮年多发，女性多于男性，好发于颈部、肘关节伸侧、腘窝、股部及腰骶部等。至今，病因与发病机制尚不完全明确，但大多数学者认为，该疾病与神经精神心理、自身免疫、内分泌等有关。

发生神经性皮炎的原因很多，如遗传、饮食、神经精神状态、外界刺激等，其中以神经精神因素最为常见，如情绪紧张时，大脑皮质功能紊乱，可使神经内分泌失调，体内释放出可以引起瘙痒的物质，如儿茶酚胺、乙酰胆碱等，机体条件反射性以搔抓控制痒感，久而久之，皮肤则出现苔藓样化的改变。事实证明，神经精神因素不仅妨碍疾病的康复，还会导致病情更加复杂。

1. 神经性皮炎患者的心理特征

多数患者情绪稳定性差、易激惹、易焦虑，耐受力和自我控制力差，以焦虑、失眠、烦躁、易怒、抑郁、敌对、恐惧等症状为常见。

（1）焦虑、抑郁。因疾病久治不愈，长期治疗，经济负担较重，对疾病恢复缺乏信心，害怕家人埋怨，认为拖累亲人，常表现为自责、消极、抑郁；皮肤瘙痒症状严重者，可影响其学习、工作及生活，对疾病充满不安，患者容易烦躁、失眠、易怒，产生焦虑情绪。

（2）自卑、紧张。由于自身形象受损，对患者日常活动、社交娱乐等造成巨大的影响。患者担心他人嘲笑或影响恋爱、婚姻等，产生自卑、紧张等心理。

（3）依赖。由于疾病反复发作，患者常常感到无助，希望得到医护人员和家人更多的关注和同情，在心理上会对医生的治疗和他人的照顾产生依赖；该病常规使用糖皮质激素治疗，患者对长期使用此类药物可能会产生心理上的依赖。

2.神经性皮炎患者的心理护理

（1）支持性心理干预。护士应鼓励患者诉说自己的苦恼及遇到的困难，耐心地听取其对本病的叙述，对自我形象、久治不愈、家庭负担等存在的担忧应表现出理解、接纳等积极的态度，对患者安慰、鼓励和疏导，协助患者创造良好的心理环境，让患者树立信心。

（2）认知干预。护士可采用多媒体讲解和病例介绍等方法，讲解疾病的病因、发病机制、临床表现、治疗及预后等，特别强调瘙痒–搔抓–瘙痒恶性循环的机制，使患者明白搔抓不能解决问题，当有瘙痒感时，可以采取放松训练、转移注意力等方法帮助控制，尽量避免搔抓；让患者认识到烟酒过量、不规律作息等不良生活习惯会加重疾病，增强患者主观能动性和依从性；告知烦躁、愤怒和异常兴奋等不良情绪可引起瘙痒感加剧，帮助他们形成良好的心态，缓解和消除负面情绪的影响，提高缓解率，降低复发率。

（3）分散注意力。瘙痒不但与情绪相关，还与注意力明显相关，有效地分散注意力对减轻瘙痒感和避免搔抓非常重要。护士可以针对患者的兴趣和爱好，引导其听喜爱的音乐、阅读喜爱的书籍，同时，可适当增加电子娱乐项目；爱好运动者可以增加户外活动，但需要注意劳逸结合。

（七）支气管哮喘

支气管哮喘（以下简称哮喘）是一类常见的慢性呼吸系统疾病，目前我国约有3000万哮喘患者，近年患病率呈递增趋势。该疾病患者常有明显的人格特质，且在现有医疗条件下哮喘尚难以治愈，只能通过远离过敏原和药物治疗来控制病情，病情反复发作容易导致情绪障碍和心理问题，而情绪障碍和心理问题又可以诱发哮喘发作，二者互为因果。

1.支气管哮喘患者的心理特征

（1）人格特征。哮喘病程长、反复发作，会对患者的性格造成一定的影响，导致哮喘患者形成较为独特的人格特征，主要表现为神经质、悲观、内向、易冲动，部分哮喘患者依赖性强、希望别人同情、过分要求他人关注。

（2）抑郁。哮喘的反复发作、长期的治疗和工作、劳动受限严重影响了患者的生活质量，同时，疾病造成的经济消耗也会给低收入家庭造成负担，患者容易对治疗失去信心，产生无助和抑郁等心理。

（3）焦虑。焦虑是哮喘患者最常见的情绪障碍，约45%的哮喘患者具有不同程度的焦虑，而未控制者发生焦虑概率更高。

（4）恐惧。哮喘发作时的呼吸困难、胸闷可直接导致患者出现恐惧情绪，此外，哮喘发作时过度通气导致低碳酸血症，脑血流量降低导致脑供氧不足，患者可出现类似于窒息时的恐惧情绪。

（5）孤独、自卑。疾病带来的不便会让患者社会交往减少，人际交往的安全感降低，从而容易产生孤独感和自卑感。

2.支气管哮喘患者的心理护理

（1）信息支持。讲解哮喘的相关知识、如何预防过敏原，药物使用注意事项，个人情绪在疾病发生、发展中的作用等，让患者了解哮喘是可以缓解和控制的，而不良情绪可以引发或加重哮喘的发作。

（2）认知心理治疗。常用的认知疗法包含理性-情绪疗法、贝克认知疗法、自我指导疗法、应对技巧训练等，对于改善短暂的焦虑情绪状态有较好的疗效。

（3）情感支持。与患者沟通应该平和，耐心地回答患者提出的疑问，鼓励家属陪伴。对因喘息、憋闷感到恐惧和濒死感的患者，积极采用鼓励性和安慰性语言，注重语言沟通和非语言沟通，采取适宜的肢体语言，例如握住患者的双手。

（4）放松训练。指导进行放松训练，患者平卧于床，闭眼，双手分别置于胸前和腹部，先吸气，再缓缓呼气，同时进行腹部收缩，放慢呼吸节奏，适当播放轻柔平和的音乐，帮助患者放松。

（5）同伴激励。定期开展健康教育和病友会，让疾病控制良好的患者分享经验，增加患者的自信心。

（6）其他。如心理暗示、催眠治疗、脱敏疗法等。

第十一章

几种特殊情况的心理护理

> 患者何某，女，45岁，与丈夫自由恋爱，感情一直很好，婚后育有一子，在一所重点高中读书。丈夫开办了一家公司，其间两人历经各种困难，目前公司已发展得很好。一周前，何某体检发现乳腺有问题，当她看到化验结果或得知自己患了癌症，霎时间方寸大乱，天塌地陷，不能相信自己的眼睛，觉得自己被判了死刑，表现为麻木不仁，甚至晕厥。
>
> 患者何某为什么出现这种反应？遇到这种心理反应时，我们可以做些什么帮助她？

当今社会，人们的生活节奏明显增快，每个人一生中都会遇到各种各样的应激。有研究证实，在应激状态下，机体免疫系统的功能会降低，使机体对疾病的易感性增加。高强度的、持续时间过长的应激对个体的健康有较大的不良影响，导致情绪、认知和行为上不同程度的错位，出现心理功能失调、人格发展异常等，严重者甚至出现精神崩溃、自杀倾向或行为。

近年来，心理危机相关的心理健康问题越来越引起大众的关注和重视，它不仅会侵害人体健康，还影响社会安全和国家生产力。针对性地开展心理护理和干预，有助于减缓或消除受累患者的不良心理反应，帮助他们恢复社会功能，促进和提高危机应对能力。下面详细介绍几种特殊情况的心理护理。

第一节　急性应激反应的心理护理

一、急性应激反应的识别

(一)急性应激反应的概念

急性应激反应(acute stress reaction)又称急性应激障碍(acute stress disorders，ASD)，

是指突然遭受严重的具有威胁性的创伤性刺激或应激事件后，在数分钟或数小时出现短暂心理异常，历时较短，通常1周内可以缓解恢复，最长不超过1个月。急性应激反应的出现及其严重程度，不仅与严重应激事件有关，而且与个体的人格特征、对应激源的认知和态度、应对方式、社会支持和当时躯体健康状态等因素密切相关。

（二）急性应激反应常见的临床表现

1. 核心症状

分离症状、创伤性经历重现、回避与麻木和过度警觉，是急性应激反应具有诊断价值的四大核心症状。

（1）分离症状：急性应激反应最常见症状，也是其确诊的一个重要标准。表现为麻木、情感反应迟钝、意识清晰度下降、不真实感、分离性遗忘、人格解体或现实解体。症状常在应激源刺激后数分钟至数小时出现，并在2~3天缓解或消失，有部分患者可持续1月余，对发作可有部分性或完全遗忘。

（2）创伤性经历重现：在遭遇严重的创伤性应激事件后，在日常生活中表现为难以控制地以各种形式重新体验创伤经历，使患者痛苦不堪。如不由自主地闪回创伤性的场景，致使患者出现错觉、幻觉，重新呈现出事件发生时所伴发的各种强烈情感反应和明显的生理反应如心率增快、出汗、脸红等，持续的时间数小时或数天。如脑海里突然闯入既往的一些创伤性痛苦情景或思维内容，挥之不去，常以梦魇的形式出现，在患者梦中反复重现创伤体验和刺激。

（3）回避与麻木：患者在行为上远离与创伤性事件有关的刺激，对一般事物的反应显得麻木、淡然，其目的是试图摆脱在生理和情感上应激反应，排除自我烦恼。回避主要体现在回避谈及与创伤有关的话题，回避可能勾起恐怖回忆的事情和环境，或不能回忆（遗忘）创伤性事件的某些重要方面等。随后表现出对周围环境刺激的迟钝或退缩，给人木然的感觉，很少参加活动或没有兴趣参加；情感淡漠，与他人疏远，有脱离他人或觉得他人很陌生的感受；难以体验和表达细腻的情感（如无法表达爱恋）；对未来失去憧憬，如很少考虑或计划未来的学习、工作或婚姻等。

（4）过度警觉：警觉性增高的症状普遍常见于创伤事件发生的第一个月，个体会出现过分警觉、易激惹、惊跳反应等。具体表现为：①睡眠障碍，难以入睡或睡眠维持困难易惊醒等；②惊跳反应，如遇到一些类似的场面或轻微的感觉刺激表现出容易受惊吓，出现惊恐反应，如紧张、恐惧、心慌、心跳、面色苍白、出冷汗等或表现为易激惹；③难以集中注意力。

2. 一般表现

早期表现为"茫然"状态，可能伴有一定程度的意识障碍，如意识清晰程度下降、意识范围受限、定向错误、注意狭窄，伴有无目的的动作等。

3. 精神病性症状

表现为激越、兴奋、话多或无目的漫游，严重时可能出现思维联想松弛、片段的幻觉、妄想、冲动毁物行为等。

(三)急性应激反应的治疗

急性应激反应治疗的基本原则：及时、就近、简洁、紧扣重点。主要目的是尽早消除创伤个体的病态应激反应，帮助患者建立起自我的心理应激应对方式，发挥个人的缓冲作用，避免过大的伤害，减少其随后形成创伤后应激障碍的可能性。危机干预和心理治疗为最基本的方法，药物治疗和其他治疗为辅。

1.危机干预

创伤性事件发生时是进行危机干预的最佳时机。提供舒适环境，脱离精神创伤性环境、避免进一步的刺激；使用治疗关系，来帮助患者接受、面对和认识最近的经验和感受；重建安全感；迅速建立起治疗同盟；提供信息；在客观危险结束和主观恐惧消退后允许情绪宣泄；有持续的惊吓、恐惧、惊恐或感到有罪的人允许宣泄；易化社会支持，减少对超出个人控制能力事件的个人责任感；帮助个体对创伤的强烈情绪反应正常化。

2.心理治疗

本病由强烈的应激性生活事件引起，心理治疗具有重要的意义，是缓解急性应激反应症状的首选方法。目前大多学者认可的急性应激反应心理治疗方法有以下几种。

(1)认知行为治疗(cognitive behavioral therapy，CBT)：治疗急性应激反应最有效的方法，主要是通过改变患者的思维与行为来消除不良情绪。内容包括心理创伤教育、放松训练、再现创伤记忆、家庭作业、讨论对治疗的想法。具体实施时还可结合催眠治疗或焦虑管理，结合催眠治疗可以更快减少患者创伤再体验的症状，结合焦虑管理可以减轻患者的唤醒症状，有利于急性应激障碍治疗。

(2)危机事件压力管理(critical incident stress management，CISM)：在危机事件结束后和有关人员离开现场前的这段时间，进行的针对遭受应激事件创伤的个人或团体即刻的心理支持。主要包括大规模危机干预、减压、危机事件应激晤谈、个体危机干预、家庭和组织机构危机干预、建立评估和治疗跟踪机制。

(3)暴露疗法(exposure therapy)：让患者暴露在不同程度的刺激情景中，逐渐适应刺激的治疗方法。在暴露期间，指导患者对刺激物进行分级，鼓励患者逐级接近令其恐惧但安全的物体、情况、思想、感觉和记忆，最终目标是减少对这些刺激的不良反应。研究发现延长暴露治疗后在第4周、第12周时患者应激症状明显减少。

(4)松弛疗法(relaxation therapy)：指患者通过有意识地放松肌肉间接放松紧张情绪。主要包括渐进性肌肉放松、自然训练、自我催眠、冥想、生物反馈辅助下放松。在急性应激反应治疗中，松弛疗法虽然是最基本、最常用的治疗技术，但对曾遭受虐待或有严重心理问题的患者可能会引发其情绪不适，此时必须立即停止治疗。

(5)正念疗法：是一种有目的、非评判性地关注当下的心理疗法。主要包括正念减压疗法、正念认知疗法、辩证行为疗法和接纳与承诺疗法。将正念疗法与音乐疗法结合后能有效改善患者的睡眠质量，有助于急性应激反应治疗。

(6)中医心理疗法：主要是让患者接受事实，处理好情绪问题。目前用于心理危机干预的方法有顺意疗法、语言疏导法、移精变气法、暗示诱导法、情志相胜法。

3. 药物治疗

药物治疗主要是对症治疗，也是常采取的措施之一。适当的药物可以较快地缓解患者的抑郁、焦虑、恐惧、失眠等症状，便于心理治疗的开展和奏效。常用的药物有抗焦虑药、抗抑郁药、非典型抗精神病药、抗惊厥药等。根据患者的主要症状进行选择，用药的原则是少量、短程、及时调整。

4. 环境治疗

一方面尽可能离开或调整当时的环境，消除创伤性体验，为了减弱或消除引起发病的应激处境不良作用，对整个治疗有积极意义；另一方面是根据患者的具体情况，协同有关方面对患者康复后生活和工作方面进行安排，必要时重新调换工作岗位，改善人际关系，建立新的生活规律等。

二、急性应激反应的心理护理

1. 建立信任的治疗性护患关系

真诚主动接触患者，充分地尊重患者；热情、耐心地倾听患者的叙述，不催促其回答或打断谈话；以友善的态度关怀患者，无条件地关注和接纳患者的情绪和行为反应。

2. 安全护理

①动态地评估患者意识障碍的程度，预防出现冲动伤人等危险行为。②减少对患者的刺激和干扰，为了避免外界刺激对患者应激反应症状的暗示性，安排床位时不将同类应激相关障碍的患者安排在同一房间，以免增加新症状或使原有症状加重。③提供安全舒适的环境，将患者安排在靠近护士站易于观察的房间，保证房间内设施安全、光线明亮，妥善保管刀、剪、绳带、药品、玻璃类等危险物品，护士每周定期进行安全检查，发现危险物品或安全隐患及时进行处理。④若患者有不能睁眼的症状，提供安全防护措施，如地面保持干燥整洁，走廊、厕所、浴室安装扶手，桌、椅、床完整，要求患者有专人陪护，必要时提供轮椅等。

3. 生活护理

若患者不能睁眼，护士协助患者料理个人卫生，做好各项基础护理，包括口腔护理、皮肤护理、大小便护理等，以保证患者的各项基本生理需要得到满足。当患者的病情开始缓解，鼓励患者自行料理个人卫生。

4. 改善睡眠

睡眠障碍是急性应激反应患者比较突出的症状，改善患者的睡眠是一项重要的护理工作。护士首先评估患者睡眠状况，了解患者对睡眠的需求，积极引导患者正确面对睡眠障碍成因和现状。进行睡眠相关知识宣教，调整对睡眠的认知和态度，建立有规律、有质量的睡眠行为模式，及时帮助患者处理睡眠和应激之间不良的联结，遵医嘱应用助眠药物，并观察用药后的反应和效果。

5. 给予支持性心理护理

在急性应激反应发生的早期，提供支持性心理护理极为重要。具体的措施如下：

（1）与患者建立治疗同盟，重建安全感。在每日的治疗护理工作中，护士随时与患者进行交谈，多与患者沟通，保持密切接触。

（2）鼓励患者表达，非指导性地倾听。在疾病发作时或发作后，积极鼓励患者述说自己的情感和故事，倾诉疾病发作时的感受和想法，护士耐心地倾听，不催促、不打断，不做评价和指导。

（3）认同接纳，充分的信息支持和情感支持。认同和理解患者当前应激的应对方式和状态；对患者的症状耐心地予以解释，强调感受和体验是一种正常的反应；解除患者的思想顾虑，树立战胜疾病的信心；对疾病的发生发展进行适当的讲解，帮助患者分析导致不良心境的原因和危害性；帮助患者分析如何处理和解决好急性应激事件的刺激；鼓励、指导该患者正确对待发生应激性事件的客观现实。

6. 心理应对技能干预

对于急性应激反应患者提供心理应对技能干预，能提高他的心理应对能力，也能有效地防止急性应激障碍转化为创伤后应激障碍。①放松训练：有计划地教患者放松训练技能，如呼吸放松、肌肉放松、想象放松等，使患者更好地应对急性应激反应，以缓解和管理高亢的焦虑、恐惧状态。②稳定化技术：循序渐进地实施稳定化技术，如安全岛和保险箱技术等，重建患者安全感，有利于患者重新获得自我掌控感。③紧急事件应激晤谈技术：给予患者支持性心理环境，调动患者的内外部资源，帮助患者消除创伤性事件造成的认知、情绪上的负面影响，引导患者积极地思考和行动。

7. 建立良好的社会支持系统

帮助患者寻求适当的支持系统或社会资源，如现在或过去能关心、支持患者的亲人或朋友；重新调整和建立社会支持系统，调动一切可以利用的社会支持资源，以减轻急性应激反应，促进身心康复。

8. 家庭干预

使患者和家属对急性应激反应的发生有正确的认识，避免因为观念不清引起的焦虑、抑郁等情绪反应。营造适合患者康复的家庭氛围，予以多方面的支持，更好地帮助家属理解患者的痛苦和困境，做到既要关心和尊重患者，又不过分迁就或强制患者，恰当处理与患者的关系。指导家属协助患者一起讨论，拟定一个双方都能接受的日常工作和生活安排表，并督促、鼓励落实。

第二节 居丧者的心理护理

一、居丧者的心理反应

(一)居丧的概念和类型

居丧(bereavement)是指有失去亲人或者物品的经历,伴随较多的情感付出,出现自愿的行为表达和仪式,是被社会认可的对丧亲的反应。其在不同的社会和不同的宗教团体中有不同的形式或持续时间。严重者导致心理危机,出现情绪、思维、行为等各方面的改变,如人际关系和社会功能改变,有时甚至迁延成慢性状态,给个体和家庭带来巨大的损失。

居丧常见的类型有以下八种:①丧偶;②丧子;③儿童居丧;④青少年居丧;⑤分居与离婚;⑥宠物死亡;⑦自杀后的居丧;⑧老年人居丧。

(二)居丧者的心理反应

居丧者的心理反应,既是一个状态,也是一个过程,主要包括了悲伤与哀悼两种反应。根据反应的过程,主要分为三个阶段。

1. 震惊与逃避阶段

处于这一阶段的当事人,在认知方面,表现为否认、无法接受死讯、思想迟钝、难以做出决定;在情感方面表现为肢体麻木、不真实、抽离、梦幻般的状态;在生理方面表现为肢体麻木、瘫痪、呼吸急促、心跳加剧、肌肉紧张、出汗、口干、失眠、对声音敏感;在行为方面表现为行为失控、歇斯底里、无法履行生活上的责任(包括工作与起居),少数表现为与平常没有太大的差异。这一时期的持续时间为数小时至数周不等,与死讯来的突然性,以及生者与逝者关系的亲密程度有关。

2. 悲痛与面对阶段

处于这一阶段的当事人,在认知方面,表现为不断追忆与逝者有关的往事、把逝者理想化、注意力容易分散、难以集中精神、思考不清晰、出现自杀念头,有时还会出现幻视或幻听(仿佛逝者仍然在世);在情感方面,表现为易哭、失落、空虚、愤怒(指向逝者/医护人员/亲友/自己)、内疚、失去自信、孤单、忧虑、彷徨、无助、不安全、恐慌、抑郁、绝望,也有人会感到安慰(因逝者不用再受苦,生者亦可以解除照顾逝者的身心重担);在生理方面,表现为失去活力、疲倦、受压症状(心口痛)、晕眩、头痛、胃痛、胃肠不适等,或出现与逝者相似的病症、体重下降等;在行为方面,表现为退缩、无意识地模仿逝者的动作或生活习惯、寻找逝者的身影,或与逝者对话。

这一时期始于生者在认知与情感上确认逝者已逝的事实,直到生者有力量重新组织、投入新生活,可持续数月至两年不等,与其与逝者关系的亲密程度以及逝者死亡的时间有关。

3.接纳与重整阶段

处于这一阶段的当事人，在认知方面，表现为专注力由内在伤痛渐渐转移到外在世界，可以找到一点积极的意义，接纳生活里许多不可逆转的改变，能与逝者说再见而又不必刻意忘记往事，并从美好的回忆中获取面对新生活的力量，幻觉减退；在情感方面表现为重拾自信、自尊和希望，可享受更多正面的感受，以及比以前更多的个人空间与自由；在生理方面表现为睡眠和饮食恢复正常等；在行为方面表现为积极重新投入工作和社交圈子、建立新关系、计划未来，有些人会延续逝者的兴趣或未完成的梦想。

(三)居丧者的干预原则

1.个体化原则

不同的居丧类型、不同的人格特点、不同的家庭环境，居丧者的反应各不相同。因此从居丧干预的角度，注意具体问题具体分析，从居丧者的个体化立场出发进行干预。

2.尊重原则

尊重居丧者的感受及表达方式。在与居丧者交流的过程中，干预者要帮助居丧者发现、表达和接受各种复杂的感情，注意不打断对方的谈话、不随意转换主题、不回避问题、不说教、不评判。另外，干预者要相信，居丧者在准备好之后，能够自己做出最恰当的决定，避免直接给予建议。

3.真诚原则

要使居丧者明白，悲伤是一种正常的反应，悲伤的反应在不同的阶段有不同的表现，悲伤将影响生活的各个方面。干预者避免无济于事的安慰和不真实的承诺。

4.理解原则

干预者要充分理解居丧者的悲伤，以及由此可能引发的居丧者指向干预者的不满和敌意，例如强烈情感暴发和愤怒等。

二、居丧者的心理护理

(一)居丧者心理护理的目标

心理护理的目标是在不违反法律法规的情形下，利用心理学和护理技术，帮助居丧者面对因创伤事件带来的各种丧失，减少因丧失带来的各种困扰，建立新的人际关系，发挥机体的代偿能力使其丧失的功能获得恢复或改善，重新修复内部和社会环境中的自我，步向成长。具体而言包括以下四个方面的内容：

(1)协助居丧者接纳自己的哀伤反应。

(2)鼓励居丧者接纳死亡发生的事实。

(3)促进居丧者接纳新的角色改变，适应亲人不再存在的现实生活。

(4)增进居丧者在哀伤过程中重构生命的意义。

(二)居丧者心理护理的措施

随着整体护理理念的改变和心理学的发展,对丧亲家属的心理护理在整个卫生保健体系中已成为很重要的一环,旨在帮助居丧者克服心理应激,提供生活照顾和心理支持,鼓励他们乐观积极地面对生活,促进心理健康的发展。措施方面应结合居丧者的心理特征及其影响因素,给予同情、理解和帮助,对其进行情绪上的支持和心理上的疏导,以缓解他们的身心痛苦。

1.早期护理

(1)综合分析评估居丧者心理反应的表现和程度:了解居丧者的悲伤程度及其影响因素,如与患者的亲密程度、患者病程的长短、居丧者的个体特征等,对其应激水平和适应能力做出系统、准确的评估,并根据心理反应的不同阶段采取相应的护理措施。

(2)陪伴与聆听:耐心倾听和陪伴是对居丧者最基本的支持。与居丧者保持温暖的目光接触和适当的身体接触,鼓励他们用言语表达内心感受及对死者的回忆,专心聆听他们内心的悲伤和痛苦。

(3)使用情绪稳定化技术:居丧者情绪普遍不太稳定,根据个人不同的症状,有些人表现为兴奋激越,喜欢找人倾诉,且情绪反应强烈;有些人表现为安静不太说话,但是情绪显得低落,尤其是夜晚安静的时候情绪波动比较明显,常常一个人默默流泪。通过运用情绪稳定化的技术帮助他们稳定情绪,面对丧失的现实,具体如下:

1)心理着陆技术:在居丧者沉浸在悲伤的情绪中时,我们可以邀请他环顾四周,详细描述周围的环境,例如,我看到我面前有一个杯子,它是什么样的,它的颜色、材质、大小是什么样的,用手拿起它的时候是什么感觉,凉凉的还是温暖的,再听听周围有哪些声音,有没有闻到什么味道等;也可以让患者描述一项日常活动,如散步、做饭等;朗读自己喜欢的一篇文章或者诗歌,通过这种描述或者活动帮助患者回到现实中来。

2)躯体着陆技术:通过回到身体的感觉可以帮助居丧者稳定情绪。如把双手泡在温水中,感觉水的温度和双手在水中的感觉;也可以抚触你喜欢的东西,如一支笔或毛绒玩具,试着去感受这个物品,将注意力集中在它的触觉和温度上;还可以尝试随身携带一个带给你安全感的类似护身符的东西,当情绪触发的时候,可以抚摸和揉捏。教会居丧者将注意力放在自己的呼吸上,也是一个很好的稳定情绪的方法,让其数自己的呼吸次数,一呼一吸为一次,然后再重复,直到情绪稳定下来为止。肌肉紧张放松的练习也有助于居丧者回到现实,如让其握紧拳头,再逐渐放松下来;用力耸起自己的肩膀,再突然放下来;坐在椅子上将双脚用力往前蹬,再慢慢放松下来。

3)保险箱技术:指导学习自我安抚,帮助居丧者提高情绪耐受性,增强情绪调控能力。如想象自己面前有一个保险箱,或者某个类似的东西,仔细地看着这个保险箱和观察其细节:它有多大(多高、多宽、多厚)?它是用什么材料做的?它是什么颜色的(外面的、里面的)?它的壁有多厚?箱门容易不容易打开?开关箱门的时候有没有声音?……

当看着这个保险箱,想象现在打开保险箱,把所有带来压力的东西,统统装进去,有时把压力装进保险箱一点也不费事,有时则会感觉比较困难,没有关系,可以多花一点时间把所有这些让你感到困扰的事情或情绪打好包,并且压缩到可以装进保险箱的大小……

把保险箱放到你认为合适的地方，这地方不应该太近，而应该在你力所能及的范围尽量能放得远一些。但有一点很重要，就是事先要考虑清楚，怎样才能再次找到自己的保险箱……愿意的话，你可以考虑动用"魔力"或任何特殊的工具。然后就可以告诉自己，我暂时把保险箱放在这里，现在我需要面对全新的生活了。

2. 中期护理

鼓励居丧者宣泄自己悲伤的情绪，如果有愤怒和罪恶内疚感也需要协助其表达出来，逐步接受、面对现实，建立起对亲人去世的心理应对机制。

（1）给逝者写信或绘画：把自己对亲人的感激和欣赏、自己现在的感受和生活状态、自己的懊悔、内疚和自责，自己遗憾的事情，希望对方原谅自己的地方，对彼此的祝福和将来的生活打算等，都可以写在信上告诉对方，写完后，带着真情实感诵读它，然后保存或在具有纪念意义的日子烧给逝去的亲人。还可以运用绘画的方式，将伤心付诸纸笔。色彩和图形本身更容易表达和宣泄情绪，而一些温暖、明亮的颜色则容易激发我们内心深处的爱与生机。你不用在意绘画的技术如何，就像涂鸦一样，你可以随心所欲地表达，只要你全身心投入其中就好，注意在过程中自己的情绪和感受。

（2）角色扮演或空椅子技术：利用居丧者自身的内在和外在资源来应对丧亲事件。角色扮演可以帮助居丧者从多个视角看待自己。居丧者可以扮演逝者的角色、朋友的角色、亲戚的角色、父母的角色等，看看对方会对自己说点什么，自己又会想向对方说些什么。从这些表达中居丧者可以领悟到和从前不同的感受，对认知的重建也有帮助。空椅子技术是让居丧者在自己面前摆一把椅子，想象逝者微笑着坐在你对面，在向你挥手告别，准备慢慢远走。逝者可能对你说什么？会向你表达怎样的情感？会给你怎样的嘱托？你想对逝者说什么？把这些交流的结果记下来，也可以把这些话分享给你愿意分享的其他人。

（3）哀伤冥想：针对居丧者经常出现的居丧反应，可以使用哀伤冥想的音频，帮助其面对强烈的居丧反应。

3. 后期护理

（1）适当的死亡教育：帮助居丧者以积极的心态面对现实，尽快适应失去亲人的生活，认识到死亡是生命规律中不可缺少的一部分，任何人都不能幸免。帮助居丧者认识到自身存在的价值和自己的资源，重新建立对生活的信心。如过去克服困难的经验；目前对自己来说重要的事物和人；自己性格中的优势；环境中有哪些积极的因素等。

（2）建立良好的社会支持系统：鼓励家属与居丧者一起表达悲伤、交流情感、互相鼓励，提高其悲伤应对能力；同时也应鼓励居丧者建立新的人际关系，多参加一些活动，使其在有利于社会、他人的活动中获得慰藉，淡化个人的丧失。

（3）完善居丧者随访制度：由护理人员通过信件、电话、家庭访视等与居丧者保持联系，根据具体情况和不同对象给予指导建议，使居丧者深切感受到关怀。

第四节 有自杀倾向者的心理护理

一、自杀的危险因素和识别

（一）自杀行为的概念

自杀是一个全球性的公共卫生问题，世界卫生组织统计数据表明，平均每40秒就有1人会死于自杀。自杀行为往往是一个连续的过程，这个过程里包括了自杀意念（suicide ideation）、自杀未遂（suicide attempt）、自杀死亡（completed suicide）等3个阶段，在各种危险因素的影响下自杀意念可能会被强化，成为自杀未遂。

（二）自杀行为的危险因素

1. 负性生活事件

是抑郁症患者自杀意念、自杀行为产生的主要危险因素，伴有自杀意念的抑郁症患者较无自杀意念者往往经历更多的负性生活事件，并存在更严重的抑郁情绪。

2. 缺乏社会支持

缺乏社会支持者往往会出现孤独、绝望、抑郁等情绪问题，从而增加自杀意念的发生风险。良好的社会支持有助于维持个体心理健康，而且可大大减少应激对心理健康的不良影响。

3. 心理弹性

指个体从消极经历中恢复过来，并且灵活地适应外界多变环境的能力。有研究显示，在低心理弹性抑郁症患者中，61.6%的患者报告有中度至重度的自杀意念；而在高心理弹性抑郁症患者中，该比例则为38.8%。

4. 应对效能

指个体处于应激状态时对自己能否成功应对所具有的信心，是个体心理健康的一种特殊品质。抑郁症患者应对效能较低，对外界环境的耐受性及适应能力下降，导致自杀风险升高。

5. 人格特征

人格与自杀意念联系密切，是自杀意念的基础性因素，具有自杀意念的个体也通常具有特异性的人格特征，如冲动性、偏执性人格特质等，以冲动性人格特质较为显著。

6. 躯体疾病

合并慢性疾病对抑郁症的病程产生不良影响，可使抑郁症复杂化，共病躯体疾病增加了抑郁症患者发生自杀意念的风险，共病躯体疾病越多，抑郁症患者抑郁程度越严重，自杀意念风险越高。例如案例中的患者，因被慢性肾病折磨 17 年，长久治疗使患者经济负担重、生活质量差，而对疾病终末期的治疗无望促进了患者的自杀意念。

7. 失眠

失眠是最常见的睡眠障碍，大约 70% 的抑郁症患者存在失眠的症状。失眠可引起抑郁症迁延不愈、反复发作，增加自杀发生的风险。

8. 社会人口学因素

如性别、年龄、种族、受教育程度、物质滥用、家庭收入或经济地位等均是抑郁症患者自杀意念的相关危险因素。

(三) 自杀倾向的早期识别

1. 谈论自杀

当出现这些字词或问题时，代表他可能正在考虑自杀。之所以和你讨论是想听你的意见，换句话说，他们正在询问有关如何自杀的建议。同时避开让别人知道他们真正的想法，这也可能是他们在向外界求救。

2. 将东西送人

把贵重物品或可能用到的东西送人其实是件很奇怪的事，对他们来说，他们将要去的地方并没有物质上的需求，他们或许认为把东西送给他们爱的人，能在死后帮助到这些他们爱的人。

3. 撰写遗书

有些事情会触发一个人去撰写遗书，这些事情通常是婚姻、生养小孩、老年、创业或者是你深爱的人快要过世时，如果有人因为郁闷情绪突然想撰写遗书，试着去问问他们，为什么他们突然想要写遗书。

4. 添购常见自杀物品

例如购买农药、大剂量的安眠药物、刀具等，而这类患者往往没有农作、下厨或是使用这些物品的需求。

5. 药物滥用或酗酒

Bruce Alexander 研究发现当人和人群没有联结时，他们或许会转而向药物或酒精寻求慰藉，用以逃避现实。另一个原因，或许是因为他们认为，药物或许能给他们自杀的力量。

6. 抗拒社交 (低动机)

有自杀想法的人通常都会从社交生活中淡出，有忧郁情绪或自杀倾向的人通常感觉不到和身边人的联结。因此，他们会和身旁的朋友或家人渐行渐远，因为他们认为自己不够好，他们或许也会将社交视为一件不重要的事。

7. 不再从事以前热爱的活动

有忧郁情绪或自杀倾向的人通常会对曾经喜欢的事物失去兴趣，所有的事情看起来都不重要了。

8. 自残

自残是一个人是否有自杀倾向的一个征兆，这通常包括：割伤、烧伤和对自己下毒。这可以视为是有自杀倾向的人在测试自己是否真的有勇气自杀，有些观点认为生理上的痛能够帮助他们忘却心理上的痛。

9. 高风险举动

研究显示，有自杀倾向的人更容易去做些危险的事，要注意像莽撞驾车或挑起争端等迹象。

10. 过去曾经试图自杀

过去是否试图自杀是一个人是否有自杀倾向最主要且最显著的征兆，这被称作是自杀趋势。人们通常误以为药物能够轻松地治疗抑郁症，然而，贸然地停药可能会导致更严重的忧郁，这可能会造成另一个自杀冲动。

二、自杀倾向者的护理

(一) 自杀行为的评估

1. 评估既往的自杀行为

原来有过伤害自己的想法吗？什么时候有这样的想法？当时的想法和感受是什么？有没有因伤害自己的想法做出行动？企图自杀的时间？

2. 评估当前的自杀计划

用让患者感到舒服的提问方式直接询问患者，不能选择逃避或犹豫不决。可能的问题：现在是否考虑伤害自己？感觉非常糟糕以至于想自杀吗？事情糟糕到你的生活无法继续了吗？有没有想过一个具体时间或地点？计划采取什么样的方式？

3. 确定有自杀想法后，进行致命性评估

较高致命性的方法有自缢、服用大剂量巴比妥类药物和安眠药、服用大剂量抗抑郁药、跳楼、一氧化碳中毒、刀具等锐器割腕等。

4. 评估现有的资源以对抗自杀行为的支持因素

你认为目前什么会对你有帮助？你还能为自己做些什么？你认为可能让你继续活下去的理由是什么？现在谁最有可能愿意帮助你？既往当你尝试自杀的想法时，是什么使你没有选择自杀？

5. 使用自杀风险评估工具

常用的自杀风险评估工具有患者健康问卷(patients health questionnaire-9, PHQ-9)、护士用自杀风险评估量表(nurses global assessment of suicide risk, NGASR)。

（二）自杀行为的防范

1. 保障环境安全，避免危险物品带入

定期环境安全检查，避免病房内有患者可轻易接触到的危险物品。加强患者及家属的安全宣教工作。患者入院、外出、访客结束后做好安全检查，防止带入危险物品。

2. 重点防范，加强监护

严重自杀倾向的患者应安置于重点观察间，设置自杀高危警示牌、详细交班、加强巡视，尤其是在夜间、凌晨、午睡、就餐、交接班、节假日等工作人员较少的情况下。

3. 动态观察患者状态

多与患者沟通交流，了解患者的心理状态及情绪变化，及时识别自杀行为发生的早期征兆。

4. 给予患者情感支持

正常化自杀的想法，尊重、接纳、支持、关心患者，帮助其树立乐观主义精神，增强战胜疾病的信心。协助患者进行合适的情感宣泄，鼓励患者倾诉内心的痛苦，使其感受到你在了解他或分担他的痛苦。

5. 识别及增强患者能动性

经常鼓励患者，总结患者的优点，鼓励患者多进行自己感兴趣的活动，增强其主观能动性。

6. 重建家庭-社会支持系统

应设身处地站在患者的角度，运用沟通技巧和方法，通过共情交流，可增加患者对护士的信任感，减轻患者的精神压力，同时通过问题解决疗法、正念疗法等积极正向干预方式，降低患者的抑郁情绪，增强其求生欲望。社会资源的多少也可影响患者的自杀意念。因此，与家属积极沟通，使其共同关心、理解、陪伴患者，从而促进患者生理、心理、家庭和社会功能的系统康复。

7. 缓解躯体疼痛

癌症晚期及重症患者，全身或局部的剧烈疼痛，使用化、放疗药物等带来的恶心、呕吐等严重不良反应，使患者很容易透过自杀行为来缓解痛苦以求解脱。因根据病情合理给予镇痛药物，缓解疼痛能减少患者的绝望感，从而降低自杀风险。

8. 保证睡眠

长期失眠的人更容易出现抑郁症状以及冲动和自杀行为，这也是为什么患者多在夜间发生自杀的主要原因之一。而存在严重疾患的患者，由于疾病及疼痛的影响经常存在睡眠不好的情况，改善患者睡眠状态能帮助患者减少自杀意念的产生。

（三）自杀行为发生后的处理

（1）如发现患者自杀，应立即通知值班医生。携带抢救物品及药品与医生一同奔赴现场。

（2）判断患者是否存在生命体征，并立即开始抢救工作，住院患者常见的自杀方式包括割腕、自缢、服毒等。如患者为割破动脉自杀，一人应立即进行按压止血，另一人协助开放静脉通路，同时通知急诊、血管外科医生前来进行血管缝合；面对自缢的患者，首先立即帮助患者松开绳套，将患者置于平地或硬板床，如发现患者已无呼吸心跳，配合医生进行体外心脏按压和人工呼吸，直至心肺复苏；如患者服毒，当下可通过刺激咽喉的方式帮助患者催吐，但无论患者服毒的时间长短，均应该进行洗胃，根据患者服用毒物的性质选择合适的洗胃液，毒物性质不明的情况下选择清水洗胃。

（3）如抢救成功，待患者生命体征平稳后，为患者提供必要的心理支持。此时患者的心理往往极度脆弱，伴有绝望感和羞愧感，在与患者沟通时应该以和蔼的态度，温和的语言，尽量去体会患者的心境，并主动与患者进行沟通。若患者愿意诉说，那我们应做好倾听者的角色，耐心地倾听患者述说心中的苦闷，使之感受到有人愿意理解和分担他的痛苦。在确保安全的情况下，还可以指导患者情绪宣泄的方法，例如深呼吸、号啕大哭等。

（4）如抢救无效，应保护现场（病房内及病房外现场）。疏散其他患者及家属，将同病房其他患者调至其他房间，减少他人围观、避免被无关人员拍摄现场处置情况。

（5）报告医务部、护理部、院总值班、保卫科，听从安排处理。无陪护者时，及时协助医生通知患者家属。

（6）做好护理记录、抢救记录、患者死亡记录等，同时维持病房正常工作秩序及其他患者的治疗工作。

第四节　失眠的心理护理

一、睡眠的功能

（一）睡眠的生理周期

睡眠是一个生理和行为过程，在睡眠过程中我们人体的意识会中断，对外界刺激会降低。通过生理记录睡眠中的脑电波变化，确定睡眠存在两种类型，即非快速眼动（NREM）睡眠和快速眼动（REM）睡眠，依据睡眠中的脑部活动状态分成四个时期。

1. NREM 睡眠 N1 期

NREM 睡眠 N1 期俗称浅睡阶段，就是慢慢进入好像快睡着的状态，这个时候对于外在的环境的知觉会越来越低，眼球活动缓慢，肌张力放松，但脑中可能还有一些零散的思考活动，这个时期通常感觉似睡似醒。

2. NREM 睡眠 N2 期

NREM 睡眠 N2 期是介于浅度睡眠与深度睡眠之间，眼球活动停止，大脑活动缓慢，肌肉进一步放松，是占总睡眠时间最长的阶段。

3. NREM 睡眠 N3 期

NREM 睡眠 N3 期这个阶段又称为深度睡眠或慢波睡眠，是感知觉及认知活动运作最少的阶段，不易被唤醒。

4. REM 睡眠

REM 睡眠曾称快波睡眠或异相睡眠，这个阶段的睡眠，脑部异常活跃，呼吸加快、变浅甚至不规则，眼球向各个方向快速运动，但是肢体肌肉却是麻痹的，人类大约 80% 的梦都会出现在这个阶段。

正常睡眠呈周期性，由睡眠四个时期循环交替出现。入睡之后，睡眠就进入"N1 期睡眠-N2 期睡眠-N3 期睡眠-REM 睡眠"的循环，也称为一个周期，每个周期约 90 分钟，成年人每夜大概间歇交替出现 4~6 个周期。

(二)睡眠的功能和意义

睡眠约占人一生 1/3 的时间，是非常重要的，它的功能大致体现在以下几个方面：

1. 能保存能量

睡眠时人体可以减少身体能量的消耗，因为生物为了延长寿命，不能无限制地使用能量，而借由睡眠的过程，可以让生命体得以保存并减少能量的消耗。

2. 促进代谢产物排出

白天大脑脑内代谢产物不断积累，睡眠时大脑可高效清除代谢产物，从而恢复脑活力。

3. 增强免疫力

睡眠能使疲倦的机体得到休息，能增强机体产生抗体的能力，进而增强抵抗力，睡眠不足会导致抵抗力下降，容易发生感染性疾病。

4. 促进生长发育

良好的睡眠是保证生长发育的关键。婴幼儿在出生后相当长的时间内，大脑会继续发育，生长激素在深睡后分泌增加，发育也会快速增长，因此儿童时期必须获得充足睡眠，才能确保其生长发育。

5. 增强学习记忆

睡眠期间可获得新信息即学习的能力，充足的睡眠，可以将不需要的记忆过滤后清除，也可将必要的部分重整、规划并保留，形成更长久且稳固的记忆。

6. 恢复体力和脑力

睡眠充足者则精力充沛、思维敏捷、办事效率高，这是由于睡眠状态下，大脑耗氧量减少，同时降低脑细胞能量消耗，有利于保护大脑，提高脑力。

二、失眠的表现和影响因素

（一）失眠的概述

失眠通常是指个体尽管有适当的睡眠机会和睡眠环境，依然对于睡眠时间和（或）睡眠质量感到不满意。若这些情况发生不频繁则视为失眠症状，若发生频繁且影响白天日间功能，则称为失眠障碍，它也是人们最熟悉最常见的睡眠障碍。

对于失眠问题，在成年人中，有将近 1/3 的人员报告在过去一年中有过失眠，高达 50% 成年人报告他们一生中某个时间出现过失眠的症状。有失眠问题的女性数量大约是男性的两倍，一方面可能与激素水平有关，另一方面女性更容易受到低质量睡眠的负面影响，特别在月经期、孕期和更年期的生理波动可显著影响睡眠。除此之外，不同年龄出现失眠问题的表现方式也不同，如儿童感到难以入睡，通常会发脾气或者不想上床；而老年人的睡眠问题随着年龄的增长会加剧，在 65 岁以上人群中，每天睡眠时间少于 6 小时且夜间频繁醒来的情况十分常见。

（二）失眠的表现

1. 失眠症状

常见的失眠症状有入睡困难、睡眠维持困难和早醒。

（1）入睡困难：指儿童和青少年上床时间至入睡时间超过 20 分钟，中老年人超过 30 分钟。

（2）睡眠维持困难：主要特征是睡后多次被惊醒和觉醒后又出现入睡困难。儿童和青少年夜间醒后超过 20 分钟不能再次入睡，中老年人夜间醒后超过 30 分钟不能再次入睡。

（3）早醒：为自身睡眠规律的苏醒时间提前醒来且不能再入睡，儿童和青少年早于期望起床时间 20 分钟醒来，中老年人早于期望起床时间 30 分钟醒来。

2. 觉醒期症状

主要包含主观的体验与白天社会功能影响，如疲倦不适；专注力及记忆力变差；情绪烦躁不稳定；社会职业功能或在校的学习表现受影响；体能下降或主动性下降；对照料者或家庭功能有负面影响；开始担心或忧虑自己的睡眠情况；白天嗜睡犯困；因睡眠减少而出现如头痛或胃肠不适等症状。

（三）失眠的影响因素

1. 失眠 3P 因素模型

睡眠专家亚瑟.斯皮尔曼教授提出的失眠 3P 因素模型，即易感因素、促发因素和维持因素，更好地理解了失眠的发生、发展和维持的过程。

（1）易感因素：容易产生失眠的个人特质。生物因素方面包括先天性的睡眠系统和警觉性反应程度，具有遗传、家族等倾向；心理因素指的是感到压力时容易产生失眠，例如焦虑倾向、完美主义、情绪压抑倾向等人格特质；社会因素，由社会或者工作导致的不良睡眠时间表。具有这些易感因素的人，相对容易失眠，但不代表一定会失眠。

(2)促发因素：导致失眠开始发生的事件。促发因素与失眠患者本身的易感因素相互作用，导致短暂性睡眠问题。事件主要包括躯体疾病或损伤，精神疾病和环境的变化等。突然出现的事件有些变动是正向的，例如工作升迁、谈恋爱、怀孕等；有些变动是负向的，令人担心与焦虑，例如生病、亲人去世等。无论变动的结果是好是坏，这些事件都会造成心情与生活某种程度的影响，而这样的压力事件都可能造成失眠。

(3)维持因素：让失眠长时间维持下去的因素。一般让失眠持续的因素，常与一些不良的睡眠行为习惯及对睡眠歪曲的认知或想法有关，如提早上床时间、躺床时间过长、赖床、周末补觉、午睡、过度摄取咖啡因、减少身体活动量等不良的睡眠行为；对失眠本身的状况和预后有大量的不良的想法和信念。此外，不当使用安眠药也很容易造成失眠的持续。

2. 影响失眠的其他因素

(1)遗传因素：有专家表示基因是导致失眠的因素之一，人群中失眠遗传率约44%。没有任何诱因却经常失眠，在一定程度上是与遗传有密切关系，也就是说，如果父母经常性失眠，子女会患上失眠可能性较大。

(2)饮食因素：食物不仅能为身体提供必需的营养，也能影响睡眠。例如，巧克力中含有可可碱，它是一种提升人的精神、增加兴奋的物质，对睡眠的影响非常大；咖啡中的咖啡因会刺激中枢神经系统、心脏和呼吸系统，适当的量可以缓解肌肉疲劳，但是喝太多，会让人长时间处于清醒状态，从而导致失眠。

(3)运动因素：运动的形式、时间和强度的不恰当，对睡眠产生不利影响。如睡前进行剧烈运动，使人的情绪处于高度亢奋的状态，就会导致失眠。

(4)环境因素：环境嘈杂、不适宜的光照、室温的过高或过低、居住的环境或睡眠环境改变等都是比较常见的造成失眠的因素。因此，我们需要重视和改善睡眠环境。

(5)生活行为因素：吸烟、酗酒、睡前喝浓茶等不良生活习惯，均可引起睡眠质量的下降。

(6)睡眠节律变化：不规律作息、频繁倒班、跨时区旅行等会造成节律改变，引发失眠。

三、失眠的心理护理

失眠患者的护理重在心理护理方面，主要是为了帮助患者认识失眠、纠正不良睡眠习惯，重建规律、有质量的睡眠模式。

1. 建立信任的治疗性护患关系

加强护患间的理解和沟通，了解患者深层次的心理问题，耐心倾听、鼓励患者诉说，理解接纳失眠患者的痛苦感受和心理反应。

2.动态观察和评估睡眠质量

运用睡眠评估的方法，动态观察患者睡眠质量的变化，及时调整睡眠护理计划和措施。①多导睡眠监测技术（polysomnography，PSG）：是目前睡眠相关疾病评估和诊断的金标准。在入院第一天进行夜间多导睡眠监测，记录分析患者整夜睡眠中脑电、眼电、肌电、心电、呼吸、血氧等生理信号反映人体睡眠结构、呼吸状况、血氧饱和度、鼾声、体位和部分心功能指数等，最后汇总睡眠图谱和睡眠报告，可直观反映患者初始的睡眠质量。②睡眠日记：记录患者住院期间每日的上床时间、睡着时间、醒来时间、起床时间、服药时间、与睡眠相关的行为内容等信息，动态地反映患者睡眠行为模式、判断睡眠质量及受睡眠影响的日间状况，达到改善睡眠质量的目的。③睡眠质量评估量表：每周定期进行睡眠相关量表测评，了解患者住院期间的睡眠质量改变程度，如匹兹堡睡眠质量指数、失眠严重指数和睡眠个人信念与态度等。

3.睡眠卫生教育

目的是帮助患者了解睡眠的基本知识，同时指导患者自我处理失眠的各种措施，包括：生活规律，三餐、睡眠、工作的时间尽量固定；睡前两小时避免易兴奋的活动，如看刺激紧张的电视节目、长久谈话、进食等；避免用浓茶、咖啡、巧克力、可乐等让人兴奋的食品；白天多在户外活动，接受太阳光照；用熟悉的物品或习惯帮助入睡，如听音乐、用固定的被褥等；营造最佳的睡眠环境：避免光线过亮或直射面部，维持适当的温度和湿度，保持空气流通，避免噪声干扰，选择合适的寝具。

4.刺激控制法

主要是帮助患者减少与睡眠无关的行为，并建立规律的睡眠与觉醒模式的手段，属于行为疗法的一种。具体方法为：告诉患者把床当作睡眠的专用场所，建立睡眠与床的联结；晚上感到想睡觉，也就是有睡意才上床，而不是一累就上床；不在床上从事与睡眠无关的活动，如看书、看手机等；睡不着或无法再入睡的时间超过20分钟，就立刻下床到另一个房间，直到有睡意袭来再回到床上；无论夜间睡眠质量如何，根据患者的规律制定起床时间，并每天都定时起床；避免白天睡觉。

5.睡眠限制法

也是行为疗法的一种，主要目的是教导失眠者减少在床上的非睡眠时间，限制待在床上的时间，因为即使希望能弥补失去的睡眠，在床上待很长时间，但结果往往是适得其反。具体方法为：观察并记录患者上床时间、入睡时间、醒来时间、起床时间，计算出总躺床时间和总睡眠时间，从而进行睡眠效率的换算，进行睡眠滴定，重新调整患者上床时间，将患者在床时间与实际睡眠时间尽量接近，以保证睡眠效率至少有85%用于睡眠。

6.调整对睡眠的认知和态度

患者对失眠过分担心会加重失眠的严重程度，这时需要调整患者对睡眠的认知和态度，帮助其了解睡眠的基本知识，如睡眠的生理周期、睡眠质量的高低不在于睡眠时间的长短、失眠的原因和根源等，责任护士需要引导患者认识睡眠，以正确的态度对待失眠，消除对失眠的恐惧，以降低睡眠障碍给患者带来的影响。①对睡眠的需求保持符合实际的期望，理性看待睡眠的作用和失眠的影响。②不把白天发生的不愉快和躯体的不适都归咎于失眠。③不提前上床，不试图强迫自己入睡，不给睡眠施加压力。④一夜没睡好不要悲观。⑤学会承受睡眠缺失的后果。

7. 改善焦虑情绪

患者的失眠问题与生理过度唤起或心理过度活跃息息相关，使身体经常处于紧绷的状态。有计划地进行放松训练指导，如呼吸放松、肌肉放松和冥想放松等，使患者学会有意识地控制自身的心理生理活动，降低唤醒水平。练习时，指导患者先在白天进行，每次练习5~10分钟，以缓解高亢的焦虑状态，在练习很好的情况下可以引导患者在睡前运用，协助入睡。针对睡前的担忧情绪，让患者准备一本"烦恼记事本"，把烦恼的事写在本子上，写后盖上，放到抽屉里，用这个具有仪式感的行为，帮助其忘却烦恼的事情。接着在睡前患者还可以做一些适合自己的、放松的事，如听听舒缓的慢音乐、看看小散文等，降低影响睡眠清醒系统的水平。

8. 助眠药物的护理

药物治疗是目前治疗失眠的主要方法。对于药物助眠，患者常会有两种反应，一种是依赖助眠药物，一种是惧怕服用助眠药。如果助眠药物的不合理使用会导致患者对药物依赖或滥用，病情容易反复，而且助眠药物在使用后常出现头晕、乏力、反应速度变慢等不良反应，如果发现和处理不及时可能会对患者的安全存在隐患。所以助眠药物的护理是保证疗效的有力措施。首先告知患者使用的助眠药的类型、名称和剂量，助眠药使用的步骤和方法，从低剂量开始，逐渐加至有效治疗量。同时密切监测患者用药后的效果和不良反应，及时予以药物知识宣教，提高患者治疗的依从性，预防因药物造成的跌倒坠床发生，防止因药物引起患者的焦虑等情绪反应。

第五节　有精神症状患者的心理护理

患者李某，男，46岁，大学教师，一月前无诱因下出现头晕、反应迟钝、白天思睡、记忆力减退明显，有时夜间不自主抖动，否认肢体活动障碍，否认昏迷、发热，入住我院神经内科，入院后头颅 CT 示：左侧半球脑梗死，累及颞、枕、顶及大脑中动脉供血区。诊断：脑梗死，急性血管性痴呆。

入院后患者逐渐出现躁动不安，不停自言自语，诉周围的人都是美国派来的间谍，要窃取国家的机密。行相关检查时不合作。时间、地点不能回答，不认识家人。考虑为脑器质性精神障碍，建议积极治疗原发病；予以小量抗精神病药控制精神症状，氟哌啶醇 5 mg 肌注，每日 2 次，后视病情酌情减量。

请大家思考一下，这位患者出现了何种精神异常？为何会出现精神异常？那又如何去护理这类患者呢？

一、精神科问题的识别

（一）异常心理活动

异常心理（abnormal psychology）个体的心理过程和心理特征发生异常改变，部分大脑的结构或功能失调；或指人对客观现实的反应的歪曲或紊乱。能简单概括为个人自我概念和部分能力的异常，同时也反映为社会人际交往和个人生活的适应障碍。

正常心理和异常心理属于相对的概念，正常心理活动和异常心理活动的区分原则：

1. 统一性的原则

即主观世界与客观世界是一致性的，心理是客观现实的反映，任何正常心理活动或行为，都必须与客观世界保持一致，否则即是异常。假设某人听到的或看见的在客观世界不存在，那么可以认为这人精神不正常，产生了幻觉。如果思维脱离现实或思维逻辑背离客观现实，则称为思维障碍。

2. 协调性的原则

心理活动的内在协调性，即认知、情绪情感、意志活动是一个完整的统一体，使整个心理过程具有协调性，保证人在客观世界过程中的准确性和有效性。遇到令人愉快的事情，就会产生欢乐的情绪体验，甚至会手舞足蹈地诉说自己内心的体验。这是正常的心理与行为。反之，如果这个人用低沉的语气，诉说愉快的事情；或者面对痛苦的事情，做出一副开心快乐的样子，则心理过程失去了协调性。

3. 人格相对稳定性的原则

在长期的生活中，每个人都会形成自己独特的心理特征。这种人格心理特征一旦形成，便有相对的稳定性。如果在没有明显外部原因的情况下，一个人的人格相对稳定性出现问题，我们也要怀疑这个人的心理活动出现了异常。例如一个节省的人突然大手大脚，或者一个平素为人处世很温和的人突然变得暴躁。

（二）常见精神症状

精神症状是异常精神活动的表现，涉及人们精神活动的各个方面并通过人的外显行为，如仪表动作、言行举止、神态表情以及书写内容等表现出来。精神活动包括认知、情感和意志行为等过程，常见的精神症状包括：

1. 幻觉

幻觉指无现实刺激作用于感官器官时出现的知觉体验，是一种虚幻的知觉。

（1）幻听：一种虚幻的听觉，患者听到了不存在的声音。幻听是最常见的幻觉，患者听到的声音可以是复杂的，也可以是单调的；声音分为两种，有言语性的，如评论、赞扬、辱骂、斥责等，也有非言语性的，如机器声、鸟叫声、流水声。其中言语性幻听最常见，幻听可以是患者作为第三者听到他人的对话，也可以是直接与患者对话。幻听的内容常常与患者相关且对患者不利，如命令患者、评论患者、议论患者。

（2）幻视：患者看到了并不存在的事物，幻视的内容可以是单调的色、光或者片段的形象，也可以是复杂的场景、人物、场面等。意识清醒状态下出现的幻视多见于精神分裂症；意识障碍时幻视多见于器质性精神障碍的谵妄状态，这些幻视常常形象生动鲜明，多具有恐怖性质，如看到房间内龙在飞舞、壁虎在爬。

（3）其他幻觉：常见的幻觉障碍还包括幻嗅、幻触等。例如在没有任何刺激时，患者皮肤上有某种异样的感觉，如针刺感、电麻感、虫爬感等；在没有异常气味的情况下，患者闻到环境中某种难闻的气味，如刺鼻的药味、化学物品的烧焦味。

2. 妄想

妄想它是在病态推理和判断基础上形成的一种病理性的歪曲的信念，其特征包括：①妄想内容与事实不符，缺乏客观现实基础，但患者仍然坚信不疑；②妄想内容涉及患者本人，与个人有利害关系；③妄想内容具有个体独特性，是个体的心理现象，并非集体信念；④妄想内容与患者的文化背景和经历有关，通常存在浓厚的时代色彩。

（1）关系妄想：患者认为周围环境中所发生的与自己无关的事情均与自己有关。如认为周围人的谈话是在议论自己，别人的咳嗽是针对自己的，甚至认为电视上播出的和报纸上登载的内容也与自己有关。

（2）被害妄想：患者坚信自己被某些人或组织进行迫害，如投毒、跟踪、监视、诽谤等。患者受妄想的影响可出现逃跑、报警、自伤自杀、伤人毁物等行为。

（3）夸大妄想：患者认为自己拥有非凡的才能、智慧、财富、权利、地位等，如称自己是著名的科学家、发明家、歌唱家、明星、大富翁、国家领导人等。

（4）罪恶妄想：又称自罪妄想。患者毫无根据地坚信自己犯了严重的错误或罪恶，甚至认为自己罪大恶极、死有余辜，应受严厉惩罚。患者可在此妄想的影响下出现拒食、自杀等行为。

（5）疑病妄想：患者毫无根据地坚信自己患有某种严重的躯体疾病或不治之症，因而到处求医，各种详细的检查和反复的医学验证也不能纠正。如认为自己得了艾滋病、癌症、心脏病等，而且将不久于人世。严重时，患者认为"内脏都腐烂了""大脑成了一个空壳""血液干枯了"，称为虚无妄想。

（6）其他妄想：包括钟情妄想，患者坚信某些异性钟情于自己；嫉妒妄想，患者无中生有地坚信自己的配偶对自己不忠诚；非血统妄想，患者毫无根据地坚信自己的父母不是亲生的，虽经反复解释和证实，仍坚信不疑；被窃妄想，患者毫无根据地认为自己所收藏的东西被人偷窃，常见于老年痴呆的患者。

3. 情感障碍

情感主要是指与人的社会性需要相联系的体验，具有稳定性、持久性，不一定有明显的外部表现。情感障碍是一种较微弱而持续的情绪状态。情感障碍主要包括：

（1）情感高涨：正性情感活动的明显增强。表现为不同程度的、与周围环境不相称的病态喜悦，患者自我感觉良好，整日喜笑颜开，谈话时语音高昂，眉飞色舞，表情丰富。由于其高涨的情感与精神活动的其他方面比较协调，且与周围环境保持一定联系，故易引起周围人的共鸣。多见于躁狂发作。

（2）欣快：在智能障碍基础上出现的与周围环境不协调的愉快体验。表现为患者自得其乐，看似十分幸福，但表情比较单调刻板，往往会给人呆傻的感觉。多见于脑器质性精神障碍。

（3）情感低落：负性情感活动的明显增强。表现为忧愁、苦闷、唉声叹气等，有时感到前途灰暗，没有希望，严重时可因悲观绝望而出现自杀的企图及行为。

（4）情感淡漠：指对外界刺激缺乏相应的情感反应，缺乏内心体验。表现为面部表情呆板，对周围发生的事物漠不关心，即使对与自身有密切利害关系的事情也如此。

（5）焦虑：指在缺乏相应的客观刺激情况下出现的内心不安状态。表现为患者焦虑重重、紧张恐惧，坐立不安，伴有明显的自主神经功能紊乱及运动性不安，常常伴随主观痛苦感或社会功能受损。

（6）恐惧：指面临某种事物或处境时出现的紧张不安反应。恐惧可见于正常人。如面对危险的处境时。病态的恐惧是指与现实情况不相符的恐惧反应，表现为过分害怕、提心吊胆，且常伴有明显的自主神经功能紊乱症状，如心悸、气急、出汗、四肢发抖，甚至大小便失常等。

（7）易激惹：情感活动的激惹性增高，表现为极易因一般小事而引起强烈的不愉快情感反应，如暴怒发作。多见于疲劳状态、人格障碍、神经症或妄想性障碍患者等。

（8）情感不稳：情感活动的稳定性障碍，表现为患者的情感反应易发生变化，从一个极端波动至另一个极端，显得喜怒无常、变幻莫测，多见于脑器质性精神疾病。

4. 意志行为障碍

意识行为障碍表现为意志增强、意志缺乏、意志减退、精神运动性兴奋和精神运动性抑制。常见的意志行为障碍有：

（1）木僵：患者表现为不言不语、不吃不喝、不动，言语活动和动作行为处于完全的抑制状态，大小便潴留。由于吞咽反射的抑制，大量唾液积存在口腔内，侧头时顺着口角外流。多见于精神分裂症紧张型。

（2）违拗：对于别人要求做的动作，不仅不执行，反而做出与要求完全相反的动作，主动性违拗为要求患者把嘴张开，患者反而将嘴闭得更紧。对于别人的要求不做出任何的反应，为被动型违拗。

（3）缄默：患者表现为缄默不言，也不回答问题，有时可以用手势或点头，摇头示意，或通过写字与别人进行交流。多见于精神分裂症紧张型和癔症患者。

（4）被动型服从：患者会被动地服从他人的命令和要求，即使完成别人所要求的动作对他不利，也会服从。多见于精神分裂症患者。

（5）刻板动作：患者机械、刻板地重复着某个动作。

（6）强迫动作：做出违背本人意愿且反复出现的动作。如强迫性洗手，检查门窗是否锁好。患者清楚，自己做这些动作完全没有必要，并努力设法摆脱但是徒劳无益，为此患者感到痛苦。强迫动作多见于强迫症。

（7）精神运动兴奋：精神活动明显增强，言语动作增多。其表现与思维、情感、环境相协调者称为协调性精神运动性兴奋，多见于躁狂症；内容杂乱，行为怪异、愚蠢，无目的性，使人难以理解者称为不协调性精神运动性兴奋，多见于精神分裂症。

二、有精神症状患者的心理护理

(一)精神症状的评估

精神症状缺乏诊断意义上的体征和实验室检查的阳性结果，我们必须通过临床观察、病史资料、家属陈述、量表测评，以及有效的访谈来评估患者的精神症状。而精神症状评估的维度主要包括：症状的性质、症状的程度、患者认知和症状影响、患者对症状的应对。其中对于护理人员来说后面两个维度尤为重要，也是护理诊断及风险评估的重要依据。

1. 症状性质评估

患者精神症状的具体类型。比如针对出现幻听的患者，可以提问：声音从哪里来的？你是用耳朵听见的还是脑海里出现的声音？

2. 症状程度的评估

包括症状的频次、持续时长、强度及范围可控性等。可以提问：声音具体都说些什么内容？最早是什么时候出现的？到现在多久了？声音在什么时候容易出现？

3. 症状的认知与影响评估

包括患者的确信程度、对症状来源的解释、关注程度、症状对生活的影响程度、患者的感受与情绪反应。可以提问：您觉得看到的内容是真实的吗？您确信它真实存在吗？这种焦虑情绪会影响您的生活吗？影响程度有多大？

4. 症状的应对方式

是指患者对精神症状的行为反应及采取的应对方式。可以提问：声音出现时您怎么应对？您觉得他会要害您，那您打算怎么做？您会依照声音的命令性语言去做吗？

(二)精神症状的心理护理

1. 建立治疗性关系

治疗性关系是指发生在治疗环境中，求助者与协助者之间的关系，是有目的的互动，而非社交性关系，焦点集中在患者的行为上，以促进患者健康为目标。带有精神病性症状的患者往往更难以对护士产生信任感，建立良好的治疗性关系，是促进护患相互信任、保证临床有效护理的前提。

(1)以患者为中心：以患者为主要导向来进行沟通。接触患者时要达到双向沟通的目的。主要目的是帮助患者，从提出需要到接受帮助的过程都是以患者为主体。所以话题焦点也要落实在患者身上。

(2)协助患者维持希望：在与患者接触过程中传达护士对患者抱有希望的这一信息。患者才会配合并发挥个体的积极性，部分患者本来偏于负向的自我概念，当护士流露出对患者不抱希望的信息时，他将丧失信心，因此要多鼓励患者，增加患者对抗疾病的信心。

(3)接纳与尊重患者：只有先接纳这个人时才能尊重患者，关心他所关心的，接纳他所感受的,尊重他的人格,将此态度传达给患者,他才能够没有顾虑地与护士交往。护士可以假设患者的看法没有对与错;也应清醒地意识到是在和患者进行治疗性沟通,而不是评论或辩论什么,在需要表达不同意见时,采取婉转的语气和话语。

(4)重视非言语沟通的重要作用:如仪表、体态语言(包括手势、姿势、表情、态度、目光等方面),以及空间关系(包括与双方性别、年龄、患者病情有关,恰当地采取较远或较近距离)。

2. 帮助患者建立正确认知

依据患者自身文化程度,选择恰当的语言为其介绍疾病发生机制、临床表现类型、复发早期表现、常用治疗药物和不良反应等情况,针对患者提出的问题予以耐心、细致的解答,若发现患者存在错误认知,需要及时进行纠正,协助其树立正确的疾病观念。为患者介绍疾病容易反复发作,促使患者对自身健康状况有准确认识,着重介绍遵医嘱服用抗精神病药物的必要性。

3. 动态心理评估

包括心理状态、情绪状态和自我感受负担情况,告知患者正确记录情绪的方式,对自身情绪形成正确认知,向其介绍疾病与心情有关,若长时间处于不良情绪中,对疾病恢复会造成不利影响,协助患者共同分析导致不良情绪发生的原因,并针对原因实施相应干预措施。

4. 增强治疗信心

主动与患者沟通,可通过成功案例增强患者治疗信心,引导其主动参与社会活动,并在活动中感受到自身价值。

5. 家庭支持

护理人员引导患者家属多陪伴患者,帮助其建立良好的家庭支持体系,在治疗过程中予以患者陪伴、照护和鼓励,能引导患者更好更快地康复并回归社会。

6. 放松训练

对于紧张、焦虑的患者,可以通过呼吸放松训练、音乐放松训练等方式帮助缓解其紧张、焦虑症状。

(三)特殊精神症状的护理

1. 激越状态的护理

患者精神运动性兴奋、行为紊乱、爱招惹他人,容易引发暴力事件,有效的护理措施能避免病房其他人员及患者自身遭受不利影响。

(1)对患者的暴力风险动态评估,早期观察并识别暴力行为的先兆,当患者存在情绪激动、挑剔、质疑、无理要求增多、骂人、动作多而快等暴力先兆时,及时采取预防措施,设法稳定患者的情绪,避免暴力行为的发生。

(2)对于精神症状急性发作的患者,可以在合情合理的条件下满足其需求。

(3)当患者情绪波动较大、病情不稳时,及时反馈给医生,对药物治疗进行适当调整。

（4）当患者发生冲动伤人行为时，医护人员应沉着冷静、避免言语刺激、采取相应措施，降低患者的兴奋性，控制冲动伤人行为的程度和范围。

（5）当患者出现医疗保护约束指征时，医护人员应第一时间进行干预，就医疗保护性约束与患者进行沟通，解释医疗保护性约束的目的，必要时及时实施约束，保护患者。

2. 幻觉状态的护理

幻觉不仅影响患者的思维和情感，还可能会支配患者的意志和行为，干扰其治疗和康复。

（1）密切观察病情：护士要与患者加强交流，建立信任关系，通过患者言语、情绪和行为表现，掌握其幻觉症状出现的次数、内容、时间和规律，评估幻觉对患者产生的影响，了解患者采取的应对措施。

（2）接触技巧：在护理过程中，不去随意评论和批评患者的幻觉症状。与患者共同讨论幻觉的不真实性，鼓励患者说出幻觉的内容，并注意不去强化患者的幻觉症状。

（3）设法诱导，缓解症状：根据不同的幻觉内容，改变环境，设法诱导，帮助患者缓解症状。例如患者幻听门外有人在呼喊自己的名字，可以带患者亲自确认有无声音的存在。还可以教会患者通过记录幻听发生的频率、时间、内容、自我感受等内容，来更加熟悉了解幻听，以此弱化幻听的真实性。

3. 妄想状态的护理

妄想是常见的精神障碍症状，患者往往会对妄想的内容坚信不疑，而在妄想的支配下患者可能会存在自伤自杀、伤人毁物的风险。因此，做好妄想症状的护理非常重要。

（1）接触技巧：护士要关怀、体谅、尊重患者，让患者感受到护士的亲切与温暖。对妄想症状较为顽固的患者，护士在与其接触及交往过程中，应尽量不直接否定患者的妄想内容。若患者自行谈及妄想内容时，护士要仔细倾听，接受其真实感，不要急于修正或与其争辩，防止患者加重妄想，增加对护士的敌意。

（2）掌握妄想内容、对症处理：妄想的临床表现多种多样，在护理过程中应避免引导患者重复其妄想的体验，以免强化其病理联想，使症状更加顽固。对于不同妄想内容的患者，应根据症状特点，采取不同的护理措施。评估妄想内容是否泛化，如果妄想内容泛化到病房内的医护人员或者患者身上时，做好安全护理。存在妄想症状的患者在做出决定时，往往很少经过思考的过程，而是直接跳跃至结论，患者也容易将生活中的负性事件加以妄想性解释。护士要了解患者妄想产生的原因，让其依据原因重要性排序，然后与患者共同讨论其他可能的解释方法。

（3）妄想动摇期的护理：随着治疗的进行，患者对妄想的病理信念逐渐淡漠或开始动摇，这时应抓住时机与患者进行治疗性沟通，启发患者进一步认识病态思维，帮助其分析病情和症状，讨论妄想对生活的不利影响，使其逐渐恢复自知力。

第四篇

护士心理健康自我维护技术

第十二章

护士常见心理问题和原因

小丽是一位对自己要求严格的护士，工作认真负责，从不允许自己出现任何差错。而最近她出现了一些困扰，如她需要反复确认患者的情况，检查他们的生命体征，确保一切都在正常范围内；执行静脉输液操作后，总是会想自己是否把压脉带取下来，而使她多次在病房和治疗室来回检查压脉带的去向；每天下班后，反复打电话到病房询问并确认上一班的事情是否完成；她还会花费大量的时间清洗和消毒病房，以确保患者在一个干净卫生的环境中恢复健康，尽管其他护士认为这样的行为没有必要，但小丽却无法释怀。然而，小丽也因为自己的"过于强迫"而烦恼，但是又无法控制自己的想法和行为，成天担心、紧张，以至于没有办法将精力投入到工作和生活中。

请大家思考一下：这个护士到底发生了什么？作为同事，我们可以做些什么来帮助她？

第一节　护士常见心理问题的表现

作为一个特殊的职业人群，护士的工作性质有其自身的特点。一方面，随着社会的发展和人民生活水平的提高，老百姓对健康服务的需求越来越高；另一方面，随着医学和护理学科的快速发展，护士面临的职业发展的压力也越来越大。我国当前护理人员相对不足，跟不上快速发展的临床需求，护士经常在一个充满"应激源"的环境里超负荷工作，以致护士经常处于身体疲劳、心理负荷重等不健康的身心状态，主要表现在以下几个方面。

一、认知方面

1. 反刍思维严重

主要表现在：①反复思考。遇到压力情境或压力事件时，会反复思考分析"为什么会这样""为什么总这样""为什么自己总出现这样的问题，而别人没有"等。②症状反刍。遇到压力情境或压力事件时，容易将自己思维沉浸在负面情绪体验中，如"孤独、疲劳、痛苦、伤心、无法集中注意力"等，陷入负面情绪与负性认知的恶性循环，以女性多见。

反刍思维水平与护士接触到负性事件、压力水平息息相关。护龄长、职称高的护士，因接触的负性事件更多，反刍思维更严重；急诊和 ICU 工作的护士因工作压力大、负性事件较多，反刍思维较严重；科研、教学、竞赛考试等任务，也会增加护士的压力感；没有编制、频繁倒班、离异或丧偶等因素也都会加重护士的反刍思维，降低其个体自我认同感，产生消沉、自卑等负面情绪，引发孤独感和无助感，使得其长期处于负面情绪状态。

2. 认知功能下降

主要表现在记忆力、注意力、反应力、判断推理能力、执行能力等方面下降。大脑前额叶皮质掌管高级神经认知功能，极易受睡眠质量和睡眠时长的影响，护士上完夜班后容易出现短时记忆和执行力等下降。我国临床护理团队占大多数的是育龄女性，当护士处于怀孕期时，其记忆力、注意力和执行力也会有所下降，如特别容易健忘，刚说过的话，转头就忘；刚发生的事情，无论如何都想不起来；对于熟悉的人，怎么也想不起他的名字；对于突发应激事件，大脑反应不过来等。临床上经常会有各种突发事件或非常规事件发生，护士不得不停下当前工作去处理突发事件。长此以往，护士的注意力和前瞻性记忆会下降，使其无法长时间保持注意力集中，如在开会、学习、听课等场景下，注意力容易被分散，学习能力下降，做事效率低下，容易出现丢三落四的情况。此外，近 3 个月有生活事件发生、夜班过于忙碌也会导致执行力下降。

二、情绪情感方面

1. 焦虑、抑郁

主要表现有担心、情绪不稳定、易激惹、脾气大，出现自我否定、自我评价低、情绪低落，甚至出现悲观厌世等情绪。调查发现，临床护士抑郁情绪的发生率为 25%～38%，焦虑情绪的发生率为 20%～25%。儿科、重症、门急诊、传染科的护士焦虑、抑郁水平更高；年轻护士因工作及沟通经验少，抗压能力相对较弱，自我调节能力差，在临床工作中遇到紧急突发情况更易慌乱并产生较大的压力，从而更容易产生心理问题。

2. 职业倦怠

护理群体中普遍存在职业倦怠和心身不良应激状态，主要表现为厌恶工作、冷漠、失去同情心等。有研究指出 54% 以上的护理人员存在明显的职业倦怠，多集中在 ICU、急诊、儿科等科室，多发生于女护士、离异者、单身者、高学历、合同制、基层护士等人群。大多数护士认为，在从事医疗过程中，护士长期处于被支配的位置，心理能量付出及被索取过多，容易身心疲惫和感情枯竭。

三、意志行为方面

1. 强迫行为

主要表现为反复清洗、反复检查、反复确认等症状。研究表明，工作年限长、执业环境差、医患关系紧张的护士更易出现强迫行为，如儿科、肿瘤科、重症病房、传染科护士。

2. 回避社交

主要表现为日常生活中独来独往，不愿意麻烦别人，休息时习惯窝在家里，不愿出门，不参加同事、朋友的集体活动，不愿意结交新朋友等，尤其是在新入职护士、规培护士群体中更易出现回避社交的行为。

3. 睡眠障碍

主要表现为睡眠质量差、入睡时间延长、日间功能紊乱。工作年限短的护士群体常因轮班而引发生物节律紊乱，易出现白天倦怠感明显、嗜睡，但夜间不易入睡，夜里觉醒次数变多；还有的护士会出现总睡眠时长缩短；未婚或离异的护士因缺乏配偶的关心和支持，情感寄托较少，往往更易出现睡眠障碍；在突发重大公共卫生事件时，年龄大、工作年限长的护士往往承担更多的责任，因而更易出现睡眠问题。

第二节 护士常见心理问题的原因

适度的压力可刺激机体处于紧张状态，提高工作效率；持续高水平的压力会导致慢性疲劳综合征，引发心理问题，直接影响护士身心健康及护理工作质量。因此，分析护士常见心理问题的原因，明确护士的心理健康状况，对促进护士身心健康，促进护理工作质量持续性提高具有指导意义。

一、工作方面

（一）工作性质因素

1. 职业性质

护理工作繁杂，护理人力资源紧缺且工作量大，属于脑力和体力相结合、全天候的工作类型，护士常需要倒班，生活不规律。护士的工作对象是有病痛的患者，既要有过硬的专业知识和技能，又要有高度的责任心和甘于奉献、甘于吃苦的崇高品德。护士经常会担心自己不能及时发现患者的病情变化而高度紧张，或因不能帮助患者解除病痛而陷入道德困境。比如，夜班护士既要独自完成繁重的工作，又担心患者出意外，易出现心理高度紧张和身体疲乏的情况。患者受到疾病因素的影响，易产生焦虑、抑郁等情绪，如与护理人员交流沟通中缺乏耐心，情绪易怒。因此，护士在保证护理工作认真负责且细致的基础上，还需要注意与患者、家属的沟通方式、方法，满足患者合理需要，尊重患者的权利。同时，工作时更需要反复检查，尽可能减少错误、失误或遗漏问题的发生，如急诊、ICU、心血管科等特殊科室的护士，护理任务重，治疗性操作多，实施抢救也多，工作压力大，长此以往容易使护士出现精力不足、腰酸背痛、睡眠差等情况。

2. 护理学科的快速发展

21 世纪是知识信息时代，科学技术加速发展，知识相互渗透，更多的技术应用于临床，医疗仪器不断更新，新的检查和治疗手段为医学发展增添活力。2011 年 3 月 8 日，护理学被国务院学位办正式设立为一级学科，加之伴随医学的快速发展，护理学科的发展日新月异，各种护理新理论、新技术层出不穷，迫使护士在完成紧张的工作之余，还要努力学习新的理论、新的知识、新的技术，紧跟时代的步伐。临床护士深感自己知识和技能的不足，但是学习的机会和时间都比较少，难以跟上学科发展的进度，不能以最佳的技术和方法满足患者对健康的需要，从而产生了巨大的压力。

3. 科研创新要求

《全国护理事业发展规划（2006—2020 年）》明确指出要注重培养护士的科研创新精神，科研创新能力成为衡量护理人才的指标之一。科学研究是学科发展建设的载体，是推动学科发展的重要手段和途径。重视护理科研人才培养、护理研究的实施以及科研成果的转化，有助于推动护理学科的可持续发展。科研创新是生产力，护理科研创新，可以用来解决临床实际问题，会让护士从一定高度、新的角度去审视临床护理，提高护理工作质量和效率。为促使大家学习、开展科研创新活动，推动护理学科的发展，大部分医院将科研创新能力纳入护士考核评比中，科研成果成为护士晋升的必需品。因此，临床护士不仅要具有良好的沟通交流技巧、专业的护理操作技术、完备的护理理论知识，还应具有一定水平的科研能力。这对于临床护士来说，既是机遇，也是挑战。临床护士工作原本就任务繁重、压力大，加上家庭生活压力的影响，缺乏时间和精力开展科研工作；我国的护理研究课程并未正式纳入护理教育，多数中专、大专毕业的临床护士并未接受过系统的护理研究教育，有研究表明，影响本科护士科研的最大因素是科研知识的缺乏和科研能力的不足；部分医院，尤其是基层医院，缺乏足够的实际支持，使得护士即便有参与科研的想法，也没有坚持完成的信心。晋升职称和单位考核要求加上科研能力的不足给临床护士带来巨大的心理压力。

（二）工作环境因素

1. 职业环境

医院为救治患者的重要场所，护士每日的工作对象主要是患者，每天置身于充满病痛的环境中，时刻面对和感受患者的痛苦，为救治患者长期处于紧张、繁忙的环境中。尤其是在急诊科、重症监护病房工作的护士，其工作紧张程度高于一般的普通病房，处于高应激状态。另外，护士的轮班工作导致生理周期的紊乱；护士每天面临各种职业暴露，如日常接触的细菌、锐器伤、放射伤害及病毒等，这些因素致使护士可能出现工作状态消极的问题,在未得到及时有效的排解时,可能会使护士产生心理问题。

现今的医疗环境中医护关系和护患关系矛盾突出。主要原因是医护沟通交流少,部分医生对护士缺乏信任,忽视护士提供的合理建议;部分患者对治疗和护理效果的期望值过大,当治疗和护理效果未达到期望时,易造成护患矛盾。这两方面的因素,严重影响护士工作的积极性。

随着护理学科的发展,近年来,男护士在护理行业中渐渐多起来,社会对男护士存在偏见和误解,使男护士在临床工作中遇到很多的尴尬。一方面,由于男性的特点,某些方面会遭到女护士和病友的歧视;另一方面,可能对男护士又有着特殊的期待和要求,男护士对自己要求也会比较高,给男护士带来了不小的职业压力。

2. 组织氛围

随着患者需求的不断提高,护士的角色范围不断扩大,护理组织管理模式也在不断变化。但是,部分医院的管理模式不能满足护士角色范围扩大的要求,这些因素会导致部分护士应激的产生,如一些护理组织对护士实施多头领导模式,导致其在工作中的角色和职责范围不明确,导致护士紧张程度增加;护理组织结构中人员缺编,导致护士工作负荷增加,工作负荷与护士能力不匹配等;护理组织激励机制不完善,未充分考虑护士的普遍需求和提供其晋升成功的机会等。其次,护士的专业意见对推进卫生事业的发展至关重要,然而,虽然多数护士有参与病区、医院事务管理和决策的强烈愿望,但缺乏有效的沟通反馈渠道及激励机制,护士实际参与度较低,无法充分发挥护士对组织建设的促进作用,导致护士自觉受重视程度不足,工作热情和积极性降低。

(三)人员因素

1. 人员不足

《"健康中国 2030"规划纲要》指出,健全和完善卫生服务体系需要优质医疗资源的合理配置。根据《医院管理评价指南(2008 版)》《全国护理事业发展规划(2016—2020 年)》《关于推动公立医院高质量发展的意见》等相关文件规定,护理人力资源配置的标准要求是:护士占卫生技术人员的比例为 50%,床护比为 1∶0.6,医护比则为 1∶2.0。但我国部分省区市对护理人力资源的配置仍不充足,未达到文件规定的人力资源配置,尤其是边远地区、农村及基层,护士配置情况不容乐观,临床护理人力资源严重短缺。而随着分级诊疗政策的不断推进,基层单位将承担更多常见疾病防治、慢病管理、过渡期护理、社区及上门医疗等综合初级卫生服务,护理人力资源需求进一步增加。护理人力资源配置不足、护士缺编,导致临床护士工作繁忙,工作满意度低,身心状态不佳,离职意愿强烈。

2. 结构偏态

我国临床护士人员结构偏态主要有以下几个方面:

(1)年龄偏态。《2021 年我国卫生健康事业发展统计公报》指出,2021 年底我国注册护士达 501.8 万人,总数较前有所增多。随着大量新护士参与到临床护理行业,整个护理行业人员结构呈现年轻化特点,年轻护士渐渐成为医院护理队伍的主力。新进的护士在担任临床一线护理工作时,专科知识少、临床工作经验少,在面对护理要求较高的患者时,无法及时有效地为患者提供优质的护理服务，可能还会出现未及时发现病情变化、不能正确处理突发紧急情况等护理安全问题，导致年轻护士长期处于迷茫、焦虑、紧张的状态。同时，多数患者对年轻护士存在护理不信任感，使得年轻护士需要耗费更多的时间和精力去开展护理工作，不利于护理人员的身心健康。为了提升年轻护士的专业技能及工作能力，医院会定期开展一系列的培训和严格的考核。工作不熟练及学习任务重给年轻护士的生理、心理和生活带来了极大的负担，此阶段极易产生职业倦怠，工作满意度低。

（2）地域偏态。自 2010 年以来，我国经济的迅速发展，我国城乡注册护士人数的差距逐渐扩大。地区经济发达、环境优越、工资待遇高、职业发展前景好等因素，使得经济发展条件较好的地区吸引和积聚了更多的护理人才。2021 年底我国注册护士达 501.8 万人，基层注册护士仅 115 万人，基层护理人员严重短缺，而我国农村居民的护理需求日渐增长，使得基层护士工作任务重，工作压力大。

（3）性别偏态。临床护士多以女性为主，女性在体能、应急能力等方面不如男性，尤其是在急诊科、精神科、手术室、骨科等科室，最需要男护士。然而截至 2021 年底，我国注册男护士比例仅为 3%，同时与女护士相比，部分男护士存在职业认同感低、心理压力较大等问题，部分医院的男护士离职率较高，离职率为 48.8%～83.3%。男女比例的偏态，使得临床大量女护士从事体力需求高的护理工作，极易造成职业疲劳，工作满意度降低。

（四）社会地位因素

工作心理理论把安全环境、医疗保健、充足薪酬作为体面劳动的标准，这些都是基于提升主观社会地位，达到体面劳动的手段。2017 年《中国护士群体发展现状调查报告》显示，护士在工作中最希望获得尊重。研究显示，多数护士对自己的工作认同感不高，社会地位感知低下，主要表现在以下几个方面：

（1）在现实生活中，因为护士与患者接触时间最长、最直接，患者容易将疾病带来的负面情绪发泄在护士身上。有学者对来自中国东部、北部、中部等 7 个地理区域的 3000 多名护士进行了调查，发现 63.65% 的护士遭受过来自患者非身体暴力的欺凌。护士普遍认为是其社会地位低下，导致了暴力的发生。

（2）我国护士岗位的待遇普遍较低，薪酬待遇标准与专科护士的专业性和工作性质不匹配，使得护士工作积极性不够，易产生职业倦怠。

（3）护士在医院中地位较低，社会上普遍存在"重医轻护"的现象。临床护士的工作大多是遵循医嘱、按医嘱严格执行护理操作，缺乏自主决策权，以及工作机械重复，易产生自我怀疑，工作独立性少，自身价值得不到体现和认可，护士对自己努力学习和勤奋工作的付出与社会给予的不公平回报，容易产生自己价值观的斗争、动摇、迷茫，造成护士心理不平衡，产生自卑、沮丧、失望、焦虑、抑郁，甚至人格异常。

（4）公众受中国传统观念影响，对护士角色认知较为片面。一方面，公众对护士角色形象期望评价高于现实，认为护士是"白衣天使"，理应温柔体贴、救死扶伤、乐于助人、仁爱等。但是，护士受传统生物医学模式的制约，其目光集中在有效的护理措施上，对患者的主观体验关注不够。双方的角色定位差异，易引起护患关系紧张。另一方面，公众认为医生是治疗疾病的主力，护士只是医生的助手，对治疗的不满容易宣泄到护士身上，也会严重影响护士的工作满意度。

二、家庭方面

护士以女性偏多，在社会生活中担任妻子、母亲、女儿等多种角色。因为护理职业具有风险高、责任重、压力大的特点，临床护士工作时长期处于高强度、快节奏的状态，时间和精力长期被工作占据，下班后也难以转换到生活中的角色兼顾家庭，易使家庭成员对其产生不满情绪。此外，部分人具有女性应优先照顾家庭、处理家庭事务和抚养儿女的思想，更加容易导致矛盾的产生，引发工作与家庭冲突。而护士自身也会因过于繁重的工作任务、黑白颠倒的上班时间，使其无法满足与家人团聚、无暇照顾家庭而心生内疚。研究表明，我国临床护士工作家庭冲突处于中等偏高水平，护士不仅要兼顾家庭，还需要做好临床工作，应付各种考核，甚至还有科研工作。工作角色和家庭角色的转换难度较高，故工作和家庭生活的冲突也较大，尤其是在已婚、夜班频次高的临床护士家庭中，长此以往，容易使护士出现应激，导致出现心理问题。有研究表明，临床男护士的压力明显大于女护士。大多男护士认为护士职业不能充分体现自己的人生价值。很多男性认为自己是一家之主，应该养家糊口，也该比女性赚得多，而护士的工资待遇低，因此，男护士对工作成就和自我价值的需求易与工作现实产生冲突，造成过大的心理压力。

三、个人人格和应对方面

护士的压力源也包括个体因素，如人口学因素、人格特征、个人应对方式等。不同的个体对同样的刺激会有不同的反应和应对方式，如 A 型行为类型特征的护士会表现出高水平的应激反应，容易产生焦虑、沮丧脆弱、易激惹等不良情绪。因此，在护理过程中，每个人的心理因素起着关键性的作用。护士个人因素主要表现在以下几个方面。

1. 心理学知识的掌握程度

如果临床护士缺乏相应的心理学知识，无法正确运用所学的知识进行自我调节，那么他对外界的各种刺激所承受的能力就会较差，当情绪波动时，就会产生各种不良反应。

2. 心理冲突问题

当护士的信念及价值观与他人或事件发生冲突时，有的护士心理弹性较差，思维比较固化，不能根据环境进行调整，容易引发心理问题。

3. 角色转换障碍

当在工作和生活中承担多种角色，在各种角色中如果转换不当，发生角色转换障碍，可能会导致与他人发生冲突等问题，造成压力。

第十三章

威廉姆斯生活技能训练

> 　　护士小夏在一所三甲医院的急诊科工作有三年了，这三年里小夏一直是科室里最年轻的护士。由于科里人力缺乏，她不但承担着繁重的护理工作，频繁地倒着晚夜班，还要面临医院对于三年内新进人员的各种考核，小夏一直觉得身心疲惫。两个月前，小夏想继续提升学历，开始备考研究生考试。因为要上班，小夏只能在晚夜班休息之余抽时间复习。由于每天的睡眠时间只有四五个小时，晚夜班的时候她只能强打精神，绷紧一根弦，生怕出错，她多次想要放弃，但都咬咬牙一直坚持着。这天，小夏在上班时不小心把 03 床的口服药发给了 05 床，被护士长批评了几句，难过的小夏忍不住放声大哭了起来。
>
> 　　请问，作为小夏和同样面临着压力的其他护士，该如何进行自我调适呢？

　　长期以来，面对发展和竞争，护士的角色功能不断扩大，并且随着社会的发展，人们对身心健康的需求超出了医疗护理服务能力的发展速度，护理学科的发展对护理人员综合素质的要求也越来越高，护理人员的压力越来越明显，影响护士的身心健康，甚至影响护理质量和护理学科的发展。因此，为使护士工作健康稳步发展，护士必须具备掌握一定的心理调适技能，才能保持良好的工作情绪和心理状态。

第一节　威廉姆斯生活技能训练概述

　　威廉姆斯生活技能训练(Williams life skill training, WLST)是由美国杜克大学精神医学和心理学教授、行为医学研究中心主任 Williams 博士同世界多国从事卫生保健工作的先驱者们多年来致力于身心疾病研究的结晶，是一套全面系统的完善自我、缓解压力、减轻应激的自我实践体系，是一种科学的认知行为治疗，能够帮助我们应对生活、工作中遇到的各种挫折与不如意，主要包括应对压力技能和预防压力技能。首先我们来认识压力。

一、正确认识压力

（一）压力的定义

这里所说的压力，指的是心理压力，心理压力医学上又称为心理应激。应激的系统模型认为个体的生活事件、认知评价、应对方式、社会支持、人格特征和心身反应等生物、心理、社会多因素构成相互作用的动态平衡"系统"，当某种原因导致系统失衡，就是心理应激。应激的过程模型认为，个体在应激作用下，通过认知、应对、社会支持和个性特征等中间因素的影响，最终以心理生理反应表现出来的作用"过程"。通常关于压力的解释有以下几种。

1. 压力是环境要求你做出选择或改变时的个人感受

压力是人面临环境变化而"被迫"要求改变自己的一种状态，或者要做出重要选择时出现的一种个人感受，换句话说，你只要不改变，就没有压力。比如我们很多医院都会根据各个科室患者的数量和病情危重程度调动护理人力资源，一般来讲，护士都是不太愿意被调动科室的，因为到别的科室，改变了已经习惯的工作环境，会觉得有压力。又比如说，我们早晨上班等公交车，眼看要迟到了公交车却迟迟不来，这时候就面临选择：继续等，可能会迟到；立即打出租车，但要额外花钱，这种左右为难的选择也会让人产生压力。

2. 压力是对未知事件悲观解释的结果

每个人在面对未知事件时产生的想法是不一样的，有的乐观看待，而有的人会产生消极悲观的想法。比如说领导对员工说："你到我办公室来一下！"乐观的人会想："领导喊我干什么？是不是要升职加薪了？"这时候他是开心的、乐观的；而悲观的人会想："我是不是做错了什么事情？"当出现这种想法的时候，他会变得紧张、害怕、担忧，压力就来了。

3. 压力是持续不断的精力消耗

例如，当员工已经连续加班两周，领导又说，"这个周末不休息，把工作干完"，这种持久战就会让人出现闷闷不乐、失眠、抑郁等情况，这也是一种压力。

4. 压力是面临威胁时的本能反应

例如，当人们生命安全、健康、财产、职位等受到威胁时，都会感觉到压力，在这种压力状态下，可能出现各种行为反应，而我们作为医护人员，需要理解、接纳压力状态下的情绪、行为反应，并想办法帮助他们。

通俗来讲，压力是事件超出了我们的应对能力时产生的焦虑。

（二）压力的来源

压力的主要来源包括工作、生活、个性特征等方面。

1. 工作因素

对工作的不满意、工作要求高及工作量大等通常是产生工作压力的主要因素。职场人际关系不良也是产生工作压力的另一要素。

2. 生活因素

生活环境中偶尔会发生一些重大的事故(变动),例如配偶死亡、离婚、换工作、结婚、怀孕等都是构成压力的因素。日常生活中也经常会面临一些小小的困扰,例如车子抛锚、赶时间却一路堵车、被老板批评、家庭矛盾等可能给个体带来压力。

3. 个人性格

外在的环境及事件确实会给个体带来压力,但相同事件发生在不同人身上,却未必会构成同样的威胁,这主要与每个人的个性特征和思维模式有关系。因此,个人性格决定了个人如何看待压力事件,以及个人如何应对和调节压力。

(三)压力的表现或影响

有压力并不总是不好的,适当的压力能调动我们体内的能量,更好地应对学习、工作与生活,提高学习或工作的效率,但是当压力过大或存在时间过久时会给个体的身心带来一定的影响,甚至导致疾病发生。例如,当面对一位病情危重或复杂的患者时,因为你担心患者出现病情变化时不能应对,担心应对不当发生不良事件,所以,你会很仔细认真地观察病情,会想办法增强自己应对患者病情的能力,这样你就能从各方面得到提高。但是,如果压力过大,不但影响问题解决,甚至可能会危及身心健康。压力对人的影响主要体现在生理、心理、行为等几个方面。

1. 生理方面

表现为呼吸心率加快、肌肉紧张、出汗、头痛、麻木、尿频尿急等,影响食欲和睡眠,血压升高等;压力过大或过久,会伤害人体神经系统、运动系统、呼吸系统、循环系统、内分泌系统、消化系统、生殖系统等,引起过敏性气喘、偏头疼、刺激性肠炎、湿疹、荨麻疹、高血压、心脏病等疾病。

2. 心理方面

表现为紧张、焦虑、担心、心慌、愤怒、心情低落、孤独感、思考能力和判断力下降、敏感多疑等,以及感觉过敏,对音乐、电光、谈笑声变得敏感,甚至无法容忍;严重者可能导致抑郁症、焦虑症、睡眠障碍等。

3. 行为方面

表现为动作行为增多、来回踱步、容易激惹、发火、吵架,或者行为退缩,不在意自己的外貌和他人的感受等;有的人可能因为不恰当的应对导致烟酒成瘾或药物依赖等。

二、威廉姆斯生活技能训练的概念

1997 年,世界卫生组织(WHO)对生活技能这一概念做了明确表述:生活技能是指一个人在他所处的社会环境中、在与他人的人际交往中保持良好的精神状态,表现出恰当的和健康的行为,从而能够使其有效地应对日常生活中的多种需求和挑战的一种能力,也可称为心理社会能力。生活技能训练打破了传统健康教育的知识体系，关注的是影响健康的不良行为方式，强调健康科学与行为科学的有机结合，使个体能够把知识、态度和价值观转化为实际能力，确定目标并积极创造条件，能够帮助我们应对生活、工作中遇到的各种挫折与不如意，帮助我们更好地倾听理解他人、理解表达自己、完善自己，发展良好人际关系，使自己的工作、生活更顺利、更高效。威廉姆斯生活技能训练是由美国杜克大学精神医学和心理学教授，行为医学研究中心主任 Williams 博士同世界多国从事卫生保健工作的先驱者们多年来致力于身心疾病研究的结晶，是一套全面系统的完善自我、缓解压力、减轻应激的自我实践体系。我国学者中南大学湘雅二医院精神卫生研究所王小平教授与威廉姆斯教授合作，于 2006 年将这一方法引进国内，并发展成适合我国国情的、操作性强且容易掌握的压力管理认知行为治疗方法。

三、威廉姆斯生活技能训练的发展

1996 年，Williams 夫妇在美国北卡罗来纳州共同创办了 WLST 培训中心，其宗旨就是使参加技能训练的每一个人学会如何采取有效方式来应对他们所面临的压力，改善人际关系，使之做事更富有成效，从而促进良好的躯体和精神健康状态。WLST 已在美国、加拿大、德国、匈牙利、巴西等多个国家运用与发展，众多的中学生、政府要员、卫生保健工作者、过度成瘾者从中受益，尤其在心血管疾病领域的开展更为突出。众所周知，压力、抑郁、焦虑、敌意、愤怒、社会孤独感等因素已成为心血管疾病高发的心理社会危险因素，WLST 的重点就在于通过这种行为-认知的干预方式，改变不良的生活方式和行为模式，掌握应对不良局面和压力的能力，改善人际关系，极大程度地减少危险因素的发生，从而减少心血管疾病的发生，改善预后。现在，某些发达国家，已经将生活技能训练的内容纳入中小学生的常规培训内容。

四、威廉姆斯生活技能训练的内容

威廉姆斯生活技能训练共分为五个部分：①自我觉察；②做决定；③克服它；④采取行动；⑤预防性措施。包含了 10 项具体的核心技能：①自我觉察(being aware)；②做决定(making a decision)；③偏转技能(deflection)；④解决问题(problem solving)；⑤主张(assertion)；⑥说"不"(saying "no")；⑦说出来(speaking up)；⑧倾听(listening)；⑨共情(empathy)；⑩多做正面行为(do more positive behaviors)。自我觉察对应的是自我觉察技能；做决定对应的是做决定的技能；克服它对应的是偏转技能；采取行动对应的是解决问题、主张和说"不"的技能；预防性措施包括说出来、倾听、共情、多做正面行为等四项技能。

第二节　威廉姆斯生活技能训练的方法

一、自我觉察

自我觉察(being aware)也称作"自我意识"，即对你自己正在经受的压力要有所感觉和洞察。这一技能是首要的和基础的，要求你反复训练达到敏锐、快速地觉察。自我觉察的内容包括：你是否正在经受压力；你正在经受何种压力(即压力产生的原因)；压力的性质、强度、持续时间；对你造成了怎样的影响(如影响睡眠问题、无法安心工作等)；你有怎样的想法(如"这个患者太不知好歹了""这个人一点都不讲道理""我都是为他好，他不应该这样对我")；正因为这些想法，你产生了怎样的感受(烦躁、愤怒、委屈等)；你做了什么；结果如何。一般采取记日志的方式进行训练，将你所觉察的内容以文字的形式记录下来，要求真实地记录客观事实，每天可以随时记录，好的和不好的事件都可以记录。日志记录的内容包括 5 个条目。表 13-1 是一个自我觉察日志的示范，供大家参考。

1.事件的场景(scene)

你需要客观真实地记录事件发生在什么时间、什么地方、都有谁、发生了什么事情(即事件发生的经过)。例如今天我给 15 床一个 2 岁的患者进行静脉输液，没有一针见血，患者的父亲说："你水平怎么这么差？叫你们护士长来！"

2.你的想法(thoughts)

是你对事件的思维反应，反映出你对事件的态度。例如"你小孩动来动去的，我怎么好打""护士长来了也不一定能打进去""我也很想一针打进去啊！这家属怎么一点也不理解我们""作为父亲，他很心疼他的孩子"等。

3.你的感觉(feelings)

记录你对事件的情感反应，也就是事件发生后使你产生了怎样的情绪，例如生气、高兴、悲伤、害怕、恐惧、喜欢、羞愧、惊讶、反感、厌恶、失落等。

要注意区分"想法"和"感觉"。"想法"是思维反应，"感觉"是情感反应，有时候我们描述的感觉其实都是想法，例如，"我感觉他对我很粗鲁"或者"我感觉我再也不想见他了"，听起来像是感觉，其实描述的是想法，即"这个人很粗鲁""他太让人讨厌了"。有时你可能找不出能描述你感觉的合适的词语，你可以想象有那么一条直线，一端表示负面的感觉，另一端表示正面的感觉，将你的感觉在这条线所处的位置标记出来，并记录在日志中。

4.你的行为(behaviors)

记录你做了什么，说了什么，或者是记录对发生的事情你是怎么回应的，如打针没打进去被家属指责后因为生气而出现反驳、辩解等行为，或者因为委屈而躲起来哭泣，或者向同事抱怨。要注意，如果你什么也没说或什么也没做，这也是一种行为。

5. 结果(consequences)

记录你采取行为之后的结果。有没有解决问题？有没有带来新的问题？

我们为什么在面对压力事件的时候要进行觉察呢？这是因为当我们遇到压力事件时，产生的情绪和行为后果并不是该事件直接导致的，而是我们对事件的看法、态度而导致的。如果把事件(觉察日志中的"事件的场景")用 A 表示，事情发生后我们产生的情绪和行为反应(觉察日志中的"感觉"和"行为")用 C 表示，那引起情绪感受和行为的直接原因并不是事件 A，而是个体对事件 A 的认知和评价，这就是 A 和 C 中间的 B，也是我们前面介绍的自我觉察日志中的"想法"。所以人的消极情绪和行为结果(C)，不是由于某一激发事件(A)直接引发的，而是由经受这一事件的个体对事件的认知和评价所产生的信念(B)所引起，这就是 ABC 情绪理论。例如，两个人一起迎面碰到他们的领导，但对方没有与他们招呼，径直走过去了。这两个人中的一个对此是这样想的："他可能正在想别的事情，没有注意到我们。即使是看到我们而没理睬，也可能有什么特殊的原因。"所以这个人不会有什么情绪反应。而另一个人却可能有不同的想法："是不是上次顶撞了他一句，他就故意不理我了，下一步可能就要故意找我的岔子了。"那么这个人就可能会出现担忧、生气、自责等不良情绪反应。

所以通过记日志来觉察发生在我们身上的事情、想法、感受、行为、后果等，我们才能辨别自己的想法有什么误区，以及如何通过调整自己的想法来改变情绪感受。

表 13-1 觉察日记示例

场 景	一个患者家属来到护士站，说："你们怎么回事？才来了三天就用了几千块钱，这钱花到哪里去了？你们是不是乱收费？你给我把费用清单打印出来，我要好好查一查。"
想 法	到医院来肯定要花钱啊！我们这么大的医院怎么可能会乱收费！ 不相信我们医院就不要来这里！他最近做了什么贵的检查吗？ 前三天都是检查，钱多点也正常啊！这么大声，其他人听见就麻烦了！
感 受	烦躁、不满、生气、委屈、着急、担忧……
行 为	查看费用、解释、争辩，指责家属不信任我们。
结 果	家属更加生气，认为医院服务态度不好，导致投诉纠纷

二、做决定

当我们遇到压力向人倾诉的时候，有遇到过别人这么开导我们："那没有办法，他这人就是这样子的，你作为下属你只能接受！"或者"真的有这么困难吗？你努力试一下，说不定可以改变呢？"能改变你就改变，不能改变你就接受，看似这些道理好像都懂，但我们真的知道什么时候该改变，什么时候该接受吗？很多时候都是凭自己的第一感觉来决定下一步该怎么做。当我们遇到压力事件，通过记日志的方式，觉察引起压力的事件，认清了你有哪些想法、感觉和行为，产生了什么影响。我们会发现有时候结果是满意的，有时候做出的行为不一定是有效的，非但不能解决问题，反而带来了新的问题。那么我们有没有什么更好的办法来帮助我们采取合适的行为使事件有一个更好的结果呢？采取什么样的行为是合适的呢？这需要理性地分析，这个分析过程就是"做决定"。可以通过对4个问题的回答来帮助我们做决定。

1. 重要吗

这件事情对我来说真的重要吗？

2. 合适吗

对于这种局面或事件，我所做出的反应（想法、感觉和行为）恰当吗？如果是某某（一位你认识的情商比较高、人际关系处理得很好，也很会解决问题的人），他会这样想吗？

3. 可变吗

这种局面或事件可以向好的方向改变吗？回答这个问题时注意要切实从你自身的实际情况或现实条件出发来回答这个问题，有些事情以目前所具备的条件来看是我们无法掌控和改变的，如果我们坚持一定要改变它，那就是钻牛角尖，会给我们带来心理上的痛苦。

4. 值得吗

值得我做出这样的反应（生气、愤怒、骂人、摔东西等等）吗？值得我采取行动来改变这种带来压力的局面吗？

需要注意的是对这4个问题的回答是没有标准答案的，不存在"对"或者"错"，你只需要根据你当时所处的情境，真实地回答就行。然后将你的答案记录下来。

如何根据对这4个问题的回答来做决定呢？如果对4个问题的回答都为"是"，那就用"采取行动"。采取行动又分两种情况：一种情况是引起压力的是客观事件，可以用"解决问题"的技能，如果引起压力的是某人，可以用"提出主张"或者"说'不'"技能。另一种情况是对4个问题的回答不全都为"是"，就采取偏转技能来应对。

下面用一个具体的事例来演示"觉察"和"做决定"两项技能。我作为护士忙了一夜，刚准备下班，一个家属气势汹汹地拦住我说："你怎么回事，为什么早上不给我爸发药？昨天就交代你了，我爸的药要早上吃，你耳朵聋了？"我赶紧给家属解释说："我早上准备去给叔叔发药，但叔叔说要先吃了早餐再吃，我已经和白班护士交班了，等他吃完早餐再发。"家属依然不让我离开，认为我撒谎，推卸责任，说的话也越来越难听，直到患者听到声音过来解释，家属才骂骂咧咧地离开。我心里特别难受，恨不得和他大吵一架，怎么办呢？我马上启动觉察技能。

场景：下夜班后，家属认为我没有按时给患者发药，不听解释，骂出难听的话。

想法：我辛苦了一夜，看不到我的辛苦就算了，还冤枉我，为什么有这么不讲道理的人呢？

感受：委屈、愤怒。

行为：很想跟他大吵一架，最后还是强忍着怒火转身走了。

结果：下夜班回家好久都睡不着。

接下来运用"做决定"技能来分析压力事件的类型，帮助下一步选择合适的应对方法。

重要吗？这个人重要吗？我的感受重要吗？

恰当吗？我愤怒委屈的情绪反应恰当吗？我和他大吵一架恰当吗？

可以改变吗？我的想法可以改变吗？我的感受可以改变吗？家属的态度和行为可以改变吗？

值得吗？值得我这么生气吗？我如果和他吵一架被护士长批评或者导致投诉和纠纷，值得吗？

如果你对这4个问题的回答全都为"是"，说明这件事情对你来说很重要，以你的能力和条件或资源也能够改变这个局面，那么你就可以选择"采取行动"（解决问题、提出主张、说"不"）的技能来改变引起压力的局面。如果你对这4个问题的回答不全都为"是"（只要有一个为"否"），说明这个事情对你来说并没有那么重要，或者根据当时的情境暂时没办法改变它，那么你就可以采用下面的偏转技能来改变你自己的想法和感觉以帮助自己减轻压力。

从上面的示例中我们会发现问题的答案并不全部都是肯定的答案，不值得去争辩吵架，不值得导致矛盾和冲突，我也没有办法改变别人，所以这四个答案中只要有一个是否定的答案，我们就需要通过一些办法来帮助自己改变想法和感受，这就是下面要介绍的偏转技能。

三、偏转技能

当你对上述的四个问题的回答有一个为"否"时，则说明你面对的局面是目前没办法改变或者根本不值得花力气去改变的，只有采用偏转技能来改变自己的想法、感受和行为，以此来克服面临的压力或不良刺激。下面介绍几种常用的偏转技能。

1. 说服自己

当你问自己上述这四个问题时，你就已经开始尝试和自己讲道理来说服自己了。这件事重要吗？"不，这件事没什么大不了的，无所谓，我还是忘了它吧，去做别的事吧！"恰当吗？"不该这样想，宰相肚里能撑船，如果换了我的朋友肯定不会这样。""可能不像我想的这样，她可能有其他原因。"可变吗？"不行，现实不允许。"值得吗？"真不值得，那样会两败俱伤。"

2. 停止思考

停止思考什么？带给你不良刺激的局面或事件，你所产生的负面想法和感觉。下面情况你更需要"停"，一遍一遍反复想这个事件，几个小时过去了，仍不能摆脱。要真正做到停止思考是件不容易的事情，通常通过使用转移注意力来停止思考，因此，常与分散注意力同时使用。

3. 分散注意力

大多数时候，你通过想或做一些让你感兴趣的事来转移注意力要比你不断告诉自己停止思考更有效。分散注意力的几个方面有①躯体感觉：散步、运动、休息等。②环境或地点：换个环境。③心理活动：想些开心的事、曾听过的笑话、回忆/想象一次让你心动的旅行等。每个人都有自己有效的分散注意力的方法。

4. 放松或冥想

是最有效的偏转技能。对躯体的生物学变化起了积极的作用。帮助我们保持良好、健康的心理状态。任何时间、任何地点都能进行。需要在没有压力的情况下反复练习。具体方法详见第四章第二节《常用的放松技术》的内容。

5. 改变想法

我们知道，人的消极情绪和行为结果，不是由某一激发事件直接引发的，而是由受这一事件的个体对事件的认知和评价所引起的，因此，只有改变自己的想法(对人、对事的看法、认知评价)才能从根本上改变自己。

我们头脑中的想法百分之九十五以上都是重复的，主要有对既往事物的解释、归因、评价和对未来的推理、设想。某些基本的信念在影响着我们的思维方式，我们可以试着归纳一下自己解释、归因、评价、推理和设想的依据，比如自己是有罪并且应该羞愧的，自己是无能和没价值的，他人是自私和邪恶的，事情是会犯错和失败的，自己是会生病和痛苦的，他人是会忽视、拒绝、否定、指责、嘲笑和嫌弃自己的。这些核心的信念往往是绝对化、以偏概全和灾难性的，所引发的思维往往是严重脱离现实情境的，也就会有不符合客观情境的情绪、身体和行为反应。

通过技能一的自我觉察，我们清楚了是什么样的想法导致了自己的麻烦或痛苦。接下来我们需要提醒自己看看自己对事件或事件中的人都有哪些评价或推测，然后告诉自己事情可能不像我们认为的那样，还有很多种其他的可能性，最后从尽可能多的角度、从善意的角度为事件或事件中的人寻找事件发生的可能性。表13-2列举了一些改变想法的示范供读者参考。

表 13-2　改变想法示例

事件	通常的想法	导致的感受	理智的想法	感受
做核酸有人插队	你凭什么不排队	烦躁、不满	说不定他有急事	平静
给小孩打针没有一针见血被家属指责	谁能保证一针见血 我也不想啊！真是无理取闹	生气、不满、委屈	做父母的也是心疼孩子，要是我孩子生病了我也会着急，失去理智也能理解	有些委屈，能体谅父母着急的感受，心疼孩子
领导要求我参加医院的授课比赛	怎么又要我搞这个明知道我要答辩，就不能体谅一下我吗	生气、不满	领导看重我，认为我有这个能力才要我代表科室参加比赛，我得尽力才行	欣喜

四、解决问题

无论在职场，还是在生活中，都会遇到各种各样的问题，有些人遇到问题不知道该如何去做，有些人风轻云淡，很容易就把所遇到的问题化解。两者之间最大的差别在于，前者只能被动接受结局，而后者通过处理问题改变结果。

如果你对上述 4 个问题的回答全都为"是"，那么你就要采取行动，即采取解决问题、主张、说"不"等 3 项技能来改变引起压力的局面。如果引起你压力的局面是由客观事件引起的，我们可以选择用"解决问题"来改变引起压力的局面。"解决问题"的基本步骤分5 步。解决问题者可以是一个人，也可以是与问题相关的一群人。

第一步：明确问题。首先你需要明确你要解决什么问题，或者说你的确切目标是什么，具体内容记录下来，以便协助你的人知道你要关注解决的焦点是什么。问题应该明确、具体，要找准关键问题，有时需要把一个问题分解成几个小问题，再一个一个解决。

第二步：列出方法。通过头脑风暴，列出所有可能解决问题的方法，尽管有些想法在别人看来可能不可思议，但都无所谓，只管提出这些方法并记录下来。请注意，在别人提出解决问题的意见或方法时，哪怕再不可思议，任何人都不要去批评和反对。

第三步：做出选择。首先去掉那些很明显不能采纳或不切实际的建议，然后将性质和内容相似的建议进行合并，再从这些一条条的建议中选出最好的解决问题的方法并记录下来。

第四步：实施方案。利用你选出并确定的方案实施和执行，以此来解决带给你压力的问题。

第五步：评估结果。方案实施之前，先确定一个评估标准和评估时间。评估结果可能有几种情况：①对结果不满意，问题解决得不理想。这种情况可以返回到第二步开始，看看在所列出的方法中有没有其他的选择可以尝试或者是否还有其他方法之前没有考虑到。②处理的问题和之前确定要解决的问题不一样。说明之前找的问题不准确，应返回到第一步重新开始。③这些都不行，问题解决不了。需要重新回到四个问题上，也许你认为的这种情况是不可改变的。

例如，突然接到领导的电话，要我去某学校讲一堂"学生如何高效学习"的课程，而这个内容是我从来没有讲过的，我非常焦虑。于是我先采用觉察的技能让我觉察自己是因为突然让我去讲课，我对内容不熟悉，担心讲不好而产生了紧张焦虑的情绪。于是我继续采用做决定技能：

(1)重要吗？这堂课很重要，是我难得的机会，也是领导信任我。

(2)恰当吗？我的反应是恰当的，别人在这种情况下也会紧张的。

(3)值得吗？肯定值得我付出时间和精力来把这件事做好的。

(4)可以改变吗？我担心讲不好，但是只要我做好充分的准备，肯定是可以改变结局的。

这四个问题的答案都是肯定的，于是我采取了"解决问题"的方法。

第一步确定问题：确定我要解决的问题是把这堂课讲好。

第二步列出方法：①查找资料，先把 PPT 做好，再向专业的老师请教；②组织好语言，把讲稿写好；③找同事来听，我先试讲；④把这堂课推掉，不讲了；⑤找其他厉害的老师来讲；⑥先录音，看看有什么问题；⑦多看点文章，积累一些知识。

第三步做出选择：经过仔细斟酌，选择①②④⑦这四个方法。

第四步实施方案：一步步将选择的方案实施。

第五步评估结果：因为经过精心的准备，自己对内容比较熟悉，语言表达流畅清楚，虽然有点紧张，但学生参与度高，老师反映整体效果不错。评估结果满意。

五、提出主张

当造成你压力的局面是由他人所造成的，或者说你需要他人做出改变时，就可以使用"主张"的技能。"主张"就是对他人提出你自己的要求，提出一个让他人发生某种改变的要求。你的"主张"是以不侵犯他人，不损害他人的利益为前提，这就要求我们做得要恰当。主张的原则：不侵犯、不损害他人的权益；提出主张的时间要恰当；尽可能地委婉。主张的基本内容包括要求他人做些什么，改变些什么；要求别人向你解释原因或澄清一些事实，以此获得一些你需要知道的信息；要求别人倾听你的讲话(解释原因、提出建议)。分为简单的主张和复杂的主张。

1. 简单的主张

清楚最想要求别人做什么；提出的要求必须是具体的；直接说出你的要求，不要绕圈子；只关注你的要求，不用在意什么样的情景。

2. 复杂的主张

包括如下几个基本步骤：①向他人描述让你产生负面情绪的情况(他人说了什么，做了什么，什么样的态度等)。如：你刚才说我上班的时候玩手机；你在我开会的时候打电话。②描述你的感受。这个步骤是可以选择的，特别是在官方场合和对异性朋友等。如：我听到你说我上班玩手机，我特别委屈；你在我开会的时候打电话我觉得没有得到尊重。③提出你希望他人做何改变的要求，你确实想要他人怎么做。如：你说我在上班的时候玩手机，我觉得很委屈，请你先把事情弄清楚再说。如果上述三步没有奏效，你可以用第四步：④陈述结果(可选择)。陈述结果是你最后的选择，不要担心讲出你不愿意讲的话。但是需要注意的是，避免让别人产生受到威胁的感觉。另外，当你在处理和你的上司以及一些敏感情况时尽量不要陈述结果。我们可以适当的时候站在他人的立场，讲一些委婉的话，"我知道你平时也很忙"。⑤请求反馈，你表达的意思和对方的理解很可能会不一样，请求反馈能确保对方准确把握你的意思。如：你同意我说的话吗？你觉得我说得有道理吗？你愿意这样做吗？⑥了解对方的反应。对方此时此刻的感受，对方正在想什么，对方是否接受你提出的主张(请求)。

提出主张时要注意区分观察与评论，不要对他人作道德评判，不要强人所难，不要下命令或威胁，不回避自己的责任，不要用批评的方式来提出主张，多从需要的角度考虑问题(双方有什么需要？为了满足这些需要，需要对方做什么？)。

六、说"不"

当有人向你提出不合理的请求，或者要求你做某项你不想做或没有足够能力或精力完成的事情时，你需要拒绝。但是，往往我们因为不善于拒绝他人而给自己增加很大压力。

说"不"的技能就是拒绝他人的建议、意见、请求或者是他人的恩惠、礼品等，本质上是对他人意愿或行为的间接性否定，可能是一种最快地、最直接地限制那些我们难以应付的承诺和压力的方法。需要拒绝时，就应以适当的形式表达出来。

我们为什么会觉得很难拒绝别人的请求呢？主要是因为我们担心拒绝别人后会给自己带来麻烦，例如害怕失去他人的友谊，害怕给他人带来不好的想法和感受等。确实在拒绝之前我们需要"三思而后答"，先回答四个问题再决定是否拒绝。①重要吗？对我来说"答应"或"不答应"真的重要吗？②恰当吗？我拒绝他恰当吗？他人要求我做什么的时候，我产生这样的负面想法和感觉恰当吗？③可变吗？我非要答应吗？有退路吗？拒绝可以吗？④值得吗？权衡他人与自己的需要之后，拒绝说"不"值得吗？

提出拒绝时，注意以下几点：①积极地听。拒绝的话不要脱口而出，认真耐心地倾听对方的困难和请求，并表示理解。②以和蔼的态度拒绝。感谢对方在需要帮助时可以想到你，略表歉意，态度真诚、和蔼。③简洁、明确地说"不"，或者明白地告诉对方你要考虑的时间。不能说得含糊不清，以免对方误认为你答应了，但是到最后你又没有做到，反而给别人不好的印象。如"实在不好意思，我今天不行。""这个我需要先想一想，10分钟以后回复你好吗？"④快速切入主题，不要担心直接说"不"，有时候有些事情你根本做不到，你答应了别人反而耽误别人。⑤采取委婉的口吻，说明拒绝的理由，不要编造理由，不要与之争辩。如"实在不好意思，我今天要去图书馆查文献，没有办法陪你去逛街"。⑥不可通过第三方转达拒绝。因为每个人的理解都会不一样，有时候通过另外的人转达时难免会掺杂有他自己的想法，通过第三方转达可能会引起不必要的误会。⑦提出取代的办法。在拒绝别人的同时确实能站在对方的角度考虑他的难处和困难，尽管你自己不能提供帮助，但是能积极帮他想其他解决问题的方法或提供其他信息。如："我今天要送小孩去上课，你问问小李能不能帮你上班。"

拒绝的目的不是令对方失望或伤心，而是不让自己接受不能做、不方便做或根本不愿去做的事情。不是拒绝他人，而是拒绝他人所提出的请求或拜托的事情。

七、说出来

我们在工作和生活中面对挫折时，都有可能产生紧张、焦虑、恐慌、压抑、愤怒、不满等不良情绪，如果这些不良情绪得不到缓解，容易引发心理问题或心身疾病。一项研究发现，当人们在压抑自己的情绪时，他们会感到压力，从而给大脑和免疫系统造成负担。把自己的情绪用语言表达出来会减少杏仁核（产生、识别和调节情绪的大脑组织）对于负面情绪的反应，从而减少压力、增强免疫力，从而使人身心更加健康。但表达自己的情绪不是自怨自艾，不是抱怨指责，我们该如何说出来呢？

诚实地表达自己，沟通时只是说出人们所做的事情，清楚表达所观察的结果，而不判断和评估。体会和表达感受，并说出哪些需要导致那样的感受，特别要注意自己和对方的观察、感受和需要。当对方在情绪当中时不要急于表达，最好先给予一定的倾听。向他人表述得更清晰，让他人清楚地知道你讲话的内容和做结论的依据，容易产生共鸣。

表达感受最好在双方情绪都比较平和的情况下，双方情绪都比较激动时先自我觉察

(压力应对技能之一)，情绪平复后再表达你的感受，表达感受时先倾听对方，感受对方看到的事实和感受，并用共情的方式表达你对对方的理解，有利于帮助对方平复情绪、感受你的感受，才能达到有效沟通。

表达你对对方的共情和你的感受时要使用"我……"的句式，避免对对方的指责，仅仅表达"我"所观察到的和感受到的。

例如，护士长到医生办公室正好听到医生打电话到护士站，说要停某一个医嘱，要护士撤销执行，护士说好，然后挂掉电话。医生放下电话后很生气，说："我话还没说完，就把电话挂掉，有病吧！"

很显然，听到这句话的护士长是非常生气的，那么护士长该如何说，既能表达自己愤怒的情绪感受，又能让医生正视自己的问题呢？护士长是这样说："我知道你觉得你话还没说完就被挂掉电话，心里很不舒服，但你说'有病'这话，我听了以后很生气。因为我希望大家都能互相尊重，营造一个和谐的团队氛围，护士站那边今天确实比平时要忙，希望大家能互相理解。以后如果护士有做得不好的地方，你可以直接和我说，我也会接受的。"

八、倾听与共情

详见第三章《倾听与共情技术》。

九、多做正面行为

人类行为是人类在生活中表现出来的生活态度及具体的生活方式，它是在一定的物质条件下，不同的个人或群体，在社会文化制度、个人价值观念的影响下，在生活中表现出来的基本特征或对内外环境因素刺激所做出的能动反应。而情绪是有机体反映客观事物与主体需要之间关系的态度体验。行为是有机体在各种内外部刺激影响下产生的反应，包括内在的生理和心理变化。行为往往由情绪引发，情绪总是伴随着相应的面部表情和身体姿势，情绪与行为是密不可分的。

有了正确通达的态度，会保证个体采取行动有效地完成要做的事情，从而心境平和愉悦，而积极的心态也必然导致向上的态度并成为行为的动力。通过正确的方法完成重要的事情，无疑会带来良好的心情和积极的态度。反之亦然。从这个三角上任何一个点上加上积极的力量，都会引发良好的连锁反应，达到并保持三者的平衡。人们在生活中经常存在情绪低落的时候，会看什么都不顺眼，做什么都不顺心，有某一件事做得不太好会让自己非常生气，甚至会影响到其他事情的顺利进行，就是因为情绪和行为互相影响，这是毫无疑问的。因此我们可以利用情绪和行为之间的关系，多采取积极正面的行为让自己健康快乐地生活。

通常的正面行为：主动向他人示好，微笑地面对他人，赞美他人，和他人一起分享快乐，对他人的不幸表示同情或感伤，对他人的经历和说的话表现出感动、兴趣或好奇心等。

通常的负面行为：抱怨、批评、叱责、蔑视、嘲笑、冷落他人，向他人瞪眼怒视，教训他人，强迫他人认同你的观点，恐吓、威胁、挑衅他人等。

　　当遇到别人的指责和批评时，我们通常可以采用的正面行为：批评和指责是他人表达需要和请求的方式，尽可能从善意的角度理解对方，表达对对方的倾听和共情。

　　随着医学模式的转变和社会的进步，护士的工作范围逐步拓宽，人们对医疗服务的要求也不断增加。同时相关护理法则的实施，也对护士的行为进行了规范和要求。护士不仅要担负繁重的工作，更有"健康所系，性命相托"的重大责任感，护士所承受的心理压力与生理压力相比越来越明显。心理压力是社会、职业自身和个人因素造成的一种紧张感。虽然说适当的压力可以催人奋发上进，但是，压力过大或者这种紧张感过于持久则会出现焦虑、烦躁不安、抑郁等心理障碍，乃至形成心理疾病。据近期有关调查，护士的心理负担明显加重，身心健康水平低于一般人群，表现为失眠、健忘、操作准确率下降等，助人先自助，因此，护士必须掌握压力应对及情绪管理的办法，才能使自己身心保持健康，更好地为患者服务。而威廉姆斯生活技能既能帮助护士发展人际关系，预防压力，又能帮助护士在压力来临的时候有效应对，摆脱压力束缚，轻松愉快地为患者服务。

第十四章

情绪管理

> 有一天，一条饥饿的蛇爬进了一家木工店寻找食物。当它经过地上的锯子时，身体被锯子割伤了。它愤怒地转过身去，一口咬住锯子。结果锯子丝毫无损，它却把自己的嘴弄伤了。蛇更加愤怒了，红着眼睛，冲上去用力地把锯子缠住。最后它用尽了全身的力气，也没有伤害到锯子，反倒是自己被锯死了。
>
> 这条可怜的蛇是被锯子杀死的吗？

生活中，我们难免遇到不如意的事，有人忧思百结，不断内耗自伤；有人脾气暴躁，因一时冲动酿成惨剧。就像这条蛇一样，它至死也没有明白，杀死它的并不是锯子，而是自己失控的情绪。说到底，人这一生都在为自己的情绪买单。难以掌控自己情绪的人，往往也难以掌控自己的人生。

第一节 认识情绪

一、情绪的定义

情绪形影不离地与我们相伴终生。从新生婴儿起，便有了原始的怕、怒和爱等情绪反应，婴儿会表现为哭、静和四肢舞动等；随着成长，当我们愉悦时会开怀大笑，伤感时会黯然神伤或大哭一场，愤怒时会横眉竖眼，这些"喜怒哀乐"是最具有代表性的情绪，中国有"六情"之说：喜、怒、哀、乐、怨、爱。在西方，达尔文在《物种起源》中对情绪进行了分析，认为人类有悲伤、幸福、愤怒、轻蔑、厌恶、恐惧及惊恐七种普遍情绪。这些情绪都是与生俱来的，无论我们是否喜欢，它都会与我们绑在一起，伴随一生。

情绪，是指个体对客观事物的态度体验及其相应的行为反应，在人们的生活中具有适应、动力、调节、信号、组织与感染等重要功能，它既体现了个体与客观事物的关系，也反映了个体对客观事物的态度和观点。情绪与我们每一个人朝夕相处、日夜为伴，我们应该时刻关注自己的情绪，并深入地了解它。

二、情绪的产生与流动

（一）情绪的产生

脑科学研究表明，情绪的产生源自于大脑边缘系统，人类和其他哺乳动物，以及爬行动物的大脑中都有这个部位，动物本能的情绪与行为由边缘系统产生。由此可见，喜怒哀乐等情绪是动物在受到外界某种刺激时所表现出的一种自我保护的条件反射。另外，对于这些情绪进行统一管理和控制的是位于大脑新皮质的前额叶，这个部位对情绪的本能反应进行理性管理。人类语言的使用和更高级的大脑中枢又影响和支配着比较原始的大脑中枢，当情绪表现得过于激烈，对社会生活产生影响时，人类会通过前额叶来对情绪进行管理。当人类接收到外界的信息或刺激时，大脑边缘系统就会相应地产生情绪，但我们不会立即将各种情绪表现出来，而是先将情绪信息送往前额叶进行客观的分析判断后，再采取最合适的行动。这个从大脑边缘系统到前额叶之间的信息回路便是大脑"情绪管理回路"，要想合理地管理自己的情绪，就必须强化大脑内的这个"情绪管理回路"。

（二）情绪的流动

1."情绪传染"

当我们处在欢快的环境中，会不由自主感到快乐；当我们处在坐立不安、剑拔弩张的环境中，会不知不觉变得易怒；当我们处在悲伤的环境中，也会不自觉变得伤感，以上类似的情况想必大家在日常工作或生活中都有经历。人与人之间的情绪会相互影响，这就是"情绪传染"。在我们的大脑里，有一种叫作镜像神经元的神经细胞，这个神经细胞会让我们的大脑能够像镜子一样反映出其他人的行动和情绪，尤其是愤怒和不安等负面情绪容易"情绪传染"，所以当你感觉愤怒时，有可能是其他人情绪的镜像反射。

2.自我防御

除了"情绪传染"，有时候我们所表现的愤怒，实际上是其他情绪的流动，只是以愤怒的形式所表现出来。想象一下领导给你布置了一个任务，在这过程中他会向你确认工作进展，而你感觉到愤怒："就这么点任务还怕我完不成吗？真的是太不信任我啦！"这真的是愤怒情绪在流动吗？再仔细思考一下，这"愤怒"的背后是不是有其他情绪在流动？领导确认工作进展时，我们是不是怀疑他是在不认可自己而感到"不安"，当感到"不安"时，我们便处于弱势，如果我们不愿意承认这种弱势，则在情绪上就会以"愤怒"的形式表现出来。如果"不安"继续增强，便会变成更强烈的"恐惧"，这时隐藏在"愤怒"背后流动的就是渴望从"不安"和"恐惧"中逃离的防御反应。除此之外，"愤怒"背后还会流动着"自卑感"和"嫉妒"，这是职场中常见的情况，当你的领导总表扬一个处处比你优秀的同事时，你可能会愤愤不平地认为领导偏心，这种情况下的"愤怒"，只是为了掩饰对同事的"嫉妒"和自己的"自卑感"而表现出来的一种防御反应，因为自卑感和嫉妒属于任何人都不愿承认的负面情绪，当产生"自卑感"和"嫉妒"的情绪流动时，我们会自动将其变换为"愤怒"，通过对他人发动攻击来转移对"自卑感"和"嫉妒"的注意力。

3.疲惫状态下的情绪流动

请回忆一下，当你睡眠不足或身体非常疲惫时，平常不值一提的小事是不是也会引起你的注意而爆发负面情绪，可能还会因此认为自己的性格或是人际关系有问题，这是因为疲劳的状态很容易让负面情绪流动。睡眠与自律神经之间有着非常紧密的联系，如果因睡眠不足导致自律神经失调，情绪便会变得不稳定。美国的社会心理学家罗伊包迈斯特博士发现意志力与肌肉一样，会随着不断地使用而积累疲劳，最后筋疲力尽。只有通过休息和睡眠，在消除疲劳的同时才能恢复意志力。所以，调整好身体的状态是情绪管理的前提。

4.认知偏差与情绪流动

生活中，不同的人遇到同样的事情，做出的反应各不相同。比如你的上司总爱给你布置一些有难度的工作，如果你对他足够信任，也有足够的自我认同感，你会认为上司很器重你而愉快地接受任务；如果你对上司有偏见，同时自我认同感也比较低的话，便会认为他总在刁难你而产生一些负面情绪。人在面对不同的状况和事情时，会根据自己特有的想法来进行认知，这是由思考的偏差造成的，因为有了这些偏差便给了负面情绪流动的空间，如果能够消除先入为主的观念和偏见，正确地接收信息，就切断了负面情绪流动的空间。

5.个人价值观与情绪流动

我们每一个人都有自己的价值基准和思维习惯，在这些价值基准和思维习惯中最被个人坚持和遵守的被称为"价值观"，在绝大多数情况下，因为个人的"价值观"，让我们戴着有色眼镜以自己的主观和偏见来看待这个世界，如果发现有人做出违背自己价值观的行为，就会产生排斥心理、感到愤怒、甚至做出攻击性行为。个人的价值观也可以看作是一种思维偏差，越是认真坚守这种思维偏差的人，负面情绪越容易有流动的空间。下面的表14-1是个人价值观检查表，可通过填写这份检查表来把握自己的个人价值观，发现负面情绪的引爆点。

表 14-1　个人价值观检查表

序号	检查内容
1	这个世界上最重要的是
2	人际关系中最重要的是
3	生命中最重要的是
4	绝对不能做的事情是
5	最丢人的事情是
6	家人是

续表 14-1

序号	检查内容
7	结婚是
8	工作中最重要的是
9	工作中绝对不能做的事情是
10	人生中有价值的是
11	最不能容忍的人是
12	最开心的事情是
13	最难过的事情是

全部填写完后，再阅读一遍这个检查表，"人际关系中最重要的是……""绝对不能做的事情是……""感觉最丢人的事情是……"通过这些内容去发现自己的信条和思考方式。

三、情绪的分类

（一）基本情绪与复合情绪

情绪，是对一系列主观认知经验的统称，是人对客观事物的态度体验和行为反应。从生物进化的角度，可把情绪分为基本情绪和复合情绪。

1. 基本情绪

情绪由评价、兴趣和表情构成。评价把事物判定为"好的"和"坏的"；兴趣是对事物进行评价的根据和标准；表情把愉快或不愉快的情绪表达出来。情绪首先分为愉快和不愉快两种，也就是我们平时说的积极情绪和消极情绪。在此基础上，人们根据自己的能力和对自己能力的主观评价进一步把评价为"好的"事物分为"能得到的"和"得不到的"；把"不好的"事物分为"可以排除的"和"排除不了的"。能得到的好的事物令人快乐，得不到的好的事物令人悲哀，可以排除的不好的事物引起愤怒，排除不了的不好的事物引起恐惧。这就是心理学家常说的4种基本情绪：喜、怒、哀、惧。

2. 复合情绪

复合情绪则是由基本情绪的不同组合派生出来的，如焦虑，包含着恐惧、内疚、痛苦、愤怒四种情绪的组合。有些复合情绪可以命名，有些则难以命名。伊扎德用因素分析的方法得出人的基本情绪，有兴趣、惊奇、厌恶等11种，并由此产生3类复合情绪：基本情绪的混合（如兴趣-愉快、恐惧-害羞等）；基本情绪和内驱力的结合（如性趋力-兴趣-享乐等）；基本情绪和认知的结合（如活力-兴趣-愤怒）。

(二)情绪的反应模式

情绪的反应模式依据情绪发生的强度、紧张的程度以及持续的时间,可以分为心境、激情和应激反应3种模式。

1. 心境

受个人的思维方式、方法、理想以及人生观、价值观和世界观影响,是一种平静、微弱、持续时间很长的情绪状态。

2. 激情

迅速而短暂、强有力的情绪活动,比如勃然大怒、大惊失色、欣喜若狂。通常,激情的发生由生活中的某些突发事件引起,这些事件使人们在短时间内失去控制。

3. 应激反应

出乎意料的紧急情况所引起的急速而又高度紧张的情绪状态。人们在生活中遇到突发事件时需要及时而迅速地做出反应和决定,应对这种紧急情况所产生的情绪体验就是应激反应。加拿大生理学家塞里的研究表明,长期处于应激状态会使人体内部的生化防御系统发生紊乱和瓦解,随之身体的抵抗力也会下降,甚至会失去免疫能力,由此就更容易患病。所以,我们不能长期处于高度紧张的应激反应中。

四、情绪的力量

人类作为一种拥有感情的高级灵长类动物,进行每一项活动时都会产生各类情绪,情绪是人类天性的重要组成部分,决定着我们的生活质量。科学研究证明,情绪能通过大脑而影响心理活动和生理活动,从而影响我们的健康。积极的情绪保持人体内外环境的平衡与协调,长时间的消极情绪则干扰心理活动的稳定,导致我们的免疫功能下降。

1. 积极情绪的力量

《积极情绪的力量》里有这么一段富有诗意的比喻:每一个人都像一朵花,只不过大部分人都呈花苞的状态,花瓣紧紧地闭合着,让你感觉到束缚和压抑,而你的视野因此而受到限制,只能透过缝隙艰难地窥见这个世界。当有一天,阳光照耀你时,你感觉到束缚你的那些厚厚的花瓣开始变得柔软和舒展,瞬间你开始绽放,在蓝天白云下舒展,这时你的视野变得开阔,胸襟变得宽广,无数的可能性和幸福也向你涌现。

让我们生机勃勃的积极情绪包括喜悦、希望、自豪、感激、宁静、兴趣、逗趣、激励和爱等,这些积极情绪就像我们生活中五彩缤纷的色彩,让我们的生活变得多姿多彩。喜悦使我们在充满安全感、处于顺境之中出乎意料的顺利;希望让我们在泥泞艰难的沼泽之中有勇气和动力发掘内心深处的能量;自豪会带给我们一种想与人分享的冲动,让我们有继续前行的无限动力;感激会让我们想起那些人、事、物时,就像珍贵的礼物激起我们内心波澜从而产生回报的冲动;宁静是低调、绵长、夕阳余晖式的情绪;兴趣是一种探索的好奇和兴奋,让我们感到蕴藏着无限生机;逗趣能让我们的生活增添一抹亮色,充满乐趣和生机;激励有一个邪恶的孪生兄弟"嫉妒",当我们内心处于开放时,会促进自身成长,但当我们内心处于封闭时，它可能会让我们气馁、恐惧、怨恨等；敬佩是激励的升华，会让我们谦卑；爱是最为复杂的情绪，是融合了以上种种情绪，也是最常体验的积极情绪。

积极情绪使人的大脑处于最佳活动状态，能充分发挥潜能，提高活动效率。保持积极的情绪会让人精力充沛，食欲旺盛，睡眠安稳，充满生机与活力，对疾病的抵抗能力也大大增强。总而言之，积极情绪是身心活动和谐的象征，是心理健康的标志。

2. 负面情绪的力量

我国早在两千多年前，古人就有"怒伤肝""忧伤肺""思伤脾""恐伤肾"等说法。负面情绪是引发身心疾病的重要原因，一旦产生负面情绪，心理活动失去平衡，同时也导致生理方面一系列变化，比如肌肉绷紧、呼吸急促、发抖、心率加快、冒汗、哭泣等。人笼罩在负面情绪下，意识也会变得狭窄，理解力和判断力都会降低，甚至会失去理智和自制力，从而导致人际关系失调、目标混乱、免疫力下降等。美国的自我管理专家杰克迪希·帕瑞克总结出了一些负面情绪可能引发的疾病：愤怒和怨恨可能与皮疹、脓肿、过敏、心脏病、关节炎的发生有关；困惑、沮丧、气恼等情绪可能与感冒、肺炎、呼吸道不畅、眼鼻喉不适、哮喘的发作有关；焦虑、烦躁的情绪可能容易引发高血压、偏头痛、溃疡、听力障碍、近视、心脏病等疾病；愤世嫉俗、悲观、厌恶、恐惧、愧疚等情绪可能容易引起低血压、贫血、肾病、癌症等。

负面情绪给我们带来如此多的伤害，那我们是不是只能有积极情绪，拒绝所有负面情绪呢？生活中总有不尽如人意时，塞翁失马焉知非福，我们不仅要关注到负面情绪的消极面，也应看到负面情绪的积极面。就比如愤怒，每个人一出生便伴随着"战斗与逃跑"的机制，在这个机制下，我们大脑收到警报，发现自己处于某种迫在眉睫的危险情况时，会启动身体逃跑或进入战斗，这种机制帮助人类存活了数百万年。愤怒的积极面在于：其一，是一种激发活力的情绪，它会给我们一种充满活力的震撼，只要疏导得当，能帮助我们采取行动；其二，愤怒让我们意识到自己遇到了违规行为，当我们愤怒时，说明我们的需求在关系中没有得到满足，或是我们被要求太多，或是在情感上受到了伤害，会给我们提示不要与这人过多纠缠；其三，适当地表达愤怒会给我们能量表达自己的意愿和需求，让对方知道他们越界了，要求他人做出改变；其四，负面情绪反应行为并非本能，而是可以学习到的，所以我们总能学到新的方式来应对负面情绪，帮助我们修复破损关系，并阻止一些负面情绪的重复性无效行为。负面情绪有积极作用，同理，积极情绪也会有消极作用，范进中举就是一个典型的例子。

第二节　情绪管理技能

容易被情绪左右的人与能够管理好自己情绪的人，在生活、学习、工作中的表现以及取得的成果是大相径庭的。一个人无论能力多么强、经验多么丰富，如果受到负面情绪的影响，就无法充分发挥出自己的能力。美国一项研究表明，针对大学生的成绩与三十多种性格特征之间的关系进行分析，结果发现与学生成绩相关的性格特征有"自我管理能力"，这证明与聪明的头脑和出色的工作能力相比，拥有情绪管理能力的人，更容易取得成功。

一、感知情绪

知觉与评估情绪的能力是衡量一个人情商高低的基本要素。通常来说，低情商者容易导致情绪失控，而高情商者对自身的情绪能够做出理智的分析，解决问题的能力更强。在"交互性认知亚系统"理论中的正念体验/存在状态可以更好地直接感知当下的情绪、感觉和想法，并深入探索，同时对当下的主观体验采取非评价的觉知态度。那么，要想将心理状态调整为正念体验/存在状态，需要我们平时进行训练。

1. 观察、描述和参与

观察是最直接的情绪体验和感觉，比如，我们在愤怒时，集中注意力关注愤怒在身体上所表现出来的感觉，仅仅单纯去关注这种体验，不带任何描述或归类，注意内心情绪变化的出现与消失，不要试图回应；描述是用语言把愤怒的感觉直接写出来，如"我感到紧张、胸闷、冲动"，通过将自己所观察到或者体验到的东西，不带任何情绪和思想色彩地用文字或语言形式表达出来，做到真实、客观；参与是对当前愤怒的感受和事情不予回避，全身心投入并体验自己的情绪。

2. 以非评判态度、一心一意、有效地去做

可与观察、描述、参与技能同时使用。以非评判态度去做，对于正在发生的一切、实际存在的事物都不需要进行评价。当我们愤怒的时候，对于愤怒应当去接受而不需要去评判，应避免"最好是""应该""必须"等带有评判色彩或命令的语气；一心一意去做，是指集中精力去关注想法，担忧、焦虑等情绪。我们产生焦虑情绪的原因之一就有不能把握现在和关注此时此刻。每天抽出 30 分钟时间全神贯注、在固定的地点去担忧自己平时担忧的事，30 分钟之后，停止担忧并警告自己"我每天有固定的时间担忧，现在不必再去担忧"，有效地去做就是以有效原则衡量自己的情绪，让事情向好的方向发展，避免感情用事，防止因为情绪失控而说出不负责任的话、做出不恰当的事。

3. 了解自身情绪模式

每当出现外界刺激时，就会出现某些情绪反应，进而产生行为后果，这种模式被称为情绪模式，它是指在外界持续刺激的影响下，逐渐形成的固定的连锁情绪反应路径与行为结果，即面对相同事物时产生相同的情绪、思维和行动的模式。例如，每当医院里有操作技能竞赛，我就会认为自己的能力不行，即使我再努力训练也无法在竞赛中取得好成绩，因此心情就会很低落，结果就是逃避一切竞赛。这种模式一旦形成就很难改变，它会强制启动应激行为作为对情绪的反应，阻碍了大脑的理智思考，这就是情商理论中的"情绪绑架"。要摆脱"情绪绑架"，最关键在于识别自身的情绪模式，可以根据以下四个步骤行动。①记录情绪变化。及时准确记录变化的原因及变化引发的影响，进行自我情绪反省。②观察情绪变化。充分利用自己记录的情绪变化记录表，观察情绪变化的诱因和情绪反应的行为，如果造成的结果是积极的，就努力保持；如果造成的影响是消极的，要及时消除不良情绪的滋长。③请他人观察。情绪模式因为已经固化在我们的大脑和神经系统中，往往难

以自我察觉，需要求助于自己身边亲近或了解你的人来捕捉自己的情绪变化，请他们在日常沟通中对你的面部表情、肢体语言等流露出的潜意识留心观察，从而帮助你追踪到自己情绪变化的诱因和由此导致的行为结果，进而让你了解自己内心真实的想法。④测试自身情绪。借助科学的手段准确地了解你情绪模式的病症所在，选择专业的情绪测试工具或专家咨询来发现自己的情绪模式。通过以上四个步骤来发现自己的情绪模式并将其一一列出，每天坚持这样一个循序渐进、由浅入深的过程，在平常生活中逐项加以克服，最后达到摆脱"情绪绑架"的目的。

4.把握情绪活动的规律

人的情绪有自己看不到的"盲点"，通过了解自己的情绪盲点，把握自身的情绪活动规律，才能更有效地调控自己的情绪。情绪盲点出现的根源是能否把握自己的情绪规律。每个人都有情绪活动周期，但不尽相同。科学研究证明，人情绪活动的周期大概为28天。在此期间，人的情绪先由高到低，再由低到高，就这样在人的一生中循环往复，永不间断。我们不会永远处在情绪高潮期，也不会一直处于情绪低潮期，在情绪低落时告诉自己会慢慢好起来的。影响我们情绪的可能有我们所吃的食物、自身健康水平和精力状况，以及一天中的不同时段和一年中的不同季节，我们不能只重视外在的变化对自身情绪的影响，而忽视了自身的"生物节奏"。尊重自己的情绪周期规律来安排好自己的学习和生活。

二、承认和接受情绪

每个人的情绪都有兴奋期和低迷期，管理情绪就应该先去接受和觉察它，只有先接受和觉察情绪，掌握情绪变化的规律，才能真正地顺应内心、帮助内心回归平和。对待情绪的基本态度就是承认和接受。首先我们要承认自己情感的存在，允许自己去体验情感，允许自己出现各种情绪并恰当表达它们。

1.正视情绪

情绪不可能因为你的否定而消失，一味地否定只会带来更坏的影响。我们每个人都有发泄情绪的权利，承认情绪才敢发泄情绪，盲目压抑情绪是不利于身心发展的。

2."寻根溯源"认识情绪

当下有情绪时，进行溯源，去联想更多的情绪状态，回味自己的各种情绪经历，并设想如果当时不是这种情绪又该会是一种怎样的情形，就这样在情绪反刍中让自己变得心平气和。

三、分析情绪

对人对己，情绪归因各不同。进行情绪分析、评估的前提和基础是掌握正确的情绪分析法并加以运用。充分运用合理的情境归因法去分析他人的情绪，运用合理的个人归因法来分析自己的情绪。在具体分析的过程中将两者结合起来。

1. 运用合理的情境归因法分析他人的情绪

鲍叔牙和管仲是好朋友，在做生意的时候，管仲出的资金少，而最后拿的分红多，鲍叔牙解释这是由于管仲家比较困难，更需要钱；管仲在战场上逃离，鲍叔牙解释这是因为他家有八十岁老母亲需要照顾，不得不忍辱回家尽孝道。后来，管仲在鲍叔牙的举荐下成为一代名相，两个人的友谊也成为千古流传的友情佳话。这正是由于鲍叔牙运用了合理的情境归因法，从管仲的角度去考虑，才既没有误失人才，又巩固了友谊。这是情境归因法的经典例子。我们在生活中在分析他人的情绪时，往往会带着偏见，忽视情境的作用，高估了人格特质的影响，也会通常把情绪和行为的原因归结为外界环境的影响，虽然说不无道理，但我们更应该站在他人的立场上，对他人为什么会产生如此的情绪或行为做出合理的情境归因，这就需要我们常怀一颗体谅的心态对他人表现出宽容大度和理解，让双方都心存感激，以利于我们良好人际关系的形成和巩固。

2. 运用合理的个人归因法分析自身的情绪

我们在日常生活和工作中挫折无处不在，总会经历各种各样的难题，巴顿将军说过，衡量一个人成功的标志，不是看他登到顶峰的高度，而是看他跌到低谷的反弹力。而跌到低谷的反弹力是否够强，关键在于当挫折发生时，如何去分析挫折产生的原因，也就是归因。优秀的人，当挫折发生时，会从自己身上找原因，情绪问题的根源所在是自身，无论遇到何种情况，都应先从自己身上寻找原因，抱怨和推脱没有任何意义。但对自己的情绪进行分析时，不能将行为和情绪的原因看作是自己的意图、态度、性格、能力和努力程度相关的问题，这些是有偏见的个人归因，会导致对自我的否定。我们应当运用灵活的原则去对待，多从内在的稳定因素归因，比如努力程度是否足够、自己的方式方法是否恰当、自己的团队配合是否足够等，知道自己错了而且错在哪里，知道自己做对了而且对在哪里，哪些行之有效的方法是可以复制的，从而去克服个人归因偏差，以提高自己的信心。内因和外因是相互关联、相辅相成的两个因素，在情绪分析过程中，要客观、实事求是，并将情境的外因和个人的内因结合起来综合运用。如何正确归因，可从以下几个方面来做：其一，养成自我批判的习惯，学会向内看问题。自我批判是指一种内心对话，顺境时问自己是否还能做得更好，逆境时自我剖析为什么会这样。其二，发现问题要用"剥洋葱"的方法去分析问题。首先，了解现阶段所遇到的问题卡点，并找到原因所在，包括清晰问题、澄清问题和明确原因要点三步；其次，开始分析调查，在查找完原因要点之后，就这个原因深入调查，了解清楚背后所发生的不为人知的情况，并做更加深入的分析调查，比如针对问题中的矛盾点明确哪些是主要矛盾，哪些是次要矛盾，针对当时为什么没有发现问题做了解，是由于人的疏忽还是其他原因等；再次，纠正问题，在对问题的原因做出分析后，就开始采取明确的措施来纠正问题，最后，进行预防，通过"差错防止"过程进行预防，通过采取明确的措施来确保问题不会再发生，铭记吸取到的教训。其三，是有一个正确面对问题的心态，而不是为了说答案去盲目敷衍，比如我们在工作中和患者家属出现了一些意见分歧，你觉得这个家属无理取闹、无法沟通，或是你认为自己的同事没有按规定做到同质化管理而导致自己按规定做却遭遇家属质疑等，看起来此次事件一方面是外部环境造成的，另一方面是患者家属造成的，但从本质来看，真正的原因是什么呢？你是否了解到患者家属的真正需求是什么，自己与这位家属沟通是否有偏差，在这个事件过程中是否有了对问题的清晰意识等。学会正确归因是拉开人与人差距的前提，优秀的人往往会归因于自身，并且每一次的归因都能不断地提升自己。

3. 运用"内观疗法"进行自我情绪分析

内观又称内省，是观察自我、纠正自我的一种方式，以此改善自己的人格特征，纠正人际交往中的不良态度和行为，促进自身的发展和人际和谐。"内观疗法"通过要求自己以身边的重要他人(如父母、配偶、子女、祖辈等)为对象，围绕"他人为我做过什么""我为他人做过什么""我给他人添的麻烦"三个主题，对自己成长过程的各阶段进行系统、反复地回忆，通过回忆"他人为我做过什么"，从而感受到来自他人的爱、尊重和温暖，产生一系列正面情绪，比如满足感、幸福感。通过回忆"我为他人做过什么""我给他人添的麻烦"，从而意识到自己对他人付出和回报的不足，并且给他人带来的麻烦做出深刻反省，产生一系列负面情感，比如内疚感、羞愧感，这两类情感相互融合，共同推动自己修正固有的、以自我为中心的认知，使自己重新站在他人的立场上思考问题，以改善人际关系，并且带来一系列的心理和行为方面的改变。依具体的方法不同，主要分为集体内观和分散内观两大类。①集体内观。多人在一间安静的屋子里同时进行，个人选择自己最舒服的姿势，进行系统的回顾和反省，除了吃饭、睡觉之外，不可以随意走动、谈笑、看书。②分散内观。与集体内观的方法相似，以最近的事为主，在日常生活中便可以进行，比集体内观反省的时间短，具体为每周一到两次或每日一次，每次一到两个小时，相对比较容易实施。

4. 将换位思考运用在情绪分析中

一个人请一位盲人朋友吃饭，吃到很晚，盲人说很晚了得回家了，主人便给他点了一盏灯笼，盲人朋友很生气地说："我本来就看不见，你还给我一个灯笼，这不是在嘲笑我吗?"主人说："正是因为我在乎你才给你点个灯笼的，你看不见，但别人看得见，这样你点着灯笼走在黑夜里就不怕别人撞到你了。"盲人朋友听完主人的话瞬间从气愤变成了深深的感动。二人理解不同，结果便不一样，当在我们的想法中运用了换位思考，就获得了感恩和理解。在现实生活中，面对矛盾和问题时，很多人认为将责任推卸给别人是解决问题最简便的一种方式。其实，我们在遇到问题时，如果设身处地站在别人的立场上去思考，便能够深切地感受到对方的情绪状态，做到对他人的理解、关心和支持，从而创造良好的人际关系。

5. 运用辩证法策略分析情绪

美国总统罗斯福是一个残疾人，有一次家中遭遇小偷，朋友安慰他，他说其实财物丢失后心中很平静，原因在于：其一，窃贼只偷去他的东西，并没有伤害他的生命；其二，窃贼只偷走部分财物，所幸并非他所有财产；其三，还好是别人来偷他的东西，而不是他做贼去行窃。一件令人恼怒的事情，却因为他乐观的态度，也没能阻挡他继续追寻快乐的脚步。由此可见，情绪好坏与否，关键在于我们用什么样的思维方式和心态去看待一件事情。当我们关注好的一面时，会感到欢欣鼓舞；当我们面对坏的一面时则会沮丧失望。如果我们学会对所经历的情绪和事情运用辩证法的策略去评价，有利于促进形成良好的心态。老子说"祸兮福之所倚，福兮祸之所伏"，万事万物间存在相互转化的规律，在情绪评析和调控的过程中，应注意保持各方面在动态中的均衡，在身处顺境时提醒自己冷静理智，保持危机意识；在身处逆境时，要积极乐观，看到光明所在，由此实现自己情绪的平静顺畅。我们在评价一个人时，不应只盯着他的缺点，还应看到对方的优点，尤其是当我们的情绪指向极端时，更应当辩证地看待。在情绪评价的时候，我们要将注意力放在积极和消极两个方面，并且多关注积极面，用"非此即彼"与"亦此亦彼"相结合的辩证思维去思考，这将有助于保持自我心理上的平衡。

四、调控情绪

（一）调控情绪的原则

管理情绪就是让自己平静下来，用冷静的头脑评估态势，从而采取合乎情理的行动，包括以下四个原则。

1. 良好沟通

言行一致的沟通是有效的和有建设性的。我们在有效表达自己的同时还需要在对话中认真倾听对方，因为作为听众很容易跳过一个人的感受，便开始给建议、分享事实或努力将问题最小化，而并没有真正倾听对方在说什么。但是，如果你拒绝倾听对方的感受，就是在告诉对方"你的感受不对，你没有权利那样想"。如果在谈话中出现了语言攻击他人，对方定会为自己辩护和反击，那么讨论就会升级到与真实感受和需要完全不相关的争论中，这时候进一步谈话也解决不了问题。但当对方的感受和需要在良好的沟通中被我们听到，就是解决问题的关键被打通了。

2. 照顾自己

照顾自己就是在增进自己的幸福感。我们自己的幸福与别人的幸福同等重要，所以需要对别人的要求设置一些限制，我们用不着一整天都取悦他人。如果我们不能先照料好自己，怎么能真正照料好别人呢？除此之外，我们可以成为自我照顾的榜样。照顾自己，第一，要照顾好自己的身体。不能一心只顾奔忙，忘了认真吃饭、按时休息。学会了保重自己的身体才更有能力照顾别人。第二，要照顾好自己的心情。有的人哪怕事事顺遂也会整天抱怨和不满，而有的人即使身处泥沼地，也有仰望星空的快乐和满足。快乐不是一种状态，而是一种心情。即使生活中有诸多不顺，也要照顾好自己的心情，不用黯淡的眼光看待周遭的事物，生活中值得高兴的事情还是很多，不要总把目光盯在那些让自己不愉快的事情上，收拾心情，挺直腰板，受挫仅仅是糟糕的一时或一天而已，又不会糟糕一辈子，多一份淡然和坚强。第三，照顾好自己的人生。人生本是一场与生活的较量，善待自己的生活，便能照顾好自己的人生。每一天都告诉自己，努力让自己的生活更有意义，将自己的目光望得更远、更高，做好自己，不过于在意别人的目光，善待自己，不再迁就他人委屈自己，不辜负自己。为了自己的身体，努力保持健康，为了自己的心情，别再庸人自扰，为了自己的人生，活出真实自我。

3. 培育宽仁之心

用一颗宽仁之心接纳、原谅他人的不良行为，不等于忘记或者赦免了这种行为。忘记意味着将伤害与坏情绪严密封锁起来，但原谅需要一种能力，它是一种强大的立场，可以放下自己关于一个人或者一件事的痛苦感受，从而继续自己的生活。原谅他人的恶劣行为给你造成的痛苦而选择放下，是给他人机会，一个让他们为自己负责的机会。我们有一颗宽仁之心，当别人伤害我们或者让我们失望的时候，我们已经拥有了放下过去享受当下的能力，便不会去选择抨击他人，而是会更多地了解这个世界，发现新的、成长的机会。

4. 保持积极的心态

我们如何对待别人，别人就会如何对待我们，同样，我们如何对待生活，生活就会如何对待我们。我们对待生活的心态影响着我们人生命运，保持积极的心态，面对工作、问题、困难、挫折、挑战和责任时，会从正面去想，从可能成功的一面去想，积极采取行动，努力解决问题，去战胜失败和挫折，带我们走出失意的阴霾，让我们的生活充满阳光。保持积极的心态，第一，要有为实现人生价值而奋斗的理想，根据社会的实际需要和自己的个性特点，选准自己的人生奋斗目标并坚定不移地为实现自己的理想而奋斗；第二，要创造一个积极的生活环境，与积极的人交朋友，远离让你消极、丧气的人，多花时间读一些积极的、有建设性的文章和书籍等，让支持你的信息进入大脑；第三，要保持乐观、积极向上的人生态度，人的一生不可能事事顺利，总是会遇到困难和挫折，学会从挫折中总结经验教训，在挫败中奋起，以海纳百川之胸怀、壁立千仞之刚毅对待工作和生活，凡事多往美好的方面去想；第四，不用让理想化的高标准制约自己，也就是说不要完美主义，不给自己设定不可能达到的标准，学会选择、懂得放弃很重要，放弃自己不想做的事，选择自己喜欢并擅长做的事，找到适合自己的人生坐标，保持积极心态，充分发挥自己的能力，从而到达成功的彼岸。

（二）调控情绪的方法

情绪治疗方法有助于管理负面情绪，针对情绪相关的行为做出有效的积极改变，避免负面情绪的种子发展为全面爆发的事件。

1. 挖掘消极想法中的积极意义

每个人都会有我们喜欢或不喜欢的情绪，我们也很容易对情绪的感受进行评判，比如对于那些让我们不愉快的、不喜欢的情绪，我们就称之为负面情绪。每一种情绪都是一种语言，它们都是带着信息来与我们沟通的。"负面情绪"是送信人，每一封信来自我们的内心，如果我们好好地收下这个信息，理解并应对好这封信，送信人就会离开，相反，如果我们一直关门不接待这个送信人，它就会一次次不请自来，直到我们接收信件。越大的情绪，包含着越大、越重要的信息，如果我们不接受、不解读，它就会反复出现提醒我们，因为这封信里，包含着我们内心的重要需求。负面情绪是一种具有高能量的激情，也可以说是情绪资源，当我们正确认识它们并有效引导和利用，便会转化为正面情绪，而带来强大的积极效果。每个人都会遇到沮丧的事情，对待负面情绪最有效的方法就是从失意中挖掘快乐，"祸兮福之所倚，福兮祸之所伏"，面对困境，从深层次挖掘事件的积极意义是最有效、最明智的方法，当我们找出负面情绪的价值，就会发现绝望中也有希望的身影、苦涩中也有甘甜的滋味。表14-2列举了几个从消极想法中挖掘积极意义的场景。

表14-2　挖掘消极想法中的积极意义举例

消极想法	挖掘积极意义
这次比赛选手都很强，我几乎连入围的机会都没有	这次比赛有很多强劲的竞争对手，（通过这次比赛又可以让自己长进不少）但我有信心，因为……
这位患者很多无理要求，我真受不了	这位患者提出了很多要求，我相信自己能应对，因为……
这次考试时间太紧迫，我肯定通不过	这次考试时间很紧迫，但我有可能会通过，因为……
领导给我交代的任务难度太大，我不可能完成任务	领导给我交代的任务难度很大，但我可以完成，因为……

当我们运用积极方法对各种心理困境进行相应的心理暗示时，原有的负面情绪就会大大减弱，希望之光就会若隐若现。

2. 意念法

意念法可帮助我们将注意力完全集中在一件事上，在一瞬间让你的身心充满意识，将你唤回现实，以减少情绪反应。具体方法如下：①专注自己的呼吸。将注意力跟随每次呼吸，感受空气进入鼻孔、通过气管、进入肺部。追随着呼吸，再感受废气从鼻孔或嘴巴呼出来，尽量均匀自然地呼吸。②留意进入脑海的任何想法。不要判断自己的想法，不要尝试对它们做任何事，只是让它们经过，好像它们是飘过天空的云。③留意你的任何感觉。无论感觉如何，都不要下判断或试图改变，只需要观察，让感觉自由来去。可以从头部或脚部或其他地方开始注意，只注意你体内正在发生的感觉，你感觉痛苦还是紧张？麻木还是刺痛？冷、热还是舒服？④注意周围环境。你听到了什么？你能听到的最远声音是什么？你在房间里听到了什么声音？你注意到了体内的什么声音？你能听到呼吸进入身体、离开身体吗？你能听到心脏跳动吗？⑤再次关注呼吸，结束练习。自始至终，追随每一次吸气和呼气。舒适自然地呼吸几次，轻轻地将注意力带回房间。意念法练习无所谓对错，只要练习就行，可以选择在任何地方练习，可以坐着、站着、躺着或是走路，最重要的是练习时你的感觉是舒服的。

3. 倾听你的身体交感神经系统

陷入某种情绪（比如愤怒）时，人们很难进行清晰思考、做出理性判断。可以先让身体的生理反应冷静下来，再采取不同的更有成效的行动来回应情绪。倾听自己的身体并尊重它所告诉你的，至关重要。①暂停。为自己提供一个时刻和一些空间，当觉得自己的情绪要失控时，让自己冷静下来整理想法，对负面情绪做出合理的回应，帮你平息情绪。当我们与他人的争吵正在升级时，需要我们简单明了地告诉对方：现在我的情绪已经快控制不住，我需要几分钟冷静下来，当我们都不那么生气的时候，再回过头来看看。接着给自己找一个安全的空间，花至少半小时的时间，让自己冷静下来，这样不让事情进一步恶化。②TIPP技巧。该方法来自辩证行为疗法，其中T表示"降低体温"，用冷的东西让自己迅速冷静下来，当感觉到自己有强烈情绪时，试着用冷水洗脸，或者用冰袋放在眼睛上至少30秒，以减慢心率和呼吸，让身体保存能量和氧气。I表示"剧烈运动"，身体通过剧烈运动，可以释放出体内积聚的能量。这种做法会释放出内啡肽———一种缓解疼痛的激素。跑步、快走、开合跳或仰卧起坐等，都可以帮助缓解坏情绪引起的激动。P表示"有节奏地呼吸"，控制性地进行深呼吸，即呼气时间比吸气时间长，呼吸之间短暂屏息。有节奏地呼吸能减慢呼吸和心率，让人放松下来。P表示"成对的肌肉放松"与有节奏的呼吸相结合，绷紧又放松身体的各种肌肉群，进一步刺激副交感神经系统。吸气时，慢慢地深度拉紧体内的每个肌肉或肌肉群，悠长缓慢地呼气时，放松肌肉。注意身体在绷紧又放松肌肉之前、期间和之后的感觉。

4. 接受与实现疗法（"ACT"疗法）

主张在面对负面情绪与心理困境时不再强调回避和遗忘，而是去拥抱痛苦，树立"幸福不是人生常态"的信念，在接受现实的基础上实现自己的价值观。"ACT"疗法认为，不能盲目地跟负面情绪做斗争，也不需要回避痛苦，痛苦就是生活的一部分，我们应该把精力集中在确立自己的价值观并努力去实现它的过程中。具体实施如下。

（1）接受消极心理：我们往往在赶走痛苦时会适得其反，就好比我们越告诫自己忘记某个片段反而印象越深刻，不合理的自我暗示是对自己的一种折磨。人生不尽如人意，总不可避免地存在消极的想法，与其浪费时间与根本不能战胜的消极想法斗争，不如用这些精力去追求自己的人生价值。当我们愿意接受自己消极想法的时候，就会发现自己更容易看清生命的方向。所以，我们要做的不是总是去挑战种种消极心理，而是试图去削弱这些消极心理的力量。

（2）积极规划人生的意义："ACT"疗法最为重要的步骤与核心内容就是找到个人生存的价值、提升生命质量的途径。有很多人每天忙碌不堪，总是在这奔波中迷失了自己的方向。"ACT"疗法的专家认为针对这个问题，可以通过发掘人们内心的渴望去帮助迷失的人们找回自信。具体的办法就是让他们为自己写墓志铭，让他们对自己进行客观的评价。这种评价中往往还夹杂着对自己的期望和对人生的规划，意识到人生中有什么事情是必须要完成的，最终认识到自己所追求的事物的价值。

5. 合理变通

我们所处的世界是一个变通的世界，每时每刻都在发生变化，这就要求我们抛弃一成不变的认识习惯，学会运用非绝对的、非僵化的、变通的思维来认识与应对这个世界。这种思维方式是一种重要的心理调适方法，被称为"合理变通"。它主张由个体通过转换对外部信息接收的角度和强度，或重组、升华并予以整合原有心理认知，以达到外部刺激与心理认知互为进退、协调统一的目的。合理变通有以下几种主要方式。

（1）回避法：外部环境与个人行为、心理反应、情绪及思维构成了一个互相影响的系统，通过回避导致心理困境的外部刺激可以减少或避免一些负面情绪。当然就个人因素而言，可以转换注意力，这是简单易行的主观回避法，比如用一项需要全身心投入的活动来实现大脑中兴奋中心的转移。

（2）转换视角法：任何事物都有积极和消极两个方面，而且这两个方面会相互转化。我们要学会转换视角去审视、评价某一客观现实。当我们处在情绪低落时，训练自己主动转换思维，将消极情绪转化为积极情绪，摆脱心理困境。

（3）自慰法：《伊索寓言》中那只没有吃到葡萄只吃到柠檬的聪明狐狸，它说"葡萄是酸的，但柠檬是甜的"，这"酸葡萄心理"就是自慰法，该方法在调节心理平衡方面非常有效。很多时候事情并没有我们想象的那么糟糕，我们可以学习使用"还好我不是……"开头的陈述句来代替"为什么……"的句式来练习进行自我安慰。

（4）补偿法：俗话说"不撞南墙不回头"，当我们的目标走不下去的时候，不是一蹶不振，而是该我们选择转弯的时候。当我们的目标受挫时，我们应该去想办法替换原来的目标，求得长远价值目标的一种心理调适方式，用以减轻、消除心理困扰，这在心理学上称为补偿作用。补偿作用有两种：一种是用一个新的目标来代替原来失败的目标；另一种是通过努力，使自身弱点得到改进。心理补偿是一种使人转败为胜的机制，如果运用得当，将有助于人生境界的拓宽，但也要注意：不可好高骛远，追求不可能实现的补偿目标；不受赌气情绪的驱使。只有积极的心理补偿，才能激励自己达到更高的人生目标。

6. 写出情绪

将自己的心境和情绪写出来能够客观地了解自己，可使自己的情绪对象化，让自己和自己的情绪之间保持一定的距离。把自己想到的情绪、烦恼、在意的事情等全部写出来，然后对其做出客观的分析，就能够让自己变得冷静下来。方法如下。

（1）逻辑分析笔记：将自己在生活中产生的情绪如实地记录，在思考导致这些情绪产生的原因的同时，深入思考解决办法，这就是将情绪变为有待解决的问题的训练。通过将情绪可视化，让自己把握情绪的内在情况，然后利用逻辑思考去找出对情绪问题的解释和解决办法。准备一个笔记本，在左侧页面写上日期和事件，再在下面写出当时的情绪，将情绪写完后，再将引发情绪的原因写在下面，然后再针对这些原因进行更加深入的思考，这样就会发现自己的情绪中还隐藏着各种各样的情绪，最后再写出这样做的目的，对情绪进行深入的思考，通过不断自问自答，让自己的逻辑变得更加缜密和牢固。表14-3是逻辑分析笔记的示范，供大家参考。

表 14-3　逻辑分析笔记

20××年×月×日 今天被一患者家属投诉了，投诉的理由是傲慢无礼、目中无人 （写出日期和发生的事情）	
委屈、气愤、难过 （写出当时的情绪）	在被告知被投诉时向患者家属了解被投诉的原因，平静地从事件的全过程分析，与患者家属诚心沟通，解除误会
我都没和他说话，怎么就被投诉了，真是委屈，受到这个不白之冤，很难过，也非常气愤 （写出产生上述情绪的原因）	向领导汇报，说明事情的原因和自己处理的结果，勇于承担责任 （在右侧页面写出解决方法）
每天辛苦照顾患者换来的却是投诉，真为自己不值而感到愤怒； 家属投诉了我，我肯定要去说明情况，可能还会挨批，因此而感到不安 遭到投诉可能影响我的绩效、年底评优，以及领导对我的印象，这种担心和不安变成了愤怒 （通过重复这样做的目的是什么和为什么这样做，对原因进行更加深入的思考）	

（2）清洁笔记：首先在笔记本的左侧写出自己的情绪，把自己想到的内容全都写出来，即使是包含负面的内容也没有关系，如实记录。将情绪在笔记本上发泄完毕之后，合上笔记本，做深呼吸或喝点饮品让心情平静下来，当心情平静下来之后，再次翻开笔记本，在冷静客观的状态下向之前那个充满愤怒和悲伤等负面情绪的自己提出建议，在提出建议时，这时的你就是自己的情绪顾问或专家，换一种自己喜欢的颜色的笔来给自己写下建议，以此来帮助我们发现自己内在的两个不同侧面，由冷静的自己去安慰感情用事的自己，从而帮助我们提高自己情绪管理的能力。表 14-4 是清洁笔记示范。

表 14-4　清洁笔记示范

自己的情绪	从客观的角度对自己的建议
我管的那一床患者无论我怎么做，他似乎都不满意，每次和他打招呼也不回应，我真是很生气	那一位患者一定有他自己不想为人知的故事，可能这是他一贯以来与人相处的模式，不管他对我态度如何，我用我的真心、我的专业、我的热忱做我该做的，也许他的认可和感动并不在于外在的表现形式
这么重要的事情，我的下属竟然没给我汇报，就擅自做了决定去实行，万一出了事怎么办	这个下属自主性强，也许是件好事，我应该多去看到、认可他的优点，给他机会充分发挥自己的长处 我之所以生气是因为自己作为他的上级遭到了无视，也担心事情搞砸了而不安，出于自尊心和不安全感让我产生了愤怒

7. 提高情绪管理能力的技巧

（1）保持微笑：情绪的变化引起表情的变化，同样，表情变化也会引发情绪变化。通过镜子反省自己，让自己尽量保持微笑，只要脸上带着笑容，心情自然就会变得舒畅，态度也会更加积极。如果平常总习惯板着脸，现在可尝试嘴角上扬，露出一个微笑，是不是感觉心情随之也快乐了起来？露出微笑这个小小的动作能让我们的情绪变得更轻松、舒畅。

（2）利用身体的行动改变心情：除了表情、身体的行动也会改变心情。我们感到开心和快乐的时候，身体就会自然地行动起来，身体的行动与情绪之间是有着密切联系的。每天因为繁忙而疲于奔命的人，请给自己时间试着放慢自己的动作，下意识地放慢脚步，就能看到前所未见的景色，发现那些匆忙经过时不曾发现的美好。相反，如果是觉得意志消沉时，我们要试着加快走路的步伐，伸展四肢或做一些快节奏、高强度的运动，或跳起来大喊鼓励自己的话，这一些行动都有助于振奋我们的精神。除了行动，我们的姿势也很重要，抬起头、嘴角上扬、轻快的走路步伐，也会给我们带来好心情。

（3）彻底休息：身体的疲惫会导致心灵的疲惫，"疲劳"是情绪管理的大敌，情绪与身体之间有着密切的联系，身心俱疲会使神经变得异常敏感，经常熬夜的人记忆力会很差，单纯延长劳动时间并不能取得好的成果，我们的注意力、创造力并不是无穷无尽的，而是像蓄电池一样随着电量消耗会逐渐减少，所以需要及时充电。每年拿出一些时间让自己与工作完全隔离，彻底休息，远离数码产品，彻底摆脱日常的噪声和喧嚣，让自己的身心都得到彻底的放松与净化。

（4）充分利用早晨的黄金时间：沐浴在朝阳的光芒之中，会让身心都充满能量。科学研究证明，早晨的阳光有助于促进大脑内褪黑激素的分泌，而褪黑激素有调整自律神经的作用，大脑正常分泌褪黑激素能让我们睡眠质量提升、生活规律，身体会更健康。同时，早晨自然醒来后躺在床上放松心情，会让大脑更活跃，更容易产生创意和灵感，如果还有记灵感笔记的习惯，就相当于获得了高效的创意时间；另外，早晨在活动身体的同时还可以使大脑一同活跃起来。像这样充分利用早晨的时间，就能够让自己能量充沛，毫无压力地面对一天的生活和工作。

（5）掌握七种转换心情的方法：①睡午觉。午餐后小憩二三十分钟，会极大提升下午的工作状态。②伸展肌肉。身体与大脑和心灵是相通的，身体僵硬，心灵也会僵硬，通过伸展运动舒缓肌肉，对情绪管理大有帮助，每天早、中、晚做三次伸展运动，让自己的身体和心灵都得到放松。③用香薰转换心情。香气有改变心情的神奇力量，正确使用香薰可减轻压力、平复负面情绪。④做按摩。就像伸展肌肉一样，让我们僵硬的肌肉得到放松，心灵也随之放松，和伸展肌肉不一样的是，僵硬的肌肉被别人抚摸，让关系比较亲密的人为自己按摩，更能使心情平静下来。⑤听喜欢的音乐。音乐是让人放松的重要工具。不管是治愈心灵的还是激发干劲的音乐，只要对自己有效，能让自己感到平静，什么音乐都可以。⑥打扫卫生。空闲的时候整理厨房、收拾办公室、丢弃多余的物品等，让身边的环境整洁一新就能让心情变得舒畅。⑦寻找一个自己喜欢的地点。找出几个自己喜欢的地点，在心里感觉焦躁不安、出现负面情绪的时候，去自己喜欢的地方待一会儿有助于转换心情。

（6）彬彬有礼：前文提到过镜像原理，我们的语言会变成行动，我们重视语言就会重视行动，重视别人的人也会得到别人的重视，我们的思考和行动都会原封不动地反馈到我们自己身上。所以，我们在生活中尽可能使用礼貌用语，做到彬彬有礼。

（7）健康饮食：研究表明，胰岛素分泌过多会导致人体出现短暂的低血糖，使人精神萎靡，而不规律的饮食和常吃垃圾食品会破坏身体的平衡，容易出现负面情绪。享受美食无可厚非，但关键在于掌握好美食与健康之间的平衡。

（8）写日记：揭开痛苦记忆的过程就像剥洋葱一样，可能会散发刺激的异味，让你哭泣，但这正是治愈你的方法。写日记可以帮助我们更客观地看待事物，让自己获得洞察力，看清楚负面的想法是如何影响到自己，以及何时或如何表达感情，从而释放自己痛苦的情绪。当我们把锁在脑海里的抽象感情变成黑细文字的时候，就可以开始理出头绪了。

情绪对于我们的生活而言是不可或缺的东西，它会让我们的生活更加丰富多彩，更有意义。情绪管理并非抹杀情绪，而是充分利用情绪，让情绪成为我们的朋友。

第十五章

正念减压技术

患者李女士，47岁，确诊为甲状腺癌，在医院做了甲状腺部分切除术，手术过程顺利。出院后3个月复查无明显异常，但患者睡眠质量差，常常翻来覆去到凌晨不能入睡，睡后多梦、易醒，早上四五点醒来后无法再次入睡，睡眠时长大约为4小时，逐渐出现担心、易烦躁，常常担心女儿的工作和生活，会因为小事情发脾气，内心烦躁。患者经常自觉身体发沉，头脑中思绪萦绕，总也停不下来，经常感觉自己一夜未睡。有时患者会起床玩手机或者看书，或者在房间内散步，再重新回到床上。

请大家思考一下：作为护士，你能否识别这位患者究竟出了哪方面的问题？你是否能够理解患者的经历和感受？我们可以运用什么方法帮助患者摆脱穷思竭虑，更好地调整情绪？

每个人都会经历负面情绪，这是无法改变的事实。当面对负面情绪时个体的消极思维方式便容易被激活，其想法、情绪和身体感觉形成整体模式与互动强化。即对低落情绪的过度反应。常常表现为两种方式：回避-竭力逃避不想要的体验；头脑反刍-用头脑穷思竭虑的方式去解决心境的问题。而这两者会把情况变得更糟。以上的心理机制，在每个人的心中都或多或少地存在着。对护士群体而言，这些同样阻碍了其发挥潜力，帮助患者化解不必要的心灵困苦，为患者提供全身心的优质护理服务；解放出原本就有的能力，发挥出心灵深处的极具转化性的潜能，活出更幸福的人生。因此，帮助减弱或消除对负面情绪的内在易感性，学习如何回应低落情绪而不被其所困，这样一门技术正是我们所需要的。正念减压技术就围绕着减弱应对内在易感性开展工作，重点在于学习与个人体验建立新的关系，而非改变体验本身，从而更有技巧地回应负面情绪。

第一节　正念减压技术概述

一、正念的概念

正念(mindfulness)，源于 2500 多年前东方佛教的教导，它最初被认为是一种教义和方法(即冥想)，主要包括觉察(awareness)、专注(attention)和忆念(remember)，是用来消除修行人的苦楚、实现自我觉醒。在其定义中，"觉察"和"专注"是两个联系紧密却又完全不同的认知过程，通俗来讲，即明白正在发生某事并能专注于发生的事。其中觉察，是指对发生于自身内外事物的知晓。而专注是对觉察本身的强有力的集中。通过引导专注力指向觉察，而不是试图控制和压制觉察，以此，获得一个对内外部世界全面且综合的感知。忆念不是对过去事件和经历的记忆，而是指能持续用心于觉察与专注过程。临床应用领域的先驱 Jon Kabat-Zinn 博士将正念定义为"一种通过将注意指向当下目标而产生的意识状态，不加评判地对待此时此刻的各种体验"将接纳与不评判作为主要的两大元素。从广义上讲，正念是一种非精化的、非评判性的、以现在为中心的意识，在这种意识中，注意力领域中出现的每一种思想、感知觉都是被承认和接受的。正念的主要内容有两方面：一方面是注意力的自我调节，包括注意力的维持，注意力的转换和专注过程的固化；另一方面是选择一种特定的方向来体验此刻，包括好奇心、开放、接纳；施加注意力的对象可以是此时此刻正在经历的想法、感觉、行为等。

二、正念技术的发展

正念最初起源于我国的(佛教)禅宗，传到西方后经过科学验证并发展出各式应用，1979 年 Jon Kabat-Zinn 博士开创了正念技术。正念技术不是一种情绪管理技巧；相反，它们是用以减少自发性反应思维模式的心理训练的一种形式。正念技术已进入西方主流心理学领域，经过研究其不仅在多种心理疾病及慢性病等辅助治疗中发挥了显著作用，而且对健康个体的各种负面情绪也有显著的缓解作用。正念技术主要在于调节和降低压力。特别是对于心理健康问题，如抑郁、焦虑和应激等。正念技术主要分为正念减压疗法、正念认知疗法和辩证行为疗法三种。这三种治疗干预措施各有侧重，正念减压疗法主要用于治疗压力有关的精神健康问题；正念认知疗法将正念冥想和认知疗法进行了整合，主要解决抑郁的复发问题，而辩证行为疗法以辩证法、社会行为理论为依据，主要用于解决边缘型人格障碍的自残和自杀行为问题。Jon Kabat-Zinn 博士在开拓性研究的基础上制定的正念减压疗法是所有方法的基础，而后由 Mark Williams 教授及 Zindel Segal 教授共同开发制定了正念认知疗法，这些是现如今应用得最为广泛的正念技术方法。正念减压疗法是 Jon Kabat-Zinn 博士于 20 世纪 80 年代在美国麻州大学医学院创立的，在工作当中，他看到身患各种疾病的人们每天痛苦地活着，很多时候医生只是根据他们的症状开各种处方，而很少照顾到患者的心理状况，医疗界一直声称，人是一个有机的整体，身体和心理是不可割裂的，但显然医生在治病的过程更看重患者的身体。鉴于此，卡巴金毅然地在医院推行正念减压疗法，以弥补医疗体系的不足，更坚信患者心理状态的好坏会给生理疾病的治疗带来极大的影响，更坚信只有帮助患者正确面对疾病，树立为自己负责的心态，治愈率会显著提升。所以，卡巴金创立正念减压疗法的最初目的是辅助临床治疗，教授患者掌握正念的方法，以此帮助他们正视疾病，挖掘内心的潜力，从烦恼与忧愁中跳出，运用自己的智慧重新认识自己，提升生命的质量和品质，从而更好地促进健康。

1979 年迄今，参加过正念减压疗法课程的早已达数万人，学员遍及各行各业。近年来，正念减压疗法也被广泛应用于各种精神心理疾病、慢性病患者群体，取得了可观的效果。越来越多的科学研究和临床实践表明，正念技术能有效缓解各类人群的压力，改善不良情绪和焦虑、抑郁状态，对于失眠、癌症、心血管疾病、慢性疼痛患者等都具有良好的效果。迄今为止，西方国家已有 720 多家医院开设了正念技术治疗，其中包括哈佛大学医学院和斯坦福大学医学院。在中国，正念技术也得到了快速发展，越来越多的医疗机构开设了正念技术治疗，以帮助患者更好地康复，也为各大社会群体提供精神心理保健。

三、正念减压技术的方法及原则

正念减压技术包括正式练习和非正式练习。正式练习如静坐冥想、躯体扫描、正念行走、正念瑜伽等，非正式练习如察觉愉悦事件及非愉悦事件、察觉吃饭、人际交往等日常活动。正念减压技术在经过规范练习后即可自行练习，不需要医生或咨询师的指导，实施方便，且适用于大多数人群。训练时间及频率，一般为 8 周课程，每周两次课程为 2.5 ~ 3.5 小时。训练形式为集体干预，也可用于个体自行练习。训练内容根据正念学习与领悟的进展，可以根据需要选择主要的正式或非正式练习，逐渐引导由浅入深的练习，包括正念呼吸，专注于呼吸；静坐冥想，意识自己感受自己的存在；身体扫描，重新评估自己的身体，接纳原原本本的自己；正念行走，使自己在日常生活中找回自己；正念瑜伽，感受整体；正念吃葡萄干，从自动导航模式中醒来，正念进食；慈心冥想，把慈悲带到日常生活中，关照自己和他人。正念减压技术建议以家庭作业的形式鼓励练习者每天进行正式的正念练习和非正式的正念练习 30 ~ 60 分钟，并有机会在团体练习时进行交流和经验分享。

显然，正念减压练习仅凭决心和努力，无法对抗无法平息的思绪，以下的基本准则是必要的：当下即是与每一时刻建立密切的联系；念出入息，感知自己的一吸一呼，全然置身此刻；耐心，正念是一颗种子，耐心是滋养的土壤；放下，对当下的体验完全接纳；不加评判，仅仅注视身心状况，去认识它；信任，相信自己有能力与自己建立连接。

四、正念减压技术的理论基础

正念再感知理论机制：Shapiro 等提出，正念的过程能够使个体不再仅关注意识内容（如想法），而转向清晰、客观地聚焦于此时此刻的体验，这种从意识内容到意识本身的转变称之为再感知。在许多方面，再感知是正念练习的标志，是一种思维模式的转变，能够将意识内容如想法、情绪、感觉去自动化地加工，即再感知模型强调摆脱自动化思维和无意识行为模式，通过强化个体对情绪的感知能力以及对自动化反应的观察能力，从而增强其对负面情绪的忍耐并提高调节能力，改善个体对自动化反应或冲动行为的控制。正念再感知理论机制还强调通过再感知，个体对强烈负面情绪的逃避体验减少，更多地将情绪作为信息，降低对个体行为的控制。

正念三维模型：目的、注意、态度构成正念的三维模型，这三个部分是相互联系相互影响，共同发生作用形成正念，即在目的的驱使下我们对当下身心产生的体验进行注意，我们不做评价，只是以开放、接纳的心态真实客观地接纳体验。所以，正念训练就是专注当下体验，不对体验进行评价，而是以开放和接纳的心态对待体验，从而使我们的注意力、情绪调节能力得到提高。

心智存在模式：心智存在模式强调，第一，关注当下感受，心智存在模式能够帮助我们摆脱无尽的思考，将注意力关注到当下的感受；第二，接纳感受，对自己和体验进行接纳，不足和需要改变的地方不是关注重点；第三，想法未必反映现实，想法只是心智中的事件，未必是现实的反映，想法可能受到固有认知的影响，并不完全准确；第四，全然与当下的感受共处。正念训练是对事物当下本来面目进行观察，是有意识而又不带批判的观察，这就是对心智存在模式的培育。

五、正念减压技术的适应证

正念减压技术已被广泛用于多个领域，如医院、学校、体育界、警务系统等，多项科学研究证实正念减压疗法能够有效帮助人们应对压力、减轻焦虑、促进睡眠、增加专注、获得更加自在平和的状态。目前，正念减压疗法运用到医院医疗诊治的协助服务中，成为"生物-心理-社会"医疗体系中重要的一环，并被证明具备良好的干预效果，如护理人员和医学生、成瘾人员、癌症患者、慢性疼痛、高血压、心脏病、抑郁症等，可以通过帮助训练者使用"认知重评"的方式进行负面情绪的改善，从而减轻身体不适、缓解心理压力。正念在治疗焦虑、慢性疼痛及进行压力管理等方面有着显著的疗效。

第二节　正念减压技术方法

一、认识心智的模式

（一）心智对负面情绪的反应

负面情绪是人们对特定情境的自然反应。如果顺其自然，它们会在合适的时机自行消失。但是，大多数人都不能允许这个过程自然进行，当感到伤心或痛苦时，开始利用心智反复思考，将寻找"我到底发生了什么？为什么结局是这样？我怎么了？"等问题的答案当作摆脱的出路，而且觉得自己必须采取行动，哪怕只是努力去理解所发生的一切。与之相矛盾，正是试图理解和消除负面感受的行为，可能将那些原本短暂、转瞬即逝的不快转变成了持续的不满和痛苦。即经历以下三个重要阶段：

阶段一，负面情绪的出现。

阶段二，负面的心境触发了对应的消极思维模式、记忆、注意力，这些使得我们感到更加强烈的痛苦；例如：

（1）"唉，为什么别人看起来那么友好、快乐？我到底做错了什么？再这样下去我会变成一个可悲的失败者。"——忧郁的心境很容易能触发自我批判的思维，或者存在自己是个失败者的想法。

（2）"如果下次再遇到这样的麻烦怎么办？我能应付吗？我不想一个人面对这一切。"——焦虑的情绪往往会重新唤醒思维的忧虑模式，制造更多的焦虑、担忧和恐惧。

（3）"她没有权力这么做！如果她再这样做一次，那就没有商量的余地了，我是管理这类事务的负责人，又不是她。"——恼怒和沮丧的情绪会让我们更容易责备和批评他人，从而又加重我们的愤怒感和沮丧感。

（4）"其他人都做不好这个事情，我责无旁贷，必须在最后的期限前完成，否则就太糟糕了。"——当我们被过度的需求压迫时，这种压力感会再度唤醒过去那种被淹没的恐惧，使我们陷入更深的繁忙和紧张之中。

阶段三，努力采取行动，试图用各种方式消除负面情绪，却让痛苦一直被持续强调，情况更糟。所以，持续与反复的负面情绪问题并不在于最初的痛苦体验，其后发生的才是关键。核心问题是我们的心智如何对低落、消沉、惧怕、愤怒或厌烦等情绪做出反应。这些反应或者行为给我们带来了巨大的困难，它们会将一些简单的体验加以转化，将稍纵即逝的悲伤情绪体验转化为严重的抑郁；将转瞬即逝的激怒感转化为持久的愤怒和怒气；将短暂的担心转化为深度焦虑。那么，这些反应或行为不仅不会将我们从破坏性情绪中解救出来，实际上会使事情变得更糟，我们为何还会这样做？为了回答这个问题，并帮助我们理解如何才能做出正确的反应，我们需要了解普遍的心智工作模式。

（二）认识心智的行动模式

为了解决某个问题或者完成某事，心智通常会按照特定的可预期模式运作。举例来说，某天你需要绕道去朋友家送一个包裹，而不是像通常那样开车回家，可你发现自己开到朋友家的岔路口时竟然错过了，过了几分钟，发现包裹还在车上，才意识到自己已经无意错过了。你会回头思考过去的事情："哦，我刚刚应该掉头的。"也会思考接下来的事情："接下来我该怎么做？"心智理清头绪后发现最简单的办法就是现在掉头，重新集中注意力：①在路口转到朋友家；②不要像刚才那样再次错过。心智经由"精心排练的、熟练的心理程序"将包裹送达目的地。这一程序帮助达到目标、解决问题、将事物改变成我们希望的样子。这称为心智的"行动"模式。

为了有效工作，行动模式将三个方面的概念保持在心智中并进行比较：①当前所在之处（现在的状态）；②期望的目标（目的地、目标或期望的结果）；③不希望看到的结果（希望避免的结果）。通过在心智中持有并比较这三个概念，可以看到当前事物状态与希望达成的目标状态的匹配程度，以及当前事物状态与希望避免的结果之间的差异。明确这几个状态间的差异，行动模式将心智和身体运行在正确的航向上，达到最后的期望目标/回避不希望的结果。以下是行动模式的 7 个特征：①通常自动运作；②在心智运作时，需要使用思维和概念；③通常沉浸在过去或者未来从而达成目标；④心智中会出现个体想回避的事物或不希望达成的目标；⑤其关注事物的差异性，需要聚焦于当前状态与目标状态的差异；⑥将思维/概念视为真实；⑦持续锁定目标，直至目标完成，或者由于个体太过疲劳停止。

然而，当从外在目标转向内在目标时——想要摆脱特定的负面情绪，或者不希望成为某类人，行动模式需要在心智中保持"我当前是怎样的人"与"我希望成为怎样的人"两种概念间的差距。这恰恰提醒了个体，还有很多应该做却没有做到的，从而制造了更多的焦虑、沮丧、低落等负面情绪。实际上，当前的状态与期望状态之间差距增大，不仅仅是心智中持有的概念引发了问题，而是比较本身加重了问题。很多时候，负面情绪不利于心理健康，心智会持续采取行动模式，不惜一切代价来赶走消极体验，加倍努力地去反复思考、比较、采取行动或形成对应的消极思维模式，试图追求想要的，回避不想要的。

当了解心智运作的行动模式后，个体要学会在每时每刻的情绪体验中辨别自己的反应，识别消极思维和行动模式的真面目，然后通过调整注意力摆脱，并培养出另外一种心智模式，让我们更有技巧地应对负面情绪及不喜欢的内在体验。

（三）培养心智的存在模式

可以替代行动模式的心智模式就是存在模式。存在模式的特点与行动模式相对应：在行动模式中，我们大多处于自动化的导航模式，却很少停下来观察周围发生了什么，没有清楚意识到自己在做什么。在存在模式中，我们是有意识的、非自动化的，我们会清楚地选择下一步做什么，而不是按照固有的习惯运作。行动模式是靠思维和概念运作的，大多数时间充斥着思考，通过思维的面纱间接地与世界发生联系。在存在模式中，我们直接与生活相连接，直接去感知它、体验它。在行动模式中，我们的心智总会进行时光旅行，轻松地回到过去的经验或担忧未来的威胁，而存在模式里强调心智在当下，全然处于当下时刻。行动模式的运作总会回想自己需要规避的事物，或者自己不希望达成的目标，也称为规避反应，使我们更多次地陷入不愉快体验。存在模式的基本反应是怀着意愿和尊重接纳所有的体验，保持自然的兴趣和好奇，任其自然来去。行动模式致力于改变、关注差距，对差距的不满容易转化成自我批评和自我评判，对自我缺乏善意。存在模式允许一切事物如其所是，这是一种激进的接纳观，体现了无条件的善意和友好。行动模式总将情绪带来的消极体验等同于与之对应的消极思维或者想法，存在模式能够区分真实的体验和想法。行动模式专注于目标和计划，排除了其他的一切，我们的视野由此变得狭窄。存在模式更看重当下时刻的质量，而不仅仅专注于遥远的想象中的目标。心智换挡——从行动模式到存在模式见表 15-1。

表 15-1　心智换挡——从行动模式到存在模式

行动模式	存在模式
通常自动化导航	有意识地觉知
通过思维运作，思考联结经验	直接感知经验
关注过去和未来	全然处于当下时刻
试图回避不愉快的体验	拥抱、好奇、接近不愉快的体验
试图改变事物，或需要事物有所不同	允许一切事物如其所是
认为想法/观念是真实的	将想法看作心理事件
持续关注需要完成或改变的事件，甚至忽视其不良反应，比如苛刻对自己或他人	怀着仁慈关爱、照顾自我和他人

正念练习便是对心智存在模式的培育。一方面，通过学习回到当下的实践技术，使个体从自动化的"行动模式"中抽离出来，采取一种"存在"的模式。存在模式中，心智只对此时此刻的体验进行加工，它"什么都不做，哪儿都不去"，使个体全身心地关注现在而不管发生了什么。另一方面，通过接纳，个体学会承认情绪、身体感觉和思想处于不断的变化中，"接受所有的一切"就会削弱驱动自动化心理习惯的力量。接纳使练习者以更清晰、更广泛的观点来看待所谓的"坏事情"或"好事情"，因此，个体更有能力应对整个情境。

二、正念减压技术与方法

(一)正念冥想

1. 内容概要与意义

主要是将自己的意识用于观呼吸，在一呼一吸间，体验自己腹部或胸腔的变化，若不自觉地发生意识跳跃，也只是觉察它，再慢慢回到呼吸上而已。在练习之初，我们的思维会跳跃，注意力常常转移，以至于很难将注意力保持在某个点上，尽管我们努力去觉察呼吸，但大脑还是安静不下来，这并没有关系，因为这是每个初学者都会遇到的情况，只需要温柔地将意识带回到呼吸。正念冥想通过观察呼吸来培养对想法和感觉的觉察，开展正念练习的基础技术，领悟感觉与想法不同，想法不等于事实。

2. 具体操作指导语

以舒适的坐姿坐下，背部挺直而不僵硬、姿势要庄严而舒适，身体不能僵硬，让身体姿势反映自己的活在当下和觉醒。如果是在椅子上就座，请将双脚平放在地板上，双腿不要交叉，轻柔地闭上双眼。

将觉察带到你的身体感觉上，集中注意力体会身体与地板或椅子接触时，那个部位的触感和压力感。花一两分钟去觉察一下这些感觉。

现在将觉察聚焦于身体感觉的变化，随呼吸的进入或呼出，去感受下腹部(肚脐周围）的感觉。如果你是第一次进行这个练习，可以将手放在下腹部，这样就可以觉察到手掌碰触到的下腹部的感觉变化。让自己的意识进入该部位的身体感觉，即使在手移开以后也能够继续聚焦于下腹部的身体感觉。

用心去体会吸气时腹部轻微升起的感觉，以及呼气时腹壁的紧缩感在气体吸入和呼出身体的整个过程中，将注意集中于下腹部。你也可以将注意集中在吸入和呼出间那个短暂停顿，或者是上次呼出与下次吸入间的停顿上。

无须有意地控制自己的呼吸，只是简单地让它吸进呼出。试着用同样放松的态度去对待其他体验。你不需要去纠正什么，也不需要达到某个特定的状态。只是去体验你的体验，除此之外不需要做什么。

迟早（一般都会很快出现），你的心智会从呼吸时下腹部的感觉变化，游离到各种思维、规划、白日梦、心猿意马等。这正是心智的习惯行为。这既不是错误也不是失败。当你发现自己的注意力不再聚焦于呼吸，可以恭喜自己又一次觉察到了自己的经验，留意到是什么让你分心了（"哈，思维在这里"），然后再将觉察带回来，继续聚焦于下腹部的身体感觉变化，恢复对吸气、呼气保持觉察的意向。

不管你觉察到的心智游离现象有多么频繁（这种现象还会一再发生），每一次都祝贺自己重新联系上当下的经验，温和地把注意力带回到呼吸上，重新恢复随着呼吸观察身体感觉的变化。

尽可能地对自己的意识心怀慈悲，可以将心智的反复游离看作锻炼自己的机会，可以培养对自身体验的耐心和好奇心。

继续进行 5～10 分钟的呼吸练习，也可以根据你的意愿延长时间，我们需要不断地提醒你：练习的目的是让你在每个时刻都能够对自身体验有所意识。每次留意到你的心智游离时，只需要以呼吸为锚，温和地与当下时刻进行联结，随着呼吸聚焦下腹部的感觉变化。

第一次静坐练习时，当你发现心智游离时你会做些什么？第三次在正念静坐时，当你发现自己的心智一再游离时，怎样宽容或者苛刻地对待自己？第五次在正念静坐时，你体验到了多少（身体或心理）不适？你是如何反应（情绪想法）的？

（二）身体扫描

1. 内容概要与意义

将专注力聚焦于整个身体，从脚部扫描到头部、感知身体不同部位的感觉，将身体视为整体的有机体，把察觉与身体感觉以及情绪、想法相联结。有顺序地在身体的不同部位投放、保持、转移注意力，并将这种训练上升到情绪和思维的感知。身体扫描通过连接全部身体部位，对静态身体进行察觉，观察当下的身心变化，由粗至细、由浅至深开展正念练习，增进自我认识。

2. 具体操作指导语

让自己舒服地躺下来，背部平躺在地板的地毯或垫子上，也可以躺在床上，或者其他温暖、不受打扰的地方。轻柔地闭上眼睛。

花几分钟时间来感受一下自己的气息运动和身体感觉。准备好以后，开始关注自己的身体感觉，尤其与地板或床铺接触的身体部位的触觉和压力感。每次呼气时，允许自己放下，更深地陷入地毯或床铺中。

提醒自己练习的意图是什么。练习的目的不是去感受任何与当下不同的经验、放松或沉静；这些可能发生，也可能不会。相反，练习的目的是尽自己所能，按顺序在身体不同部位移动注意力时，对你体验到的身体感觉加以觉察。

现在，将注意力带到下腹部，去察觉呼气、吸气时腹部感觉的变化。花几分钟来感受一下自己吸气、呼气时的身体感觉。

在体会腹部的感觉之后，将注意力经过左腿，然后进入左脚到达左脚趾。依次关注左脚的每个脚趾，带着好奇心来探究自己的感觉，也许会觉察到脚趾之间接触的感觉，或者是麻麻的感觉、温暖的感觉，也许并没有什么特别的感受。

当准备好以后，吸一口气，去感觉或者想象一下进入，并经由腹部进入左腿、左脚，一直到达左脚趾。呼气时则感觉或想象气息从原先的路线返回，从脚趾开始，经过腿部、腹部胸部后，从鼻腔呼出。试着用这样的方式持续进行几次呼吸，气息到达脚趾，然后从脚趾离开。也许体会到这个方法有点困难，带着些许游戏的心态，试着"呼吸"到身体部位即可。

现在，准备好以后，呼出一口气，放松自己的脚趾，把温和、探索性的觉察带到脚底、脚背脚跟（比如去觉察一下脚跟与地毯或床面接触的感觉）。去实验有知觉的"呼吸"，觉察身体背部、前部的气息，并探索脚底的感觉。

现在把注意力扩展到脚部的其他区域，脚踝、脚背，以及骨头、关节等。然后，深吸一口气，并把气息导入左脚，呼气时则让气息完全地离开左脚，将注意力依次聚焦到左腿各个部位：小腿肚、胫骨、膝盖等。

继续将温柔而好奇的觉察聚焦于其他身体部位的感觉上，如左腿上部、右脚脚趾、右脚、右腿、指、手、胳膊、肩膀、脖颈、头部、面部。对于每个身体部位，带着清晰的觉察和轻柔的好奇，去感受该部位的感觉。对于每个主要的身体部位，在吸气时"吸入"这个部位而在呼气时离开。

当你在身体某一部位感到紧张，或者有其他强烈的感觉，那么你可以"吸入"这些部位，在吸气时轻柔地将觉察带到这个感觉上，在呼气时尽量去体会放松、释放的感觉。

几乎无可避免，我们的心智会不时地游离到呼吸和身体之外。这非常正常。心智就是这样运作的。如果你觉察到它的游离，轻柔地辨识它，觉察一下它到底去了哪里，然后再温和地把自己的注意力带回到希望关注的身体部位上。

这样"扫描"完全身后，花几分钟时间来体察一下整个身体的感觉，看看呼吸如何自由地出入我们的身体。

如果你觉得自己有点昏昏欲睡，那么可以用枕头将头部垫起来、睁开眼睛练习，或者练习坐着进行身体扫描而不是躺着，这样会很有帮助。你可以自由地探索不同的练习方式。

练习后在空白处写下笔记（每次练习可进行记录），记录自己在身体扫描过程中察觉到的经验。你都思考了什么？你关注到了哪些身体感觉？你体验到了哪些情绪和感受？

（三）正念行走

1. 内容概要与意义

学习行走冥想，站立，感受身体和地面的连接，将正念练习与日常生活结合。感受在行走过程中个体身体各个部位的感觉，注意行走时个体的意识内容所发生的怎样的变化。通过正念行走引领参与者体会全新的"意识"，并将这种训练意识拓展至更加多样的日常活动。通过正念行走练习，把正念带至日常生活，慢慢培育出以有觉察的回应为底蕴的生活方式。

2. 具体操作指导语

站在行走场所的一端，双脚平行，两脚间隔 10~15 厘米，膝盖放松，确保可以收放自如。双臂轻松地置于身体两侧，或者双手在身体前方轻松地握住。双目轻柔地直视前方。

将觉察带入脚底，直接去感受双脚与地面接触时的身体感觉以及身体重量对双腿、双脚以及地面的作用力。可以让膝盖微微地弯曲几次，以便清晰地感受双脚和双腿。

准备好后，将身体重量转移到右腿，觉察一下，当左腿放松而右腿承重时腿部和脚步感觉的变化。

左腿放松后，将左脚脚跟缓慢地从地板抬起，去体会小腿肌肉的感觉，然后继续，将整个左脚柔和地抬起，只剩下脚趾和地板相接触。继续体会腿部和脚步的感觉，继续缓慢地起左脚，小心地向前移动，去感受腿部和脚步在空中移动时的感觉，以及脚跟在地板落下的感觉。待左脚其他部位与地板全部接触后，将身体的中心调整到左腿和左脚，然后去体会左腿和左脚由于体重增加而带来的感觉变化，以及右腿和右脚"放空"后的感觉，接着右脚跟离开地板。

待身体中心全部转移到左腿后，将右脚抬起，缓慢地向前移动细心体会此时腿部和脚步的身体感觉。当脚跟与地板接触时，注意力集中于右脚，当右脚轻柔地接触到地板时，再将身体重量转移到右腿，同样要觉察双腿、双脚的身体知觉变化。用这样的方式，从行走场所的一端走到另一端，尤其要关注的是脚底与地板接触时的感觉，以及膝盖向前摆动时腿部的感觉。

行走结束后，停留几分钟，然后缓慢地转身，要对转身时的复杂移动模式保持意识，然后继续行走。

这样来回走动，尽力在脚接触到地面时，对脚部和腿部的身体知觉保持觉察。目光轻柔地直视前方。

如果发现自己的心智已经从正念行走的意识中游离，请温和地将意识送回到脚部与腿部的身体感受上来，就像你在正念静坐中使用呼吸作为锚一样，在正念行走中，你可以脚与地板的接触感作为锚"，重新与当下时刻联结。如果心智游离，可以站在那里重新整合注意力，然后再继续行走。

继续步行，时间总共为 10~15 分钟，愿意的话可以更长些。

开始练习时，行走的节奏要比平时慢一点，这样会让自己有机会充分地觉察行走的身体知觉。一旦你习惯了缓慢地带着觉知行走，那么你就可以试着加快速度，直到接近或超过日常行走的速度。如果你感到异常焦虑，也许开始时快速步行是有用的，但是注意要保持觉察，然后慢慢把速度降到自然频率。

尽可能地把正念行走时培养的同样的觉察带到日常生活的行走体验中。

通过正念行走这个看似平淡的活动，你已经对什么是全新的意识有所体会，那么你就可以回想，自己平时是如何在自动导航模式下从事日常活动的：选择、沐浴、刷牙、从这个房间走到那个房间。每进行一次自己选择的日常活动，使用正念有意识地去做与普通的日常体验之间有什么区别？

(四)正念吃葡萄干

1. 内容概要与意义

从自动导航模式中醒来，正念进食。注意葡萄干的外观、颜色、质地和气味，然后把它放入口中，放大每一种感觉，仔细地咀嚼，体验它的味道和感官刺激，培养患者专注于每时每刻各个方面的体验，包括视觉、听觉、嗅觉、触觉和味觉的感官体验。通过正念进食，感官体验(味觉)得到满足，能够深切感受感知觉的变化过程，更加清晰地看到自己的惯性反应及行为，像正念行走练习一样，把正念带至日常生活，慢慢培育出以有觉察的回应为底蕴的生活方式。

2. 具体操作指导语

当你准备好以后，请取出一颗葡萄干放在掌心，集中注意力去观察手中的东西，用你的眼睛去探究这颗葡萄干，仿佛自己之前从未见到过这个物件一样，用全然的注意力密切和仔细地观看。

观察光线是如何照射到葡萄干上的，观察它表面上的每一个阴影、突起或褶皱，它灰暗的部分、鲜亮的部分，要用自己的睛充分地探究它，也可以用自己的拇指和示指将它拿起，然后转动着从各种不同的角度来观察它。

在进行这些练习的时候，如果脑子里突然冒出如"我到底在做什么奇怪的事情？""这样做有什么作用？"只需要意识到这些只是头脑中的想法，然后尽你所能地将意识重新带回到观察葡萄干的体验上来。

现在，拿着这颗葡萄干，将全部的注意力集中于对它的触摸和感受上，觉察它的黏性，或者光滑。如果你愿意，也可以用拇指和示指轻轻地滚动它，觉察它的柔软、塌陷，或者它的紧致、尖锐，无论发现了什么，只需要对此刻的经验加以觉察。

准备好以后，将葡萄干凑近你的鼻子，然后让它停留一会儿，吸口气，去觉察自己的发现，觉察它可能散发的任何芳香或气味，如果没有气味，也对此加以觉察，觉察到自己的经验随时间而产生的变化。

现在缓缓地拿起葡萄干，并准备把它放入口中，当你的胳膊移动时，留意到身体感觉的变化，觉察自己的手和胳膊是如何精准地移到葡萄干所在之处，愿意的话，你也可以闭上眼睛来感受这一点。

将葡萄干放入口中，注意舌头如何与它接触，将葡萄干放到舌尖上，含入口中，但不要咀嚼，觉察口腔中的任何变化，去探究葡萄干在舌尖上的感官体验，将葡萄干在口中翻转，仔细研究它的表面，感觉它的凸起和褶皱，也可以在口腔中移动它，把它放置到口腔侧面，或者移动到口腔的腭骨部分。

准备好以后，将葡萄干放在牙齿中间咬下去，然后慢慢地开始咀嚼，觉察口中发生的一切，由于咀嚼所释放出的味觉感受，慢慢地体会，觉察口中的任何变化，以及葡萄干自身黏稠度所发生的变化，去感觉葡萄干表皮的韧性及果肉的柔软。

然后，在准备好吞咽时，看看自己能否在第一时间留意到自己想吞咽的意图，这样就保证了在实际行为与吞咽动作之前，我们就有意识地体验到了。

最后，随着自己的吞咽感知，感觉葡萄干是如何落入腹中，然后觉察吞咽完成后口腔中所留存的感觉。

如果之前闭着眼的话，现在可以睁开了，再次环顾周围。

你的体验如何？你觉察到了怎样的感觉或情绪？这次体验与你平常吃东西的体验有何不同？在进行葡萄干练习时你的心智都去了哪里？

（五）正念瑜伽

1. 内容概要与意义

这个练习包含了一系列温和的身体伸展。请记住照顾好自己的身体，仔细思考哪些动作是自己可以完成的，而哪些是不可以的。当练习时，要让自己身体的内在智慧来决定，哪些伸展动作是可以进行的，以及这些动作可以持续多久。练习的目的是帮助你贴近身体知觉，按照它们的本来面貌接受它们，并不是要健身或者挑战自己的伸展极限。通过对身体动态的觉察、对想法的觉察、对情绪的觉察，巧妙地应对压力，增加情绪调节能力，训练既专注又放松的能力。正念瑜伽图见图 15-1。

2. 具体操作方法

（1）山式坐立：安静地盘腿坐在垫子上，脊柱挺直，头顶向上，下巴稍稍内收，肩部放松。双手可舒服地放于膝盖上，或者交叠放于腹部下方。吸气的时候，感觉腹部慢慢往外凸起，吐气的时候，感觉腹部慢慢往内凹。所有的觉知都放在腹部。就这样持续 10 个呼吸。

（2）三角扭转式：站立于垫子上。呼气的时候，双脚分开，差不多一条腿的长度，双手往两侧伸展，与地面平行，手心朝下。吸气，左脚掌内扣，右脚掌往外 90 度。呼气并将躯干从右腿的上方向右伸展，从髋关节而不是腰部弯曲。右手往下，放在胫骨上或者脚踝上，或右脚外侧的地板上。左手伸向天花板。每次吸气的时候拉伸脊椎，呼气的时候，打开身体的左侧。将知觉转移到身体的左侧，每次吸气的时候感知脊柱的伸长，每次呼气的时候，有意识地将身体更多地打开。保持 5 个呼吸。接着做另一侧。

（3）反三角式：站立于垫子上。呼气的时候，双脚分开 90~120 厘米，双手往两侧伸展，与地面平行，手心朝下。吸气，左脚掌内扣，右脚掌往外 90 度，弯曲右膝；呼气，身体往左倾，左手落于左膝盖上，右手跨过头顶往左前方向伸展。将觉知放在身体的右侧。每次吸气的时候，伸直脊椎，呼气的时候，有意识地更多地打开身体的右侧。在这里保持 5 个呼吸。换另一侧。

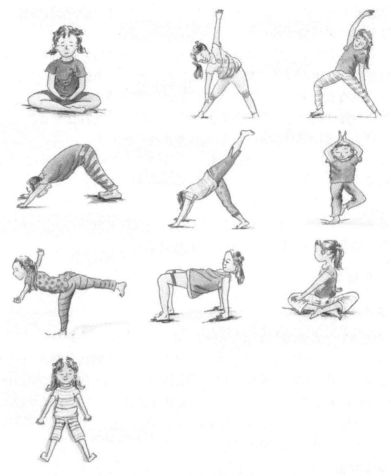

图 15-1　正念瑜伽图示

（4）下犬式：手掌和膝盖撑于垫子上，手掌稍稍置于肩膀前方，膝盖在胯部正下方，分开与胯部同宽。吸气，膝盖离开地面往上，到最高处。呼气的时候，将大腿往后推，脚后跟往下踩。将觉知放在腿的后侧直到脚后跟。每次吸气的时候，脊柱伸直，呼气的时候，拉伸腿部后侧，脚后跟有意识地往下踩。保持 5 个呼吸。

（5）单腿下犬式：在下犬式的基础上，保持上身不动。吸气的时候，抬起右脚往上，吐气的时候轻轻地落回右脚。再次吸气的时候，抬起左脚往上，吐气的时候轻轻地落回左脚。将觉知放在抬起的那条腿的内侧，感受它在拉伸时候的酸胀感。在这里保持 5 个呼吸。换另一侧。

（6）树式：站立于垫子上，肩部放松，双手合十于胸前。吸气，弯曲右膝盖，将右脚掌压于左小腿的内侧，同时双手往上，举过头顶。吸气，感觉双手往上伸展更多，呼气，打开双肩。在这里保持 5 个呼吸。之后，呼气的时候，可以打开双手往两侧，就仿佛是蓬勃生长的枝叶一般。在这里保持 5 个呼吸。下一次吸气的时候，双手再次慢慢合十，呼气的时候，双手落于胸前，右脚放于地面上。换另一侧。

（7）战士三式：双脚站立在地面上，双手放在两侧，保持脊柱挺直，头顶往上。吸气，双臂向两侧张开。呼气，上半身缓慢向下，同时抬起右脚往上，勾脚。保持 3~5 个呼吸。吸气的时候，收回上身和右脚；呼气，收回双手放于身体两侧。换另一侧。

（8）椅子式：坐在垫子上，双脚伸直，双肩放松，双手落于身体的两侧。弯曲双膝，脚后跟靠近臀部，同时身体后仰，双手手背朝上，五指向前，后移至肩部下方。吸气的时候，抬起臀部往上，眼睛看向自己肚脐的方向，膝盖有意识地往内，吐气的时候，臀部缓慢往下落于垫子上。将觉知放于自己的核心部位。继续 5 个呼吸。回到坐立体式后，转动双手手腕，放松一下。

（9）扭转式：盘腿坐在垫子上，膝盖向下。吸气的时候，双手往上举；呼气，身体往右扭转，左手放在右膝盖上，右手放于身后；下一个吸气的时候，感觉脊柱往上，呼气，扭转打开肩膀。保持 5 个呼吸。换另一侧。

（10）躺式：仰卧，双脚打开，双手放于体侧。闭上眼睛，脊柱在一条直线上，全身重量放于垫子上，完全放松，让呼吸越来越缓慢。可以将觉知放于腹部。吸气的时候，感受腹部的凸起，呼气的时候，感受腹部的凹陷。或者将在这个姿势上，对身体的每个部位逐一进行感知。保持清醒，不要睡着。在这个体式上保留至少 10 分钟，或者更长的时间。

在这个练习中保持对身体感觉的觉察会在哪方面容易些？你对于体验到的、紧张的身体感觉是如何反应的？这些反应带来怎样的感受？

（六）慈爱与怜悯冥想

1. 内容概要与意义

把慈悲带到日常生活中，进行接纳练习，允许并认同所有内在的感受，顺其自然，如其所是，不做评判，不做分析。慈悲、宽容和爱去感受一切。通过慈心练习，强化掌控感，增强其容忍能力，接纳自己和他人。

2. 具体操作指导语

开始时舒服地站着，找到身体的平衡并深呼吸几次，以集中和稳定你的内心。

接下来默默重复这些或其他的充满慈心的语句：愿我平安、愿我健康、愿我内心安宁、愿我轻松自在。

以一个舒服的步伐开始行走，随着你的移动说这些语句。如果你愿意，请与你的呼吸或脚步协调。当你走过人们或动物时，希望他们安好，默默地说："愿你平安、愿你健康、愿你内心安宁、愿你轻松自在。"

没有必要告诉他人你正在做什么，只是当你经过时默默给予友善。不需要发送慈悲给每一个你经过的人，选择其中的一些人就好了。

如果这样感觉不舒服，或如果你正在经历困难的时刻，重新发送慈悲给自己一段时间。然后，一旦你感觉准备好了，再次尝试发送慈悲给所有你碰到的生物，狗、猫、小鸟，甚至可以包括树木和花朵。

你可以带着这个练习进入到医生的办公室、飞机、电梯、拥挤的空间。如果你感觉不知所措，回到你的呼吸并发送慈悲给自己。

　　有意识地选择你的注意方式，对一次慈爱与怜悯冥想体验的不同方面给予关注：关注慈爱感受本身，以及其他感受，头脑中的想法或者身体的感觉。尽可能让自己的描写详细一些。例如，逐字逐句写下自己的体验，或者描述自己脑海中的画面；准确地记录下你身体出现感知和感受的部位，以及感受内容。将记录看作有意识地捕捉自己在记录过程中出现的想法。

参考文献

[1] 郭俊慧, 王高华, 朱志先, 等. 综合医院精神科联络会诊分析[J]. 临床精神医学杂志, 2016, 26(3)：195-196.

[2] 何彩娣, 陈英姿. 三级综合性医院护患双方心理健康及服务现状[J]. 中国农村卫生事业管理, 2016, 36(1)：104-106.

[3] 刘娟, 刘彦君, 黎爱云. 临床护士心理护理技能培训现状及应用进展[J]. 临床医学研究与实践, 2020, 5(4)：186-188.

[4] 敖欢, 沈贵荣, 高娟. 临床护理人员应用心理护理的现状调查及影响因素分析[J]. 护理研究, 2013, 27(30)：3363-3365.

[5] 马扬福, 张燕丽, 虎倩, 等. 三甲医院临床心理护理实施状况护士自评与患者评价的比较[J]. 当代护士(中旬刊), 2019, 26(11)：106-108.

[6] 周晓梅, 倪杰, 陆雁. 临床心理护理程序对食管癌放射治疗患者生活质量的影响[J]. 中华护理杂志, 2012, 47(11)：1028-1031.

[7] 汪勇. 护理心理学[M]. 西安：西安交通大学出版社, 2013.

[8] (美)马歇尔·卢森堡. 非暴力沟通[M]. 阮胤华, 译. 北京：华夏出版社, 2018.

[9] (美)吕靖安. 非暴力沟通实践手册[M]. 阮胤华, 译. 北京：华夏出版社, 2015.

[10] (日)古宫昇. 共情式沟通[M]. 赤丁香, 译. 北京：群言出版社, 2020.

[11] 李秋萍. 护患沟通技巧[M]. 北京：科学出版社, 2022.

[12] 陈琼妮, 张展筹, 汪健. 心理联络护士临床工作手册[M]. 北京：人民卫生出版社, 2018.

[13] 姚树桥. 心理评估[M]. 3版. 北京：人民卫生出版社, 2019.

[14] (美)格雷戈里. 心理测量：历史、原理及应用[M]. 施俊琦, 译. 北京：机械工业出版社, 2013.

[15] LewisR·Aliken. 心理测量与评估[M]. 张厚粲, 赵守盈, 译. 北京：中国人民大学出版社, 2011.

[16] 郭念峰. 心理咨询师[M]. 北京：中国劳动社会保障出版社, 2021.

[17] 刘世虹, 高湘萍, 徐欣颖. 心理评估与诊断[M]. 上海：上海教育出版社, 2017.

[18] 刘晓虹. 心理护理理论与实践[M]. 北京：人民卫生出版社, 2018.

[19] 刘晓虹. 护理心理学[M]. 3版. 上海：上海科学技术出版社, 2015.

[20] 中国就业培训技术指导中心. 心理咨询师(二级)[M]. 北京：民族出版社, 2015.

[21] 李亚敏. 急危救治护士临床工作手册[M]. 北京：人民卫生出版社, 2018.

[22]赵丽萍.围手术期管理护士临床工作手册[M].北京：人民卫生出版社，2018.

[23]施永兴.临终关怀学概论[M].上海：复旦大学出版社，2015.

[24]乔红梅，李葆华，李薇，等.重症监护与普通病房护士焦虑抑郁症状及职业倦怠比较[J].中国心理卫生杂志，2020，34(3)：191-195.

[25]梁香翠，冯星淋.我国护理人员职业倦怠研究现状[J].中国护理管理，2017，17(11)：1513-1517.

[26]褚欣悦，吴玉兰，刘伟.我国临床护士睡眠障碍发生率及影响因素的 meta 分析[J].职业与健康，2022，38(3)：395-399，405.

[27]刘宪丽，冯晓，熊英，等.重庆市护理人力资源配置现状及公平性研究[J].重庆医学，2022，51(8)：1408-1411，1416.

[28]李双双，张亚，秦潇潇，等.年轻护士培训负荷、职业倦怠对离职意愿的影响[J].全科护理，2021，19(35)：5029-5032.

[29]白静，方慧玲，孙瑞娜.552 名临床护士工作家庭冲突现状及影响因素分析[J].护理学报，2020，27(9)：38-41.

[30]蔡立柏，刘延锦，韩林俐，等.本科学历护士对护理科研认识和体验的质性研究[J].中国临床护理，2019，11(5)：380-384.

[31]朱峰.威廉姆斯生活技能训练对医学生心理健康水平的干预研究[D].长沙：中南大学，2011.

[32]陈琼妮.威廉姆斯生活技能训练对 ICU 护士心理健康水平的影响[D].长沙：中南大学，2012.

[33]王彩云，王小平，周建松，等.威廉姆斯生活技能训练对 ICU 护士自我效能感和压力应对能力的影响[J].当代护士(下旬刊)，2015(7)：1-4.

[34]融智.情绪控制方法[M].北京：中国华侨出版社，2018.

[35](美)朱莉·卡塔拉诺，(美)亚伦·卡明.情绪管理：管理情绪，而不是被情绪管理[M].李兰杰，李亮，译.北京：中国青年出版社，2020.

[36](日)大岛祥誉.麦肯锡情绪管理法[M].朱悦玮，译.北京：北京时代华文书局，2020.

[37]黄大庆.情绪团体心理辅导设计指南[M].北京：首都经济贸易大学出版社，2020.